全国中医药行业高等教育"十四五"规划教材
全国高等中医药院校规划教材（第十一版）配套用书

温病学习题集

（供中医学、针灸推拿学、中西医临床医学等专业用）

主　编　谷晓红（北京中医药大学）
　　　　马　健（南京中医药大学）

中国中医药出版社
·北　京·

图书在版编目（CIP）数据

温病学习题集 / 谷晓红，马健主编 . —北京：中国中医药出版社，2022.9（2024.6重印）
全国中医药行业高等教育"十四五"规划教材配套用书
ISBN 978-7-5132-7762-4

Ⅰ . ①温… Ⅱ . ①谷… ②马… Ⅲ . ①温病学说—中医学院—习题集

Ⅳ . ① R254.2-44

中国版本图书馆 CIP 数据核字（2022）第 155381 号

中国中医药出版社出版

北京经济技术开发区科创十三街 31 号院二区 8 号楼

邮政编码　100176

传真　010-64405721

河北省武强县画业有限责任公司印刷

各地新华书店经销

开本 787×1092　1/16　印张 16　字数 356 千字

2022 年 9 月第 1 版　2024 年 6 月第 2 次印刷

书号　ISBN 978-7-5132-7762-4

定价　68.00 元

网址　www.cptcm.com

服 务 热 线　010-64405510　　　微信服务号　zgzyycbs

购 书 热 线　010-89535836　　　微商城网址　https://kdt.im/LIdUGr

维 权 打 假　010-64405753　　　天猫旗舰店网址　https://zgzyycbs.tmall.com

如有印装质量问题请与本社出版部联系（010-64405510）

全国中医药行业高等教育"十四五"规划教材
全国高等中医药院校规划教材（第十一版）配套用书

《温病学习题集》编委会

编写说明

　　本书是全国中医药行业高等教育"十四五"规划教材、全国高等中医药院校规划教材（第十一版）《温病学》的配套教学用书。其命题范围以全国中医药行业高等教育"十四五"规划教材教学大纲为基准，符合国家中医执业医师资格考试的考纲要求及题型，编写的章节顺序与教材一致，目的是使学生对已学过的知识，以习题形式进行复习、巩固、强化，也为学生同步练习、参加考试提供便利。

　　本书覆盖教材的全部知识点，对必须掌握、熟悉的"三基"知识和重点、难点内容以各类试题的形式出现，通过练习使学生能够加深对教材内容的理解，强化已学知识，提高学习效果。为方便学生全面测试学习效果，每章均有参考答案，以备查验。

　　本书不仅命题科学、严谨、规范，内容丰富实用，题型也具有一定创新性，可供高等中医药院校本科生、七年制学生、硕士研究生报考者及国家中医执业医师资格报考者使用，也可供成人教育学生、继续教育学习及其他学习中医药人员与教材配套学习和复习应考使用。

　　本书的编写云集了全国35所高等中医药院校温病学的专家学者，是集体智慧的结晶。第一章由谢忠礼编写，第二章由文小敏编写，第三章和第四章由谷晓红、刘铁钢编写，第五章由常淑枫、钟燕春编写，第六章由艾军、刘臻华编写，第七章由杜宇琼编写，第八章由岳冬辉、李鑫辉、杨钦河、马伯艳、周波、钱占红、贾志新、孙艳红、叶菁编写，第九章由鲁玉辉、吴智兵、张红梅、段沐含、吴范武、刘光华编写，第十章由朱叶、赖鹏华编写，第十一章由刘林、郑秀丽、渠景连编写，第十二章由杨爱东编写，第十三章由张思超编写，第十四章由马健、朱平编写，第十五章由万海同、郑秀丽编写，第十六章由张思超、郑旭锐编写。最后由谷晓红、马健负责全书统稿及定稿。

　　在教材编写过程中，得到了全国中医药院校的大力支持，在此表示诚挚的感谢！由于教材和教学内容的不断更新，加之编者水平有限，书中难免有错漏不足之处，希望在使用过程中能得到广大师生和读者的批评指正，以便再版时修订提高。

《温病学习题集》编委会
2022 年 7 月

《温病学习题集》题型及答题说明

本习题集所涉题型包括选择题、判断题、填空题、名词解释、问答题及病案分析题等。各题型的简介与解题说明如下：

一、选择题

本习题集选择题设置有3种。

单选题：一般由一个题干和五个备选答案组成。题干以论述题形式出现，或为叙述式，或为否定式。五个备选答案中只有一项是最佳答案。答题时只能选择其中一个符合题意要求的最佳答案。

配伍选择题：由若干道考题共用一组（五个）备选答案。每道考题只能选择其中最合适的一个答案。每个备选答案可以选用一次或一次以上，也可以一次也不选用。

多选题：一般由一个题干和五个备选答案组成。题干以论述题形式出现，或为叙述式，或为否定式。五个备选答案中可包含两个以上正确答案。答题时必须选择两个以上符合题意要求的最佳答案。

二、判断题

一般由一个题干组成。题干以论述题形式出现，或为叙述式，或为否定式。答题时须根据题干的内容，做出是或非的判断。

三、填空题

主要考核对知识的记忆、理解和简单应用。每空填一个答案，所要填写的必须是关键的字、词、句。

四、名词解释

简要解释某词、词组或短语的基本概念。主要考核对知识的记忆和理解。答题时应简明、正确，对概念或范畴的解释应能概括其基本特征。

五、问答题

这种题型是将本章节，甚至是跨章节的内容联系起来的题。要求将学过的多个知识点综合运用到较复杂的问题情景中去。主要考核学生综合分析、运用、整合知识的能力。答题要求围绕问题的中心做相关阐述；或者要求按解答方向，理论结合实际地做出扼要的分析、归纳、总结。

六、病案分析题

根据题干提供的完整的中医病案信息进行分析，写出诊断、辨证分析、病机、治法、选方用药。

目 录

第一章　**绪论** ▷▷▷▷

习　题

一、选择题

（一）单选题

1. 叶天士的代表著作是（　　　）
　　A.《温病合编》　　　　　　B.《温病条辨》　　　　　　C.《温热经纬》
　　D.《温疫论》　　　　　　　E.《温热论》

2. 创立温病三焦辨证的医家是（　　　）
　　A. 余师愚　　　　　　　　B. 吴鞠通　　　　　　　　C. 薛生白
　　D. 叶天士　　　　　　　　E. 王孟英

3. 我国医学发展史上第一部温疫学专著是（　　　）
　　A.《温疫论》　　　　　　　B.《伤寒论》　　　　　　　C.《温热论》
　　D.《温热经纬》　　　　　　E.《湿热病篇》

4.《温热经纬》的作者是（　　　）
　　A. 俞根初　　　　　　　　B. 吴鞠通　　　　　　　　C. 叶天士
　　D. 王孟英　　　　　　　　E. 薛生白

5. 吴鞠通的代表著作是（　　　）
　　A.《湿热病篇》　　　　　　B.《通俗伤寒论》　　　　　C.《温热经纬》
　　D.《温热论》　　　　　　　E.《温病条辨》

6. 温病的病名最早见于（　　　）
　　A.《素问》　　　　　　　　B.《伤寒论》　　　　　　　C.《金匮要略》
　　D.《温疫论》　　　　　　　E.《温热论》

7. 在外感热病的治疗上，首先提出治以寒凉药为主的医家是（　　　）
　　A. 叶天士　　　　　　　　B. 刘完素　　　　　　　　C. 王孟英
　　D. 吴又可　　　　　　　　E. 王安道

8. 温病学在因证脉治方面形成完整体系的标志是（　　　）
　　A. 疬气病因说的提出

B. 伏邪温病学说的确立

C. 新感温病学说的形成

D. 以卫气营血、三焦为核心的理论体系的确立

E. 以寒凉清热为主的治则的确立

9. 最早认识到温病是由伏邪所致的著作是（　　　）

A.《温疫论》　　　　　　　B.《难经》　　　　　　　C.《黄帝内经》

D.《温热论》　　　　　　　E.《伤寒论》

10. 全面发展了温病辨舌、验齿、辨斑疹、白㾦等诊断方法的医家是（　　　）

A. 李时珍　　　　　　　　B. 吴鞠通　　　　　　　C. 叶天士

D. 王孟英　　　　　　　　E. 薛生白

11. 在温病学发展过程中，温病学"形成阶段"是指（　　　）

A. 宋到金元　　　　　　　B. 明清时期　　　　　　C. 战国到晋唐

D. 中华人民共和国成立后　E. 宋到明代

12. 从概念、发病机理和治疗原则上将温病与伤寒明确区分开来的医家是（　　　）。

A. 王叔和　　　　　　　　B. 孙思邈　　　　　　　C. 朱肱

D. 王履　　　　　　　　　E. 刘完素

13. 创立卫气营血辨证，奠定了温病学理论基础的医家是（　　　）

A. 王孟英　　　　　　　　B. 叶天士　　　　　　　C. 余师愚

D. 吴鞠通　　　　　　　　E. 刘完素

14. 首先提出温病有新感、伏邪两类的医家是（　　　）

A. 王履　　　　　　　　　B. 郭雍　　　　　　　　C. 刘完素

D. 朱肱　　　　　　　　　E. 喻嘉言

15. 首先提出热病初起不可纯投辛温，将解表药和寒凉清热药配合运用的医家是

（　　　）

A. 王安道　　　　　　　　B. 汪石山　　　　　　　C. 朱肱

D. 刘完素　　　　　　　　E. 吴又可

16. 在温病学发展的成长阶段，"创新论、立新法、订新方"的医家是（　　　）

A. 朱肱　　　　　　　　　B. 王履　　　　　　　　C. 吴又可

D. 刘完素　　　　　　　　E. 叶天士

17. 在温病学发展史上，首先提出温病不得混称伤寒的医家是（　　　）

A. 吴又可　　　　　　　　B. 吴鞠通　　　　　　　C. 刘完素

D. 王履　　　　　　　　　E. 叶天士

18. 我国医学发展史上被称为温病学理论奠基之作的是（　　　）

A.《温热论》　　　　　　　B.《温疫论》　　　　　　C.《温热经纬》

D.《温病条辨》　　　　　　E.《湿热病篇》

19. 下列哪项不是吴又可的贡献（　　　）

A. 编著了我国医学史上第一部温疫学专著《温疫论》

B. 提出温疫致病的原因是时行之气

C. 提出温疫有强烈的传染性

D. 提出温疫的感邪途径是邪从口鼻而入

E. 提出了邪伏膜原的见解

20. 论述湿热病病因、病机和辨证治疗的专著是（ ）

A.《温热论》 B.《外感温病篇》 C.《湿热病篇》

D.《温热经纬》 E.《温病条辨》

21. "以轩岐仲景之文为经，叶薛诸家之辨为纬"，系统梳理了温病学理论体系的医家是（ ）

A. 吴又可 B. 吴鞠通 C. 薛生白

D. 王孟英 E. 叶天士

22. "冬伤于寒，春必病温" 出自（ ）

A.《素问·评热病论》 B.《素问·至真要大论》 C.《素问·玉版论要》

D.《素问·生气通天论》 E.《素问·刺热病》

23. 温病学的研究对象是（ ）

A. 一切外感热病 B. 温病 C. 时疫

D. 发热性疾病 E. 外感热病为主

24.《伤寒论》认为温病初起的特点是（ ）

A. 发热恶寒，无汗 B. 发热恶风，汗出 C. 发热而渴，不恶寒

D. 脉浮，头痛项强 E. 身热口渴脉大

25.《温热论》最主要的学术成就是（ ）

A. 创立温邪病因学说

B. 丰富了温病的诊法理论

C. 创立了温病卫气营血辨证论治体系

D. 提出了妇人温病的治疗原则

E. 提出了温病的预防方法

（二）配伍选择题

A. 薛生白 B. 王孟英 C. 吴鞠通

D. 叶天士 E. 戴天章

1.《温热经纬》的作者是（ ）

2.《广瘟疫论》的作者是（ ）

A. 战国至隋唐时期 B. 宋金元时期 C. 明清时期

D. 元明时期 E. 唐宋时期

3. 温病学的形成阶段是指（ ）

4. 温病学的萌芽阶段是指（ ）

A. 王叔和   B. 刘完素   C. 叶天士

D. 王履   E. 朱肱

5. 提出"六气皆从火化"的医家是（   ）

6. 首先提出"温病不得混称伤寒"的医家是（   ）

A.《伤寒温疫条辨》   B.《疫疹一得》   C.《临证指南医案》

D.《湿热病篇》   E.《广瘟疫论》

7. 余霖的著作为（   ）

8. 杨栗山的著作为（   ）

9. 薛雪的著作为（   ）

A.《素问·评热病论》   B.《素问·至真要大论》   C.《素问·热论》

D.《素问·玉版论要》   E.《素问·生气通天论》

10. "冬伤于寒，春必病温"出自（   ）

11. "病温虚甚死"出自（   ）

12. "热者寒之"出自（   ）

A. 吴又可   B. 吴鞠通   C. 薛生白

D. 王孟英   E. 叶天士

13. 中医学史上第一部温疫专著的作者是（   ）

14. 温病学发展史上被誉为"温热大师"的医家是（   ）

15. 在继承前人理论基础上总结了一套温病治疗方剂，从而构成了各种温病辨证施治完整体系的医家是（   ）

（三）多选题

1.《黄帝内经》中提出预防疫病的关键是（   ）

A. 避其毒气   B. 以天地所生之物防备之   C. 正气存内

D. 以药物熏烧辟温气   E. 及时治疗

2. 刘河间对温病学形成的贡献主要表现在（   ）

A. 认为六气皆从火热而化

B. 认为温病热病不能混称伤寒

C. 主张治疗热病初起辛温解表药应配合寒凉清热药

D. 热病的治疗应以寒凉药为主

E. 温病表证的治疗有里热清而表证自解者

3. 吴又可的主要学术观点有（   ）

A. 疫邪的传变主要是按六经传变

B. 治疗温疫应分三焦论治

C. 疠气自口鼻而入

D. 温疫的性质有温热和湿热之别

E. 温疫后期宜养阴忌参芪

4. 叶天士在《温热论》中提出（　　　）

A. 温病表证多为里热郁表而致

B. 温邪首犯肺卫

C. 辨治斑疹白㾦的方法

D. 水湿在上中下三焦的辨治方法

E. 对秋燥的辨治方法

5. 王安道温病学说的主要论点是（　　　）

A. 强调"温病不得混称伤寒"

B. 认为温病的发病机理是里热外达

C. 认为六气皆从火热而化

D. 认为发于春季的温病，既有冬寒伏而后发者，亦有感受春令时邪而发者

E. 温病的表证为里热郁表所致。主张治疗应以清里热为主，兼以解表

6. 属于清代著名四大温病学家是（　　　）

A. 吴又可　　　　　　　B. 叶天士　　　　　　　C. 陈平伯

D. 薛生白　　　　　　　E. 王孟英

7. 标志温病学理论已形成完整体系的著作是（　　　）

A.《温疫论》　　　　　　B.《温热论》　　　　　　C.《湿热病篇》

D.《温病条辨》　　　　　E.《温热经纬》

8. 体现了叶天士温病理论思想及辨证用药的著作有（　　　）

A.《伤寒温疫条辨》　　　B.《温病条辨》　　　　　C.《临证指南医案》

D.《温热经纬》　　　　　E.《温热论》

9.《黄帝内经》认为引起温病的原因有（　　　）

A. 时令之气诱发　　　　B. 温邪侵袭　　　　　　C. 冬伤于寒

D. 疠气感染　　　　　　E. 时毒入侵

10. 对温病的临床证候特点，《黄帝内经》的论述有（　　　）

A. 尺肤热盛　　　　　　B. 汗出辄复热　　　　　C. 脉躁疾不为汗衰

D. 狂言不能食　　　　　E. 身热无汗

二、判断题

1. 明清时期是温病学的成长时期。（　　　）

2. 吴又可提出在温病初起不得纯投辛温，应以寒凉为主。（　　　）

3. 王履认为温病不得混称伤寒。（　　　）

4. 宋代朱肱提出使用古方，要因人、因地、因病、因时而异。（　　　）

5. 被称为温疫学派的医家有吴又可、杨栗山、雷少逸、余师愚等。（　　　）

6. 宋金元时期是温病学的形成时期。（　　　）

7. 《温热经纬》是较早的温病学文献集成之作。（　　　）

8. 清代俞根初首创秋燥病名，并制清燥救肺汤用于秋燥病的治疗。（　　　）

9. 明清时代，温病学在学术上逐渐从《伤寒论》体系中摆脱出来。（　　　）

10. 吴又可创达原饮治疗湿热秽浊之疫。（　　　）

三、填空题

1. 王孟英"以＿＿＿＿为经，＿＿＿＿为纬"编著了《温热经纬》一书。

2. 温病学的形成阶段是＿＿＿＿时期。

3. 温病学中温疫学派的主要代表医家有＿＿＿、＿＿＿、＿＿＿、＿＿＿。

4. 温病学发展史上把＿＿＿、＿＿＿、＿＿＿、＿＿＿并称为清代温病四大家。

5. 创立"卫气营血辨证"和"三焦辨证"理论的医家分别是＿＿＿和＿＿＿。

6. 编著了我国医学史上第一部温疫学专著《＿＿＿》。

7. 温病学是研究＿＿＿＿＿＿及其＿＿＿＿＿＿＿的一门学科。

8. 在温病学的发展过程中，大体上＿＿＿＿＿＿是萌芽阶段，＿＿＿＿＿＿是成长阶段，＿＿＿＿＿＿是形成阶段。

9. 刘完素对热性病的治疗大胆地＿＿＿、＿＿＿、＿＿＿。

10. 吴又可在《温疫论》中提出，温疫的病因是＿＿＿＿，感染途径是＿＿＿＿，治疗上强调＿＿＿＿。

11. 王履提出，温病不得＿＿＿，主张温病的治疗应以＿＿＿为主。

12. 叶天士治疗温病的实践经验，主要见于＿＿＿＿＿＿＿＿。

13. 《温疫论》提出杂气的感染方式分＿＿＿＿和＿＿＿＿。

四、名词解释

1. 温病学

2. 寒凉派

3. 温病学派

4. 伤寒学派

五、问答题

1. 什么是温病学？温病学的主要任务是什么？

2. 何谓"伏寒化温"？

3. 温病学说的形成与发展主要分为哪几个阶段？各个阶段的主要特点是什么？

4. 请列举民国时期对温病学发展作出较大贡献的三名医家的姓名及其著作。

5. 刘完素在温病学发展史上的主要贡献是什么？

6. 试述王履对温病学的主要贡献。

7. 吴又可对温疫的病因、发病、治疗等方面有哪些独特见解？

8. 叶天士在温病学方面的主要成就是什么？

9. 薛生白对温病学作出了哪些重要贡献？

10. 吴鞠通在温病学方面的主要学术成就是什么？

11. 王孟英对温病学的主要贡献是什么？

12. 如何正确理解《伤寒论》与温病学的关系？

13. 简述伤寒学派与温病学派之争的焦点及其各自主要观点。

14. 简述《黄帝内经》对温病学的学术贡献。

参考答案

一、选择题

（一）单选题

1. E　2. B　3. A　4. D　5. E　6. A　7. B　8. D　9. C　10. C　11. B　12. D　13. B　14. B　15. C　16. D　17. D　18. A　19. B　20. C　21. D　22. D　23. B　24. C　25. C

（二）配伍选择题

1. B　2. E　3. B　4. A　5. B　6. D　7. B　8. A　9. D　10. E　11. D　12. B　13. A　14. E　15. B

（三）多选题

1. AC　2. ACD　3. CE　4. BC　5. ABE　6. BDE　7. BD　8. BCDE　9. AC　10. ABCD

二、判断题

1. 非　2. 非　3. 是　4. 是　5. 非　6. 非　7. 是　8. 非　9. 非　10. 是

三、填空题

1. 轩岐仲景之文　叶薛诸家之辨

2. 明清

3. 吴又可　戴天章　杨栗山　余师愚

4. 叶天士　薛生白　吴鞠通　王孟英

5. 叶天士　吴鞠通

6. 吴又可　温疫论

7. 温病发生发展规律　预防和诊治方法

8.战国到晋唐时期　宋金元时期　明清时期

9.创新论　立新法　订新方

10.疠气邪从口鼻而入　以祛邪为第一要义

11.混称伤寒　清里热

12.《临证指南医案》

13.天受　传染

四、名词解释

1.温病学是研究温病发生发展规律及其预防和诊治方法的一门学科。

2.金元时期医学上的学派之一。其代表人物刘完素，认为疾病多因火热而起，倡"伤寒六经传变皆是热证""六气皆从火化"之说，治疗上主张以寒凉药为主，后世称为寒凉派。

3.温病学派对温病的病因、病理、诊断和治疗等有较系统的认识，在实践中逐步形成的以研究和防治外感温热病为中心的学术派别。

4.伤寒学派继承和发扬《伤寒论》的学术观点，并主张对外感热病的辨证治疗必须遵仲景之说的医家形成的学术流派。

五、问答题

1.温病学是研究温病发生发展规律及其预防和诊治方法的一门学科。温病学的任务：阐明温病的病因、发病、病理变化、诊断方法及其预防和治疗措施。揭示温病的本质；研究和发展温病的诊断方法，及其预防和治疗措施。

2."伏寒化温"指感受寒邪藏于肌肤，至春发为温病，至夏发为暑病。

3.①战国到唐代是温病学发展的萌芽阶段。这一阶段的主要特点：对温病因、证、脉、治等方面有散在记录，论述比较简单，理论不系统。②宋到元代是温病学发展的成长阶段，这一阶段的主要特点：明确了温病与伤寒的区别，在理、法、方药，特别是治疗学上有了较大的突破，为温病学自成体系奠定了基础。③明到清代是温病学发展的形成阶段，这一阶段的主要特点：温病从伤寒的体系中脱离出来，创立了以卫气营血与三焦为核心的辨证论治理论体系，从而使温病学成为一门独立的学科。

4.张锡纯《医学衷中参西录》；吴锡璜《中西温热串解》；丁甘仁《喉痧证治概要》

5.刘完素提出"六气皆从火化""六经传受，由浅至深，皆是热证"的观点；认为热病初期，不可单用辛温解表；组创新方，主张治疗温热证应以寒凉药为主，创制了双解散等表里双解方。

6.王履是首先提出温病应从伤寒体系中分化出来的医家。王氏认为应当从概念、发病机理、治疗原则等三个方面，将温病与伤寒加以明确区分，强调"温病不得混称伤寒"。并提出温病的发病机理是里热外达，主张温病的治疗应以清里热为主。至此，对温病的认识始从伤寒体系中分化出来，故清代温病学家吴鞠通评价王履"始能脱却伤寒，辨证温病"。

7. 明代医家吴又可著第一部温疫学专著《温疫论》，其主要观点：在病因方面，认为温疫的病因是六淫之外的一种特殊致病物质，即"杂气"。杂气又称作异气、疠气等，其中的疠气为病颇重，众人触之即病。杂气致病有种属的特异性，如"人病而禽兽不病"；不同的杂气引起不同的疫病，即"各随其气而为诸病"；以及"专入某脏腑经络"的病位特异性。在发病方面，认为是正气不足，外邪因而乘之。感邪途径是从口鼻而入，伏匿于膜原，迨其溃发，则有九传。温疫发病具有强烈的传染性和流行性，所谓"此气之来，无问老少强弱，触之者即病"。传染方式，主要通过空气或接触而传染，即所谓"邪之所着，有天受，有传染"。在治疗方面，强调以祛邪为第一要义，主张疫邪首尾以通行为治。发病之初，即以达原饮疏利透达膜原之邪，中期邪陷胃腑，则以承气攻下逐邪，后期则重在滋阴，忌用甘温壅补。

8. 叶天士对温病学作了突出贡献。其代表作《温热论》，是温病学理论的奠基之作。该篇系统阐述了温病的病因、病机、感邪途径、邪犯部位、传变规律和治疗大法等。提出新感温病病因是温邪，感邪途径从口鼻而入，首犯部位为手太阴肺，其传变有逆传和顺传两种形式。创立了卫气营血辨证治疗理论，以阐明温病病机变化及其辨证论治规律。丰富和发展了温病的诊断方法，如辨舌、验齿、辨斑疹、白㾦等。此外，在《临证指南医案》中保留了许多有效治疗温病的验案，其有关论述及辨证、立法、处方，为后世论治温病提供了范例。①阐明了温病的病因、病机和传变。②创立了卫气营血辨证论治理论体系。③发展和丰富了温病的诊断方法，如辨舌、验齿，辨斑疹、白㾦等。④在《临证指南医案》中载有治疗温病的大量医案，为温热病的辨证用药提供了范例。

9. 薛生白立湿热病专论，所著《湿热病篇》对湿热病的病因、病机、辨证论治做了较全面、系统的论述，尤其是对湿热之邪在上、中、下三焦的辨证、治疗和具体方药进行了条分缕析的论述，进一步充实和丰富了温病学内容。

10. 吴鞠通在温病学方面的主要学术成就是以《临证指南医案》中有关温病的验案为依据，历取诸贤精妙，考之《黄帝内经》，参以心得，著成《温病条辨》，倡导三焦辨证，形成了以卫气营血、三焦为核心的温病辨证论治体系。吴氏总结出的一套完整的温病治疗方法和有效方剂，使温病的辨证与治疗臻于规范和完善。

11. 王孟英"以轩岐仲景之文为经，叶薛诸家之辨为纬"，旁考他书，参以经验，经纬交错，著成《温热经纬》，系统地构织出温病学体系，对19世纪60年代以前的温病学理论和证治做了较全面的整理，促进了温病学的进一步成熟和发展。王氏对六气，特别是暑与燥的属性有独特见解。在《霍乱论》中对时疫霍乱从病因、病理、预防和治疗方法等方面做了详细论述。

12. 温病学是在《伤寒论》基础上发展起来的，《伤寒论》所确立的辨证论治原则对温病学辨证纲领的形成具有重大的启迪。《伤寒论》中许多治法方药为温病学家所汲取，一直用于温病治疗，具有很高的学术和临床价值。但是《伤寒论》成书年代久远，由于历史条件的限制，认识上难免局限。随着社会的进步，医学的不断发展，在防治外感热病方面，为适应客观实际的需要，医疗实践经验的逐渐积累，不断创新治法，升华理论，温病学的形成是历史发展的必然，其理论和具体证治都较之《伤寒论》有长足的进步，补充了《伤寒论》的不足，提高了外感热病的治疗效果。温病学与《伤寒论》在学术上是一脉相承的，是继承与发展的关系。因此，既不能认为在《伤寒论》基础上产生温病学是多此一举，也不可将温病学与《伤寒论》截然对立。学习研究《伤寒论》，有助于追溯温病学之源，学有根基；研究温病学又有助于加深对《伤寒论》的领悟。

13.伤寒学派的基本观点：伤寒是包括温病在内的一切外感热病的总称，《伤寒论》已经具备了温病证治的完整内容，温病不应另立门户，自成体系。其代表人物为陆九芝，推崇者有恽铁樵、陆渊雷等。他们坚持用《伤寒论》六经辨证指导温病证治，对以叶天士、吴鞠通为代表的温病学派的学术见解激烈抨击，认为是"标新立异，数典忘祖"。

温病学派的基本观点则强调温病与伤寒为外感热病的两大类别，其病因病机截然不同，概念不容混淆，治疗必须严格区分。尽管《伤寒论》中有关于温病的内容，但毕竟"详于寒，略于温"，因此主张温病必须脱离伤寒范围，另立新论以"羽翼伤寒"。可见其争论的焦点是伤寒与温病的性质、广义与狭义伤寒、经方与时方之争。

14.《黄帝内经》首次提出温病病名。如《素问·六元正纪大论》"气乃大温，草乃早荣，民乃厉，温病乃作"。在病因上，提出时令之气异常可诱发温病和"冬伤于寒，春必温病"的观点。在证候表现上，突出了温热特征，如《素问·评热病论》："有病温者，汗出辄复热，而脉躁急，不为汗衰，狂言不能食。"《灵枢·论疾诊尺》："尺肤热甚，脉盛躁者，病温也。"。在治疗上，《素问·至真要大论》提出"热者寒之""温者清之"等治疗原则。在预后上，《素问·玉版论要》提出"病温虚甚死"。在预防上，《素问·刺法论》提出"正气存内"和"避其毒气"观点。

第二章 温病概念 ▷▷▷▷

习 题

一、选择题

(一) 单选题

1. 论及温病流行"天行之病，大则流毒天下，次则一方，次则一乡，次则偏着一家"，出自（　　　）
   A. 王叔和《伤寒例》　　　B. 吴又可《温疫论》　　　C. 庞安时《伤寒总病论》
   D. 雷少逸《时病论》　　　E. 刘河间《伤寒医鉴》

2. 下述内容除去哪一项，即可构成温病的基本概念（　　　）
   A. 以发热为主症　　　B. 多具有传染性　　　C. 易化燥伤阴
   D. 热象偏重　　　E. 感受温邪

3. 提出温疫的感染途径有"天受"、有"传染"的医家是（　　　）
   A. 王叔和　　　B. 吴又可　　　C. 庞安时
   D. 雷少逸　　　E. 陆九芝

4. 《难经》所论之"伤寒有五……"，下列哪一项不是（　　　）
   A. 中风　　　B. 伤寒　　　C. 湿温
   D. 暑热　　　E. 热病

5. 下列哪一项不是温病临床表现的特殊性（　　　）
   A. 发病急，来势猛，发展迅速，变化多
   B. 初起即见里热而无表证
   C. 易化燥伤阴
   D. 易见斑疹、吐衄、神昏、痉厥等症
   E. 热象偏重

6. 关于温病特点，下列哪项提法欠妥（　　　）
   A. 可具有程度不同的传染性
   B. 病因是感受温邪
   C. 发病有一定的地域性

D. 发病有明显的季节性

E. 都能在人群中引起程度不等的流行

7. 关于温病的命名和分类，下列哪一项正确（　　　）

A. 根据四时主气命名的有春温、暑温、湿温、秋燥

B. 根据发病季节命名的有伏暑、秋燥、冬温

C. 根据临床特点命名的有大头瘟、烂喉痧

D. 根据病证性质分为新感温病与伏邪温病

E. 根据发病初期临床特征分为温热类温病和湿热类温病

8. 温病的地域性特点与下列哪项无关（　　　）

A. 地理环境　　　　B. 气候条件　　　　C. 人的体质

D. 生活习惯　　　　E. 生产水平

9. 温病发展过程中病理变化的规律性是（　　　）

A. 病情由轻转重

B. 易于耗伤津液

C. 临床表现具有特殊性

D. 临床特点火热之性突出

E. 表现为人体卫气营血与三焦所属脏腑的功能失调与实质损害

10. "非其时而有其气，是以一岁之中，长幼之病多相似者，此则时行之气也"语出（　　　）

A.《伤寒医鉴》　　　B.《伤寒例》　　　C.《伤寒论》

D.《温疫论》　　　　E.《伤寒总病论》

11. 下列哪项是温毒致病的主要特征（　　　）

A. 热象显著　　　　B. 具有传染性　　　　C. 易化燥伤阴

D. 神情躁扰　　　　E. 局部肿毒表现

12. 仅依据发病季节而命名的温病是（　　　）

A. 风温　　　　　　B. 春温　　　　　　C. 暑温

D. 湿温　　　　　　E. 秋燥

13. 大头瘟命名的主要依据是（　　　）

A. 一定的季节性　　B. 四时主气　　　　C. 发病初起的类型

D. 临床特点　　　　E. 温病的性质

14. 下列哪种温病属于湿热性质的温病（　　　）

A. 风温　　　　　　B. 春温　　　　　　C. 暑温

D. 伏暑　　　　　　E. 温毒

15. 广义伤寒的定义是（　　　）

A. 一类外感热病的总称

B. 多种急性外感热病的总称

C. 一切外感热病的总称

D. 温热性质的外感热病的总称

E. 除风寒性质的外感急性热病总称

16. 新感温病与伏邪温病的划分依据是（　　　）

A. 湿热的偏盛或偏衰

B. 起病的快慢

C. 病邪是否兼湿

D. 发病初起病位在表或在里

E. 热势的轻重

17. 温疫隶属于温病，二者的主要区别在于（　　　）

A. 强烈传染性和流行性　　　B. 发病的缓急　　　　　C. 预后的好坏

D. 传变的快慢　　　　　　　E. 以上均不是

18. 在温病与温疫的关系中，下列说法正确的是（　　　）

A. 温疫乃温病之别名

B. 温疫传染，温病不传染

C. 温病都是烈性传染病，温疫自属其中

D. 温疫是温病中具有强烈传染性并能引起流行的一类疾病

E. 以上都不正确

19. 下列哪一项不属于温病与温疫的区别点（　　　）

A. 流行的大小　　　　　　　B. 发病的缓急　　　　　C. 病情的轻重

D. 传染的强弱　　　　　　　E. 伤阴的程度

20. 以下哪一项是温毒类疾病的特点（　　　）

A. 热象显著　　　　　　　　B. 传染性强　　　　　　C. 局部红肿热痛甚至溃烂

D. 起病即见险恶证候　　　　E. 易发生危重传变

21. 温病的必备症是（　　　）

A. 咳嗽　　　　　　　　　　B. 恶寒　　　　　　　　C. 发热

D. 口渴　　　　　　　　　　E. 咽痛

22. 风温、暑温、湿温、秋燥的命名，主要依据是（　　　）

A. 一定的季节性　　　　　　B. 四时主气　　　　　　C. 发病初期的类型

D. 临床特点　　　　　　　　E. 温病的性质

23. 温毒之名最早见于（　　　）

A.《伤寒补亡论》　　　　　　B.《伤寒例》　　　　　　C.《肘后方》

D.《温热论》　　　　　　　　E.《温疫论》

24. 依据发病季节与主气结合而命名的温病是（　　　）

A. 风温　　　　　　　　　　B. 春温　　　　　　　　C. 暑温

D. 伏暑　　　　　　　　　　E. 秋燥

（二）配伍选择题

A. 所有的外感热病

B. 具热象偏重，易化燥伤阴等特点

C. 具有传染性

D. 研究温病的发生发展规律和诊治预防方法

E. 感受六淫之邪而发病

1. 温病概念的含义中包括（　　　）

2. 温病学概念的含义中包括（　　　）

A. 风温   B. 暑温   C. 伏暑

D. 秋燥   E. 烂喉痧

3. 上述哪种温病属于湿热性质的温病（　　　）

4. 上述哪种温病不属于新感温病（　　　）

A. 春温   B. 大头瘟   C. 风温

D. 湿温   E. 暑温

5. 以发病季节定名的温病是（　　　）

6. 以临床特点定名的温病是（　　　）

A.《素问》   B.《灵枢》   C.《难经》

D.《伤寒论》   E.《金匮要略》

7. "今夫热病者，皆伤寒之类也。"语出（　　　）

8. "伤寒有五：有中风、有伤寒、有湿温、有热病、有温病。"语出（　　　）

A. 并列关系   B. 隶属关系   C. 名异而实同

D. 两者之间无关系   E. 根据传染性和流行情况而区分

9.《难经》认为温病与广义伤寒的关系是（　　　）

10. 温病与狭义伤寒的关系是（　　　）

11. 温病与温疫的区别是（　　　）

A. 四时主气   B. 临床特点   C. 感受病邪性质

D. 发病季节   E. 传染性大小

12. 风温、暑温、湿温、秋燥的命名依据是（　　　）

13. 烂喉痧、大头瘟的命名依据是（　　　）

14. 伏暑的命名依据是（　　　）

15. 春温、秋燥、冬温的命名依据是（　　　）

A. 风温、春温　　　　　　B. 秋燥、大头瘟　　　　C. 春温、伏暑

D. 湿温、伏暑　　　　　　E. 春温、秋燥

16. 属于湿热类温病的是（　　　）

17. 属于新感温病的是（　　　）

18. 属于伏气温病的是（　　　）

（三）多选题

1. 古代称温病的流行性为（　　　）

A. 传染　　　　　　　　　B. 时行　　　　　　　　C. 爆发

D. 天行　　　　　　　　　E. 蔓延

2. 下列哪些症状是温病所共有的症状（　　　）

A. 口渴　　　　　　　　　B. 烦躁　　　　　　　　C. 尿赤

D. 发热　　　　　　　　　E. 斑疹

3. 温病的命名可根据（　　　）

A. 发病季节

B. 四时主气

C. 首先发现该病的医家姓名

D. 病情轻重

E. 病候的临床特点

4. 温病的分类可根据（　　　）

A. 初起是否有里热见证　　B. 发病季节　　　　　　C. 病症性质是否夹湿

D. 四时主气　　　　　　　E. 是否具有明显的传染性和流行性

5. 下列哪些温病属于温热性质的温病（　　　）

A. 风温　　　　　　　　　B. 伏暑　　　　　　　　C. 暑温

D. 秋燥　　　　　　　　　E. 春温

6. 下列哪些温病属于湿热性质的温病（　　　）

A. 风温　　　　　　　　　B. 湿温　　　　　　　　C. 暑温

D. 伏暑　　　　　　　　　E. 春温

7. 下列哪些温病属于新感温病（　　　）

A. 风温　　　　　　　　　B. 春温　　　　　　　　C. 秋燥

D. 伏暑　　　　　　　　　E. 湿温

8. 下列哪些温病属于伏气温病（　　　）

A. 春温　　　　　　　　　B. 风温　　　　　　　　C. 伏暑

D. 湿温　　　　　　　　　E. 秋燥

9. 温疫的特点是（　　　）

A. 发病急骤　　　　　　　B. 有强烈的传染性　　　C. 易发生流行

    D. 病情多险恶　　　　　　　E. 属火热亢盛而较少夹湿邪

  10. 温毒的特点是（　　）

    A. 热象显著　　　　　　B. 传染性强　　　　　　C. 局部红肿热痛甚至溃烂

    D. 起病即见险恶证候　　E. 易发生危重传变

  11. 温病的发生与特定的季节气候条件有关，是因为（　　）

    A. 四季气候变化不同　　B. 不同的温邪各具特性　　C. 四季人体反应性不同

    D. 四季流行程度不同　　E. 四季人体抗病能力不同

  12. 温病的概念是（　　）

    A. 病因是温邪　　　　　B. 发热时主症　　　　　C. 病机以化燥伤阴为特点

    D. 包括所有急性外感热病　E. 热象偏重

二、判断题

1. 温病是外感病中除风寒性质以外的多种急性热病的总称。（　　）

2. 具有传染性或流行性的温病均可称为温疫。（　　）

3. 温病初起皆病发于卫表，然后化热入里。（　　）

4. 温病易于损伤阴液，但对具体疾病而言并不绝对如此。（　　）

5. 温病是一切外感热病的总称。（　　）

6. 传染者为温疫，不传染者为温病。（　　）

7. 温病的特点是热象偏重，易化燥伤阴。（　　）

8.《难经》广义伤寒的概念包括了温病在内。（　　）

9. 温病是外感病中除风寒性质以外的多种急性热病的总称。（　　）

10. 温疫与温病为同一类疾病的不同称谓。（　　）

三、填空题

1. 温病的病变发展趋势，一般为病位_____，病势_____，病情_____，病性_____。

2. _____认为：温病的发生原因是六淫之外的一种特殊致病物质，称之为____。

3. 温病临床表现大多数起病____，传变____，变化____。

4. 温病是感受温邪引起，以____为主症，多具有_____、_____等特点的一类急性外感热病。

5. 温病根据发病类型分为____、_____两大类。

6. 温邪的特性主要在于它是_____，故与内伤杂病的病因不同；它又具有_____，故与风寒类外感疾病不同。

7. 温病根据病证性质是否夹湿分为_____、_____两大类。

8. 温毒除具有_____的临床表现外，还具有_____，甚则溃烂，或发斑疹等特征。

9. 温病命名的根据，一是_____，二是_____，三是_____，四是_____，五是_____。

10.温病又称"四时温病"，是因为_____。

四、名词解释

1. 温疫

2. 天行

3. 新感温病

4. 时行之气

5. 伏邪温病

6. 新感引动伏邪

7. 温病

8. 温毒

五、问答题

1. 如何理解温病的概念？

2. 温病具有哪些共同特点？

3. 温病的病程发展有哪些规律性？

4. 温病的临床表现有哪些特殊性？

5. 什么是温毒？其临床表现有什么特点？

6. 什么是温疫？与温病有什么区别与联系？

7. 温病如何进行分类？

8. 温病的命名依据有哪些？

9. 试述新感温病与伏邪温病的区别。

10. 温热类温病和湿热类温病有何不同？

参考答案

一、选择题

（一）单选题

1. C　2. B　3. B　4. D　5. B　6. E　7. C　8. E　9. E　10. B　11. E　12. B　13. D
14. D　15. C　16. D　17. A　18. D　19. E　20. C　21. C　22. B　23. B　24. E

（二）配伍选择题

1. B　2. D　3. C　4. C　5. A　6. B　7. A　8. C　9. B　10. A　11. E　12. A　13. B
14. B　15. D　16. D　17. B　18. C

（三）多选题

1. BD　2. ABCD　3. ABE　4. AC　5. ACDE　6. BD　7. ACE　8. AC　9. ABCD
10. AC　11. ABCE　12. ABCE

二、判断题

1. 是　2. 非　3. 非　4. 是　5. 非　6. 非　7. 是　8. 是　9. 是　10. 非

三、填空题

1. 由表入里　由浅入深　由轻转重　由实致虚
2. 吴又可　疠气
3. 急骤　迅速　较多
4. 发热　热象偏重　易化燥伤阴
5. 新感　伏邪（伏气）
6. 从外入袭人体　阳热性质
7. 温热　湿热
8. 一般急性温热疾病　局部红肿热痛
9. 发病季节　四时主气　发病季节与四时主气结合　特殊的临床表现　流行特点
10. 温病的发生大多具有明显的季节性

四、名词解释

1. 温疫是指温病中具有强烈传染性并可引起流行的一类疾病。
2. 天行指病名，即流行病，疫的别称，也叫时气、时行。出自《肘后备急方》。
3. 新感温病指初起病发于表，以表热证为主而无明显里热表现的一类温病。
4. 时行之气出自王叔和《伤寒例》，是指非其时而有其气的反常之气。
5. 伏邪温病是指凡感受外邪，过时而发，初起病发于里，以里热证为主的一类温病。
6. 新感引动伏邪是指温病初起既见里热症状，又有表证者。传统认为这是原有伏邪内伏，又感受时令之邪引动而发，故称为新感引动伏气。
7. 温病是指感受温邪引起的，以发热为主症，多具有热象偏重、易化燥伤阴等特点的一类急性外感热病。
8. 温毒一为病因，指时毒病邪；二指病名，指因感受时毒病邪引起的一类具有独特临床表现的急性外感热病。它除了具有一般急性温热疾病的症状表现外，还具有局部红肿热痛，甚则溃烂，或肌肤密布斑疹等特征。

五、问答题

1. 温病是感受温邪引起的，以发热为主症，多具有热象偏重、易化燥伤阴等特点的一类急性外感热病。温病的病因是外感温邪，温邪可通过多种途径侵入人体而导致发病；主要临床表现是发热；病理特点是在病变过程中热象偏重，且很容易损伤阴液；温病是指一类外感疾病，而不是指某一具体的疾病。

2. 温病的共同点：有特殊的致病因素：温邪；多具有传染性、流行性、季节性和地域性；临床疾病发展和病理进程具有一定的规律性；临床表现具有特殊性。

3. 温病发展过程的规律性主要表现在两个方面：一是温病发生发展总的趋势，大多为病位由表入里，病势由浅入深，病情由轻转重，病性由实致虚。其次为温病发展过程的病理变化主要表现为人体卫气营血与三焦所属脏腑的功能失调和实质损害。

4. 温病临床表现的特殊性主要表现在四个方面：①起病急，传变快，病情重；②以发热为主症，热象偏重；③易化燥伤阴；④易内陷生变。

5. 温毒的含义大致有两种：一为病名，指具有独特表现的一类疾病，即温毒疾患；二为病因，即时毒病邪。温毒作为疾病名称主要是指因感受时毒病邪引起的一类具有独特临床表现的急性外感热病。它除了具有一般急性温热疾病的症状表现外，还具有局部红肿热痛，甚则溃烂，或肌肤密布斑疹等特征。包括了多种温热疾病，如大头瘟、烂喉痧、痄腮等。温病为温热性质外感热病的总称，温毒是温病中具有肿毒或发斑表现的一类特殊病种。

6. "温"指疾病的性质，"疫"指疾病具有强烈传染性并能引起流行，温疫即指具有温热性质的一类疫病。温病是一切温热性质外感热病的总称，它既包括了具有强烈传染性和流行性的外感热病，也包括了传染性、流行性小及少数不传染的温病。温疫则是指温病中具有强烈传染性并能引起大流行的一类疾病，自然属于温病范围。为了突出其传染性和流行性的特点，以区别于一般温病，所以在名称上称为温疫，但从性质来说二者并没有实质性的区别。

7. 温病目前常用的分类方法大致有两种。一是根据病证性质是否兼湿，分为温热与湿热两大类。温热类温病有风温、春温、暑温、秋燥、大头瘟、烂喉痧等；湿热类温病有湿温、伏暑等。二是根据温病发病初起是否有里热证，分为新感和伏邪两大类。凡初起病发于表，以表热证为主而无明显里热表现的称为新感温病，如风温、秋燥等；凡初起病发于里，以里热偏重为特点者称为伏邪温病，如春温、伏暑等。

8. 温病的命名根据：①按季节命名，如发于春季的称为春温，发于冬季的称为冬温。②按四时主气命名，如风温、暑温、湿温等。③把发病季节与主气相结合命名，如秋燥。④根据临床特点命名，如大头瘟是因其头面肿大、灼热疼痛，而定名为大头瘟；烂喉痧是因其咽喉红肿，甚至糜烂疼痛，肌肤丹痧密布，故命名烂喉痧。⑤根据流行情况命名，如将温病中具有强烈传染性甚至引起较大流行的一类疾病称为温疫。

9. 新感温病是指感受时令病邪后即时而发，病发于表的温病；伏邪温病是指感受外邪后未立即发病，邪伏体内经过一个以上季节后发病，病发于里的温病。两者的区别主要是依据疾病初起是否有里热证的临床表现，并结合其初起的病证性质是否与时令主气的致病特点相一致。新感初起多见表证，但也有例外，如暑热病邪初起即见里证，但与当令暑热病邪致病特点是一致的，仍为感而即发的新感温病。所以在新感与伏邪的判断中，要把是否见里热证与时令主气结合起来。

10. 温热类温病和湿热类温病在病因上：温热类温病（以下简称温热病）是由不兼湿的温热病邪所引起；湿热类温病（以下简称湿热病）是由湿热病邪所引起。在病势上：温热病多起病较急，热象较著，传变较快，病程相对较短；湿热病多起病较缓，初起热象不显，传变较缓，病程相对较长，缠绵难愈。在初起病位上：温热病多首犯肺卫或气分、营分；湿热病多在卫气或脾胃。在临床表现上：温热病以纯热无湿，热重阴伤为主要特点，一般发热较高，热势发扬，极易伤津耗液，病程中温热之邪易陷营血，出现热闭心包，热盛动血、动风等危重证候，后期多见肺胃阴伤、真阴耗损、阴虚动风乃至阴竭阳脱等证；湿热病以有湿有热，湿遏清阳，郁阻气机为主要特点，一般在发病初起热势不扬，容易遏伤阳气，病程中留恋气分，以脾胃为中心，多三焦症状并见，易酿痰浊蒙蔽清窍，后期多从湿化伤阳，亦可化热伤阴。在治疗上：温热病以清热救阴为基本治则；湿热病以化湿清热、宣畅气机为基本治则，并注意护阳保津。

第三章 温病病因与发病 ▷▷▷▷

习 题

一、选择题

（一）单选题

1. 下列属于伏邪温病的是（ ）

  A. 风温   B. 秋燥   C. 暑温

  D. 春温   E. 大头瘟

2. 提出"肺位最高，邪必先伤"的古代医家是（ ）

  A. 叶天士   B. 刘完素   C. 王肯堂

  D. 吴又可   E. 雷丰

3. 下列温病中不属于新感温病的是（ ）

  A. 风温   B. 伏暑   C. 暑温

  D. 湿温   E. 秋燥

4. 下列哪项不是湿热病邪的致病特点（ ）

  A. 初起多热象不显   B. 缠绵难解   C. 易伤肺胃之阴

  D. 易困阻清阳   E. 易阻遏气机

5. 风热病邪致病初起先犯（ ）

  A. 气分   B. 肺卫   C. 脾胃

  D. 阳明   E. 营分

6. 提出"暑是火邪，心为火脏，邪易入之"的医家是（ ）

  A. 叶天士   B. 吴鞠通   C. 王孟英

  D. 吴又可   E. 薛生白

7. 燥热病邪致病有别于其他温邪的基本特点是（ ）

  A. 多发生在秋季

  B. 从口鼻上受

  C. 以肺经为病变中心

  D. 病起即见鼻、唇、咽等明显津液干燥征象

E. 传变较少

8. 以局部红肿热痛及溃烂为主要表现的温病，其病因是（　　　）

    A. 风热病邪   B. 暑热病邪   C. 湿热病邪

    D. 燥热病邪   E. 时毒病邪

9. 下列哪项不是暑热病邪的致病特点（　　　）

    A. 发自阳明   B. 易入厥阴   C. 易夹湿邪

    D. 易耗气伤津   E. 易伤阳气

10. 时毒病邪致病的特殊征象是（　　　）

    A. 身体壮热   B. 口渴苔黄   C. 心烦谵语

    D. 局部红肿热痛   E. 脉象洪数

11. 下列哪项不属风热病邪致病的特点（　　　）

    A. 具有升散、疏泄特性   B. 先犯上焦肺卫   C. 易耗血迫血

    D. 易伤肺胃之阴 E. 易逆传心包

12. 下列哪项属暑热病邪致病特点（　　　）

    A. 易犯上焦肺卫   B. 易化燥伤阴   C. 先入阳明气分

    D. 按卫气营血渐次深入   E. 逆传心包，引起昏迷

13. 暑热病邪的致病特点，下列哪种提法欠妥（　　　）

    A. 致病有严格的季节性   B. 先入阳明气分   C. 必夹湿邪为病

    D. 易伤津耗气   E. 也有直中心包、肝经而卒然引起昏迷或痉厥之变

14. 下列哪一项属于暑热与风热之邪致病的共同特点（　　　）

    A. 首犯肺卫   B. 变化迅速   C. 发自阳明

    D. 兼夹湿邪   E. 易伤津气

15. 暑热病邪致病初起病变中心是（　　　）

    A. 肺卫   B. 脾胃   C. 肺

    D. 阳明气分   E. 阳明大肠

16. 对暑邪的认识，下列哪项欠妥（　　　）

    A. 暑即火热之气   B. 暑多兼湿   C. 暑可兼寒

    D. 暑必夹湿   E. 暑可先犯阳明

17. 既能化火，又能遏伤阳气的温邪是（　　　）

    A. 暑热病邪   B. 时毒病邪   C. 风热病邪

    D. 燥热病邪   E. 湿热病邪

18. 燥热病邪致病特点，下列哪项提法欠妥（　　　）

    A. 多从口鼻上受

    B. 病位以肺为主

    C. 初起临床必有咳嗽少痰、鼻干咽燥见症

    D. 少数严重病例后期可损伤下焦肝肾之阴

    E. 病程中易耗气伤津

19. 病变中心在肺，易耗伤津液的温病是哪种病邪所致（　　　）

    A. 暑湿病邪　　　　　　　　B. 暑热病邪　　　　　　　　C. 湿热病邪

    D. 温热毒邪　　　　　　　　E. 燥热病邪

20. 下列哪一项不属于伏气温病的初起表现（　　　）

    A. 灼热　　　　　　　　　　B. 烦躁　　　　　　　　　　C. 溲赤

    D. 苔黄　　　　　　　　　　E. 脉浮数

21. 前人提出新感伏邪说，实际是根据（　　　）

    A. 初起的不同证候特点　　B. 发病季节　　　　　　　　C. 时令主气

    D. 不同的病因　　　　　　E. 不同的感染途径

22. 下列哪种温病可表现为新感引动伏邪的发病特点（　　　）

    A. 风温　　　　　　　　　　B. 春温　　　　　　　　　　C. 秋燥

    D. 冬温　　　　　　　　　　E. 湿温

23. 下列除哪一项外，都与温病的发病有密切关系（　　　）

    A. 感受外邪

    B. 正气强弱及邪正力量的对比

    C. 失治、误治

    D. 外界环境中的自然因素

    E. 社会因素

24. 下列哪项不符合辨别新感与伏邪的实际意义（　　　）

    A. 阐明温病初起不同发病类型

    B. 区别病位的浅深轻重

    C. 归纳病证的不同性质

    D. 提示病机的传变趋向

    E. 确立不同的治疗方法

25. 下列哪一项不属于新感温病的初起表现（　　　）

    A. 发热恶寒　　　　　　　　B. 头身疼痛　　　　　　　　C. 咳嗽鼻塞

    D. 斑疹隐隐　　　　　　　　E. 口微渴

26. 关于伏气温病的特点，下列哪一项是错误的（　　　）

    A. 初起病发于里　　　　　　B. 病情较新感温病为重　　　C. 病程较短

    D. 传变趋向可由里达表　　　E. 传变趋向可内郁深陷

27. 具有多从口鼻而入，首先犯肺，易损伤肺胃阴津，既变化迅速又易逆传内陷致病特点的温邪是（　　　）

    A. 风热病邪　　　　　　　　B. 暑热病邪　　　　　　　　C. 湿热病邪

    D. 燥热病邪　　　　　　　　E. 时毒病邪

28. 具有伤人急速，径犯阳明，耗气伤津，易犯心包，闭窍动风，易夹湿邪，郁阻气分等致病特点的温邪是（　　　）

    A. 风热病邪　　　　　　　　B. 暑热病邪　　　　　　　　C. 湿热病邪

　　D. 燥热病邪　　　　　　　　E. 疫疠病邪

　29. 具有传变较慢，病势缠绵，病位以脾胃为主，易困阻清阳、闭郁气机等致病特点的温邪是（　　　）

　　A. 时毒病邪　　　　　　B. 温热病邪　　　　　　C. 燥热病邪

　　D. 湿热病邪　　　　　　E. 暑热病邪

　30. 具有病位以肺为主，易致津液干燥致病特点的温邪是（　　　）

　　A. 时毒病邪　　　　　　B. 暑热病邪　　　　　　C. 燥热病邪

　　D. 湿热病邪　　　　　　E. 暑湿病邪

　31. 具有邪自里发，病初即见里热证，易闭窍、动风、迫血，易耗伤阴液，后期多伤肝肾阴液等致病特点的温邪是（　　　）

　　A. 湿热病邪　　　　　　B. 燥热病邪　　　　　　C. 温热病邪

　　D. 时毒病邪　　　　　　E. 暑热病邪

　32. 具有攻窜流走，蕴结壅滞致病特点的温邪是（　　　）

　　A. 湿热病邪　　　　　　B. 时毒病邪　　　　　　C. 暑热病邪

　　D. 风热病邪　　　　　　E. 燥热病邪

　33. 具有致病力强，传染性强，易引起流行，病重多变，多从口、鼻而入，有特异的病变定位等致病特点的温邪是（　　　）

　　A. 风热病邪　　　　　　B. 时毒病邪　　　　　　C. 燥热病邪

　　D. 温热病邪　　　　　　E. 疠气

　34. 具有易困阻脾胃，弥漫三焦，易遏阻气机致病特点的温邪是（　　　）

　　A. 暑热病邪　　　　　　B. 湿热病邪　　　　　　C. 暑湿病邪

　　D. 疫疠病邪　　　　　　E. 时毒病邪

　35. 温邪初袭人体，多郁遏于卫气，既有身热不扬、恶寒、头身困重、神情呆顿等卫阳受困表现，又见郁滞气机的胸闷、脘痞、腹胀等症。此温邪是（　　　）

　　A. 暑热病邪　　　　　　B. 燥热病邪　　　　　　C. 时毒病邪

　　D. 暑湿病邪　　　　　　E. 湿热病邪

　36. 易损伤肺胃阴津，致口鼻唇咽干燥，干咳不已，或痰少而黏，口渴，舌红少苔等症，又易逆传内陷的温邪是（　　　）

　　A. 风热病邪　　　　　　B. 暑热病邪　　　　　　C. 湿热病邪

　　D. 燥热病邪　　　　　　E. 风热时毒

　37. 温病病因学说最重要的实际意义是（　　　）

　　A. 指示病变部位

　　B. 推测正气强弱

　　C. 指导临床"辨证求因，审因论治"

　　D. 说明病变的传变趋向

　　E. 明确疾病性质

　38. 提出"夏暑发自阳明"的医家是（　　　）

A. 叶天士　　　　　　　　　B. 吴鞠通　　　　　　　　　C. 王孟英
D. 吴又可　　　　　　　　　E. 薛生白

（二）配伍选择题

A. 风温　　　　　　　　　　B. 暑温　　　　　　　　　　C. 湿温
D. 伏暑　　　　　　　　　　E. 大头瘟

1. 属于伏气温病的是（　　　）
2. 多发生在冬春季节的温病是（　　　）
3. 具有局部红肿热痛特点的温病是（　　　）

A. 风热病邪　　　　　　　　B. 暑热病邪　　　　　　　　C. 燥热病邪
D. 温热病邪　　　　　　　　E. 疫疠病邪

4. 病位以肺为主，易致津液干燥的病邪是（　　　）
5. 多形成于炎夏盛暑季节，发病可径犯阳明的温邪是（　　　）
6. 致病力强，具有强烈的传染性，易引起流行的温邪是（　　　）

A. 肺卫　　　　　　　　　　B. 脾胃　　　　　　　　　　C. 阳明
D. 肺　　　　　　　　　　　E. 卫气

7. 风热病邪致病初起病变中心是（　　　）
8. 暑热病邪致病初起病变中心是（　　　）

A. 风热病邪的致病特点　　　B. 暑热病邪的致病特点　　　C. 湿热病邪的致病特点
D. 时毒病邪的致病特点　　　E. 燥热病邪的致病特点

9. 初起多见气分证候，易于伤津耗气为（　　　）
10. 发病较缓，病程较长，易于困阻清阳为（　　　）
11. 初起邪犯肺卫，易耗伤津液为（　　　）

A. 暑温、风温、春温　　　B. 春温、湿温、烂喉痧　　　C. 伏暑、春温
D. 风温、伏暑、秋燥　　　E. 风温、冬温、秋燥、大头瘟

12. 伏气温病包括有（　　　）
13. 新感温病包括有（　　　）

A. 发病初起是否见有里证
B. 发病初起是否见有表证
C. 发病初起表证的性质属寒属热
D. 病变后期是否伤阳
E. 病初起症状表现与时令主气致病特点是否一致

14. 新感与伏邪鉴别的依据是（　　　）

15. 伤寒与温病鉴别的依据是（　　　）

（三）多选题

1. 分析伏邪与新感温病的不同类型，其主要意义在于（　　　）
   A. 区分病位的浅深轻重　　B. 明确感受何种病邪　　　C. 指导辨证用药
   D. 观察病邪所在部位　　　E. 预防温病的发生

2. 湿热病邪的致病特点有（　　　）
   A. 易伤肺胃之阴　　　　B. 传变较慢，病势缠绵　　C. 初起即可见阳明证
   D. 病变过程以脾胃为中心　E. 易有邪犯手足厥阴之变

3. 下列温病中哪几种是伏邪温病（　　　）
   A. 风温　　　　　　　　B. 春温　　　　　　　　　C. 湿温
   D. 秋燥　　　　　　　　E. 伏暑

4. 伏邪温病的治疗原则是（　　　）
   A. 直清里热　　　　　　B. 和解少阳　　　　　　　C. 养阴托邪
   D. 透邪外达　　　　　　E. 清热祛湿

5. 新感温病初起的表现有（　　　）
   A. 发热　　　　　　　　B. 恶寒　　　　　　　　　C. 头痛
   D. 口渴　　　　　　　　E. 苔黄

6. 伏气温病初起的表现有（　　　）
   A. 灼热　　　　　　　　B. 烦躁　　　　　　　　　C. 溲赤
   D. 苔黄　　　　　　　　E. 口渴

7. 下列诸温病中，哪些属于新感温病（　　　）
   A. 风温　　　　　　　　B. 春温　　　　　　　　　C. 秋燥
   D. 伏暑　　　　　　　　E. 湿温

8. 暑热病邪的致病特点是（　　　）
   A. 先犯上焦肺卫　　　　B. 先入阳明气分　　　　　C. 易于耗气伤津
   D. 病变以中焦脾胃为主　E. 易于兼寒夹湿邪

9. 燥热病邪的致病特点是（　　　）
   A. 病变以肺为主　　　　B. 易逆传心包　　　　　　C. 易致津液干燥
   D. 易阻滞气机　　　　　E. 后期常损伤肝肾之阴

10. 湿热病邪的致病特点是（　　　）
    A. 病位以肺为主
    B. 病位以脾胃为主
    C. 易于困遏清阳，阻滞气机
    D. 病势缠绵，传变较慢
    E. 易于逆传心包

11. 风热病邪的致病特点是（　　　）
A. 先犯上焦肺卫　　　　B. 先入阳明气分　　　　　C. 变化迅速
D. 易于化燥伤阴　　　　E. 病势缠绵，病情较重

二、判断题

1. 伏邪温病是指感受当令之邪即时而发的温病。（　　　）
2. 暑热病邪不仅易于劫灼津液，而且易于损伤元气，暑温病过程中还易于兼夹湿邪。（　　　）
3. 初起即见里热证候的温病都是伏邪温病。（　　　）
4. 温病的病因是温热病邪。（　　　）
5. 兼具湿邪的病邪是湿热病邪。（　　　）
6. 先犯肺卫的病邪不仅是风热病邪。（　　　）
7. 温邪是指外邪中具有温热性质的一类病邪，包括了湿热病邪在内。（　　　）
8. 暑热病邪如兼具湿邪，可称为暑湿病邪。（　　　）
9. 伤寒邪从皮毛而从入，温病则邪从口鼻而入。（　　　）
10. 由春季风热病邪引起的温病是春温。（　　　）

三、填空题

1. 风热病邪的致病特点是_____；易伤肺胃阴津；_____；_____。
2. 暑热病邪的致病特点是_____；_____；_____；易于损伤气津。
3. 新感温病包括风温、____、____、____、秋燥；伏邪温病包括____、____。
4. 燥热病邪的致病特点是_____；_____。
5. 温病病因学说的实际意义不仅限于_____，更重要的是在于_____。
6. 湿热病邪的致病特点是_____；_____；病势缠绵，传变较慢。

四、名词解释

1. 温邪
2. 伏寒化温
3. 天受
4. 疠气
5. 传染
6. 邪伏少阴
7. 邪舍营分

8. 邪从口鼻而入

9. 新感温病

10. 伏邪温病

五、问答题

1. 什么是温邪？温邪的种类有哪些？

2. 风热病邪与燥热病邪致病特点有何异同？

3. 试述温热病邪及其致病特点。

4. 试述风热病邪及其致病特点。

5. 试述暑热病邪及其致病特点。

6. 试述湿热病邪及其致病特点。

7. 试述燥热病邪及其致病特点。

8. 起病即见里热证候的都是伏邪温病吗？试举例说明之。

9. 试述新感温病与伏邪温病的区别。

参考答案

一、选择题

（一）单选题

1. D 2. A 3. B 4. C 5. B 6. C 7. D 8. E 9. E 10. D 11. C 12. C 13. C

14. B 15. D 16. D 17. E 18. E 19. E 20. E 21. A 22. B 23. C 24. C 25. D

26. C 27. A 28. B 29. D 30. C 31. C 32. B 33. E 34. B 35. E 36. A 37. C

38. A

（二）配伍选择题

1. D 2. A 3. E 4. C 5. B 6. E 7. A 8. C 9. B 10. C 11. E 12. C 13. E

14. A 15. C

（三）多选题

1. AC 2. BD 3. BE 4. ACD 5. ABC 6. ABCDE 7. ACE 8. BCE 9. AC

10. BCD 11. ACD

二、判断题

1. 非 2. 是 3. 非 4. 非 5. 非 6. 是 7. 是 8. 是 9. 是 10. 非

三、填空题

1. 先犯上焦肺卫　变化迅速，易逆传心包　易出疹、动风
2. 先入阳明气分　易兼寒夹湿邪　易入厥阴，闭窍动风
3. 暑温　湿温　温毒　春温　伏暑
4. 病位以肺经为主　易致津液干燥
5. 阐明温病的发生原因　指导临床治疗
6. 病位以中焦脾胃为主　易于困遏清阳，阻滞气机

四、名词解释

1. 温邪指外邪中具有性质属热性质的一类病邪。具有从外侵袭人体、致病与时令季节相关、温热性质显著、不同温邪初起入侵人体的病位有别等共同的特性。包括风热、暑热、湿热、燥热病邪及时毒病邪、疠气等。

2. 伏寒化温是前人根据《素问·生气通天论》"冬伤于寒，春必病温"的论述，认为冬感寒邪，伏于体内，郁久化热而形成的温热性质的温邪。

3. 天受见吴又可《温疫论》，指通过空气传染。

4. 疠气又名戾气，是指致病暴戾，有强烈传染性并能引起大范围流行的一类温邪。

5. 传染见吴又可《温疫论》，指通过接触传染。

6. 邪伏少阴是伏气温病的一种类型，一般指冬伤于寒，寒伏于少阴，而有少阴亏虚者。

7. 邪舍营分是伏气温病的一种类型，一般指营分素虚而邪伏于营分，因新感外邪引动而致内伏营分之邪外发。

8. 邪从口鼻而入指外邪通过呼吸或饮食而侵犯到肺或脾胃。

9. 新感温病是指感邪后立即发病，病发于表的一类温病。本病初起病邪在表，主要症状为发热重恶寒轻，头痛，咳嗽，无汗或少汗，苔薄，舌边尖红，脉浮数等。

10. 伏邪温病是指感受温邪之后，伏藏于里，或平素内热，复为外感之邪诱发的一类温病。初起多以里热证为主，症见发热口渴、溲赤、舌红、脉数等，治疗以清里热为主。

五、问答题

1. 温邪是各种温病病因的总称，是一类具有温热性质的病邪。温病的种类很多，包括了以六淫命名的风热病邪、暑热病邪、湿热病邪、燥热病邪、温热病邪等，此外，还包括了疠气、时毒病邪等。

2. 风热病邪与燥热病邪二者病邪都从口鼻而入，所以先犯于肺，初起以肺卫见症为主，症见发热、微恶风寒、口鼻干燥、咳嗽少痰等，继则肺之热势渐盛，导致肺燥阴伤，症见热甚、咳嗽气急、胸满胁痛、咽干口燥等。病之后期则表现为肺胃阴伤之证，可见干咳少痰、口燥、舌光红等。但燥为秋令主气，肺属燥金，同气相从，燥热病邪更易致津液干燥，由于其病位在肺，所以特别容易耗伤肺胃之阴液，症见口渴，口鼻、唇

咽及皮肤干燥，咳嗽无痰或少痰，大便干结，舌苔少津等。少数严重者，亦可损及肝肾之阴，出现真阴耗伤的病理变化。而风热病邪"善行而数变"，病情变化迅速，易出现逆传心包等危重证候。

3.温热病邪是一种能引起在春季发病，病初即以里热炽盛为主要特点的温邪，即传统所说的"伏寒化温"。《素问·生气通天论》说："冬伤于寒，春必病温。"即认为冬季感受寒邪，当时未发病，寒邪内郁日久化热，到春季再发病，称之为伏寒化温。温热病邪的致病特点主要是：邪自里发，病初即见里热证；病情复杂多变，易闭窍、动风、迫血；易耗伤阴液，后期多表现为肝肾阴伤。

4.风热病邪多发生于冬春季节，是具有风热性质的一种外感病邪。春季阳气升发，气候温暖多风，易产生风热病邪。其致病特点主要是：多从口鼻而入，先犯上焦肺卫；易损伤肺胃阴津；变化迅速，易逆传心包；易出疹、动风。

5.暑热病邪是在炎夏盛暑的高温条件下形成的，属于具有强烈火热性质的一种致病温邪。暑热病邪的主要致病特点：伤人迅速，多先入阳明气分；暑性酷烈，易耗气伤津；易入厥阴，闭窍动风；易兼寒夹湿邪。

6.湿热病邪是兼具湿与热两重特性的一种外感病邪。湿热病邪四时均有，但长夏季节因气候炎热，湿易蒸动，雨水较多，湿气较重，所以湿热病邪致病以长夏为多见。湿热病邪主要的致病特点：起病较缓，传变较慢，病势缠绵；病位以脾胃为主；易困阻清阳，阻滞气机。

7.燥热病邪发生于秋季，燥为秋令主气，每逢久晴无雨，气候干燥之时，容易发生燥邪为患。特别是在早秋季节，如久晴无雨，秋阳以曝，则易形成燥热病邪。燥热病邪的致病特点主要是病位以肺为主，易致津液干燥。

8.起病即见里热证候的不一定都是伏气温病，也有属新感温病，如暑温、湿温等。以暑温为例：暑温发于夏季，初起即见阳明气分甚至暑入心包等里热证而无卫分表证。因暑即为火，其性酷烈，传变极速，致病多入阳明气分而无卫分经过。初起即见暑入心包，因暑为火邪，心为火脏，通于夏气，同气相求，致病可直犯心包的特点一致。正是由于这种里热证候的出现，与夏令的主气所形成的暑热病邪的致病特点完全相符，自然是感受当令之邪即时发病的新感温病了。

9.新感温病和伏气温病初起的临床表现、病机传变、治疗原则对比见表3-1。

表 3-1　新感温病与伏邪温病比较

	新感温病	伏邪温病
成因	感邪后立即发病	感邪后邪气伏藏，逾时而发
病机	初起病邪在表，或从表解，或由表入里，由浅至深传变	伏邪自里而发，或由里出表，或进一步内陷。
证候特点	初起即出现表证，无里热证，或虽有里热证，但临床表现与当令季节气候特点一致	初起即见里热证，如无外感引发，一般无表证
治疗	初起以解表透邪为主	初起以清里热为主，如兼见表证者，则清里解表并用

第四章　温病辨证 ▷▷▷▷

习　题

一、选择题

（一）单选题

1. 创立"卫气营血"作为温病辨证施治体系的医家是（　　　）
　　A. 吴又可　　　　　　　B. 王孟英　　　　　　　C. 吴鞠通
　　D. 叶天士　　　　　　　E. 罗天益

2. "三焦"的概念首见于（　　　）
　　A.《温病条辨》　　　　　B.《外感温热篇》　　　　C.《临证指南医案》
　　D.《黄帝内经》　　　　　E.《卫生宝鉴》

3. 下列哪项不属于温邪在气分的脏腑部位（　　　）
　　A. 胃　　　　　　　　　B. 大肠　　　　　　　　C 肝
　　D. 肺　　　　　　　　　E. 脾

4. 区别血分证和营分证的基本要点是（　　　）
　　A. 身热躁扰　　　　　　B. 神志症状　　　　　　C. 斑疹隐隐
　　D. 吐血衄血　　　　　　E. 舌绛

5. 三焦辨证中，温病极期阶段一般指的是（　　　）
　　A. 上焦邪热壅肺的病变
　　B. 上焦手厥阴心包络的病变
　　C. 下焦足厥阴肝的病变
　　D. 中焦足阳明胃的病变
　　E. 下焦足少阴肾的病变

6. 逆传心包是指（　　　）
　　A. 邪热由肺传入心包　　B. 邪热由肺传入营分　　C. 邪热由肺卫传入心包
　　D. 邪热由肺卫传入营分　E. 邪热由气分传入心包

7. 属于营分证的诸项，哪项欠妥（　　　）
　　A. 口干不甚渴饮　　　　B. 壮热　　　　　　　　C. 斑疹隐隐

D. 心烦，时有谵语　　　　E 舌红绛

8. 下焦病证所涉及的脏腑是（　　　）

    A. 心肾　　　　　　　　　B. 脾胃　　　　　　　　　C. 肝肾

    D. 胆胃　　　　　　　　　E. 肺胃

9. 下列何证不属气分发热（　　　）

    A. 壮热　　　　　　　　　B. 身热夜甚　　　　　　　C. 身热不扬

    D. 日晡潮热　　　　　　　E. 寒热往来

10. 下列哪一项属于湿热困脾，气机郁阻的主要表现（　　　）

    A. 身热不扬，有汗不解　　B. 痰涎壅盛，神识昏蒙　　C. 胸脘痞闷，泛恶欲呕

    D. 身重肢倦，便溏尿浊　　E. 下利色黄，肛门灼热

11. 倡导三焦辨证理论的医家是（　　　）

    A. 吴又可　　　　　　　　B. 薛生白　　　　　　　　C. 刘完素

    D. 叶天士　　　　　　　　E. 吴鞠通

12. 下列何证属温病发展过程中正盛邪实，剧烈交争的极期阶段（　　　）

    A. 邪袭肺卫证　　　　　　B. 真阴耗损证　　　　　　C. 阳明热炽证

    D. 热灼营阴证　　　　　　E. 肺胃阴伤证

13. 卫分证与气分证鉴别的主要依据是（　　　）

    A. 发热　　　　　　　　　B. 口渴　　　　　　　　　C. 汗出

    D. 白苔　　　　　　　　　E. 恶寒

14. 邪在气分的辨证要点是（　　　）

    A. 身热，口苦而渴，舌红苔黄

    B. 壮热，心烦，口渴，汗多

    C. 但发热，不恶寒，口渴，苔黄

    D. 身热，汗出，烦渴，咳喘，舌红苔黄

    E. 身热，汗多，心烦，苔黄燥

15. 下列除哪项外，对卫气营血辨证均有临床意义（　　　）

    A. 归纳温病病变过程中的不同证候类型

    B. 阐明各种温病病邪的不同感邪途径

    C. 分析温病的病机变化

    D. 确立治法处方的依据

    E. 识别病邪传变的准则

16. 血分证的病机是（　　　）

    A. 热灼营阴，心神被扰　　B. 热陷心包，机窍阻闭　　C. 热盛迫血，心神扰乱

    D. 邪热亢盛，真阴耗伤　　E. 迫血耗血，瘀热内阻

17. 身热不退，朝轻暮重，神识昏蒙，似清似昧，舌苔黄腻，脉濡滑数。辨证为
（　　　）

    A. 病在气分　　　　　　　B. 病在气营　　　　　　　C. 病在气血

D. 病在血分　　　　　　　　E. 病在营分

18. 温病症见身体灼热，昏愦不语，舌蹇，肢厥。其病变所在阶段是（　　　）

　　A. 卫分兼气分　　　　　B. 气分兼营分　　　　　C. 营分

　　D. 气分　　　　　　　　E. 血分

19. 温病灼热，躁扰，唇裂，斑疹透露，衄血，舌绛少苔。辨证为（　　　）

　　A. 气分病证　　　　　　B. 营分病证　　　　　　C. 血分病证

　　D. 气营两燔证　　　　　E. 气血两燔证

20. 低热，神惫委顿，消瘦无力，口燥咽干，耳聋，手足心热甚于手足背，舌绛不鲜干枯而痿，脉虚。其病机为（　　　）

　　A. 肺胃阴伤　　　　　　B. 阴虚火炽　　　　　　C. 热灼营阴

　　D. 热伤心肾　　　　　　E. 肾阴耗损

21. 神倦肢厥，耳聋，五心烦热，心中憺憺大动，手指蠕动，甚或瘛疭，舌干绛而痿，脉虚弱等。其病机为（　　　）

　　A. 阴虚火炽　　　　　　B. 心肾两虚　　　　　　C. 肾阴耗损

　　D. 热灼营阴　　　　　　E. 虚风内动

22. 症见发热，微恶风寒，咳嗽，胸闷，心烦，身发红疹，舌绛，苔薄白，脉浮细数。其病变阶段是（　　　）

　　A. 卫气同病　　　　　　B. 气营同病　　　　　　C. 卫营同病

　　D. 营血同病　　　　　　E. 气血同病

23. 温病发热微恶风寒，头痛少汗，口干不渴，心烦，舌赤少苔，脉浮细数。为邪在（　　　）

　　A. 卫分　　　　　　　　B. 气分　　　　　　　　C. 卫分兼气分

　　D. 卫分兼营分　　　　　E. 气分兼营分

24. 温病症见壮热烦渴，头痛如劈，烦躁不安，肌肤发斑，吐血衄血，舌绛苔黄，脉数。其病变阶段为（　　　）

　　A. 气分　　　　　　　　B. 气血同病　　　　　　C. 血分

　　D. 营血同病　　E. 气营同病

25. 身热，烦躁，胸脘痞满，腹痛，大便溏垢如败酱，便下不爽，舌赤，苔黄腻或黄浊，脉滑数。其病机为（　　　）

　　A. 湿热中阻　　　　　　B. 湿热蕴结下焦　　　　C. 湿热积滞搏结肠腑

　　D. 阳明腑实　　　　　　E. 热结旁流

26. 手足心热甚于手足背，口干咽燥，脉虚神倦。其病机是（　　　）

　　A. 邪入气分，热炽津伤　　B. 胃经热盛，熏蒸于外　　C. 余邪留伏阴分

　　D. 热邪壅肺，肺气闭郁　　E. 热邪久留，肾阴耗损

（二）配伍选择题

　　A. 发热，不恶寒，口渴，苔黄

B. 发热微恶寒，口微渴

C. 神昏，肢厥，舌蹇

D. 斑疹密布，出血，舌质深绛

E. 身热夜甚，心烦谵语，舌质红绛

1. 营分证的辨证要点（　　　）

2. 气分证的辨证要点（　　　）

3. 血分证的辨证要点（　　　）

　

A. 身热，咳喘，苔黄

B. 身热不扬，胸闷，咳嗽，苔白腻

C. 发热，微恶风寒，咳嗽

D. 发热、微恶寒，口微渴

E. 身热，脘痞，呕恶，苔腻

4. 卫气郁阻，肺气失宣可见（　　　）

5. 湿热阻肺，肺失清肃可见（　　　）

6. 邪热壅肺，肺气闭郁可见（　　　）

　

A. 潮热，便秘，苔黄黑而燥，脉沉实有力

B. 身热，脘痞，呕恶，苔腻

C. 身热，腹痛，大便溏垢，苔黄腻或黄浊

D. 下利色黄，肛门灼热，腹部硬满

E. 下利稀水，腹痛喜温

7. 肠道热结，传导失司，可见（　　　）

8. 湿热积滞，搏结肠腑，可见（　　　）

9. 湿热中阻，升降失司，可见（　　　）

　

A. 上焦病证　　　　　　B. 中焦病证　　　　　　C. 下焦病证

D. 卫分证　　　　　　　E. 血分证

10. 手太阴肺的病变可归属于（　　　）

11. 足太阴脾的病变可归属于（　　　）

12. 足少阴肾的病变可归属于（　　　）

　

A. 血分证　　　　　　　B. 气分证　　　　　　　C. 营分证

D. 卫分证　　　　　　　E. 阴分证

13. 湿热酿痰，蒙蔽心包归属于（　　　）

14. 热陷心包，心窍阻闭归属于（　　　）

15. 吐血便血，斑疹密布归属于（　　　）

A. 身壮热大汗   B. 发热微恶寒少汗   C. 斑疹隐隐

D. 斑疹显露   E. 吐血衄血

16. 气分证可见（　　　）

17. 卫分证可见（　　　）

A. 气营（血）两燔证   B. 血分证   C. 营分证

D. 卫营同病证   E. 气分证

18. 壮热，烦渴，斑疹密布，舌红绛苔黄燥，见于（　　　）

19. 壮热，烦渴，脘痞身重，汗多，脉洪大，见于（　　　）

A. 肺胃病变   B. 肝胆病变   C. 肝肾病变

D. 心肺病变   E. 心肾病变

20. 上焦病变包括（　　　）

21. 下焦病变包括（　　　）

（三）多选题

1. 卫分证的辨证要点是（　　　）

A. 头痛   B. 发热微恶寒   C. 咳嗽

D. 口微渴   E. 无汗

2. 气分证的辨证要点是（　　　）

A. 舌红苔黄   B. 有汗   C. 发热不恶寒

D. 身热夜甚   E. 口渴

3. 营分证的辨证要点是（　　　）

A. 谵妄   B. 身热夜甚   C. 斑疹隐隐

D. 舌红苔黄燥   E. 口渴

4. 血分证的辨证要点是（　　　）

A. 烦躁   B. 神昏   C. 斑疹密布

D. 出血见症   E. 舌深绛

5. 营分邪热的转化途径有（　　　）

A. 转出气分   B. 内陷心包   C. 深入血分

D. 引动肝风   E. 透出卫表

6. 下列哪些证候类型属于中焦病候（　　　）

A. 湿热困脾   B. 邪结肠腑   C. 阳明热盛

D. 热郁胸膈   E. 肝风内动

7. 初起邪在上焦手太阴肺的温病有（　　　）

A. 风温   B. 暑温   C. 秋燥

D. 暑秽 　　　　　　　　　E. 冒暑

8. 卫分证与气分证的主要鉴别依据有（　　　）

　　A. 是否咳嗽 　　　　　　B. 是否有白苔 　　　　　　C. 是否出汗

　　D. 是否恶寒 　　　　　　E. 是否发热

9. 气分证的来源是（　　　）

　　A. 由卫分传来 　　　　　B. 营分之邪透热转气 　　　C. 血分证透解而来

　　D. 伏气温病发于气分 　　E. 暑热病邪侵袭

10. 邪热深入下焦足少阴肾可见症状有（　　　）

　　A. 心中憺憺大动 　　　　B. 身热颧红 　　　　　　　C. 有汗不解

　　D. 手足心热甚于手足背 　E. 苔黄燥

11. 壮热烦渴，头痛如劈，狂躁不安，肌肤发斑，吐血衄血，舌紫绛，苔黄燥，脉数。其病变阶段是（　　　）

　　A. 气分 　　　　　　　　B. 营分 　　　　　　　　　C. 血分

　　D. 卫营同病 　　　　　　E. 卫气同病

12. 三焦辨证之上焦证型与卫气营血辨证中有关的是（　　　）

　　A. 卫分病变 　　　　　　B. 气分病变 　　　　　　　C. 血分病变

　　D. 营分病变 　　　　　　E. 阴伤病变

二、判断题

1. 有恶寒表现的属卫分证。（　　　）

2. 凡病邪由表入里而未入营血的病证皆属气分证范围。（　　　）

3. 发热不恶寒，口渴苔黄是气分证的辨证要点。（　　　）

4. 舌质红绛是温邪入营的重要标志。（　　　）

5. 按卫气营血顺序传变称为顺传。（　　　）

6. 上焦病变不等于肺卫病变。（　　　）

7. 足厥阴肝的病变属于下焦亡阴失水的病变。（　　　）

8. 营血分的病变性质与下焦证的病变性质相同。（　　　）

9. 温病遵循"始上焦，终下焦"的传变规律发展。（　　　）

10. 谵语是营分证辨证要点之一。（　　　）

三、填空题

1. 卫气营血辨证理论是由清代温病学家＿＿＿＿＿创立的，三焦辨证理论是由清代温病学家＿＿＿＿＿创立的。

2. 气分证的辨证要点：壮热，不恶寒，＿＿＿＿，＿＿＿＿。

3. 血分证的辨证要点：＿＿＿＿＿＿＿＿，＿＿＿＿，舌质深绛。

4. 卫分证的辨证要点：发热，＿＿＿＿＿＿，＿＿＿＿＿＿。

5. 营分证的辨证要点：＿＿＿＿＿＿＿＿，心烦，谵语，＿＿＿＿＿＿。

6. 温邪侵犯人体发病后的病机变化，主要表现为_____和____所属脏腑的功能失调和实质损害。

7. 邪入中焦，病变部位包括足阳明胃、_____、_____等。

8. 上焦证主要包括_____与_____的病变。

9. 邪入下焦为病，病变部位包括_____和_____。

10. 上焦证中肺卫热证的证候特点有发热、_____、_____。

四、名词解释

1. 卫分证

2. 气分证

3. 营分证

4. 血分证

5. 顺传

6. 逆传心包

7. 卫气同病

8. 气营两燔

9. 卫营同病

10. 气血两燔

五、论述题

1. 如何理解"始上焦，终下焦"？

2. 上焦热入心包的病变与热入营分有何不同？

3. 为什么下焦温病的病理特点多属邪少虚多？

4. 温病学中的三焦概念与《内经》中的论述有何不同？

5. 卫气营血辨证、三焦辨证的临床意义是什么？

6. 如何理解上焦肺病的"化源欲绝"？

7. 如何理解中焦证的病机转归？

8. 脏腑辨证与三焦辨证有何区别？

9. 试述卫气营血证候的传变规律。

10. 试述中焦证的辨证要点、病理特点。

11. 三焦辨证为什么将足厥阴肝划为下焦证？

12. 试述上焦温病的病机转归。

13. 试述下焦温病的病机转归。

14. 为什么血分证会有热瘀交结的病理特点？

15. 营分证和血分证在病理变化和证候表现上有何异同？

16. 血分证的传变有什么特点？

17. 营分证为什么会出现"口干反不甚渴饮"？

18. 试述上焦湿热阻肺证的病理特点、证候表现及辨证要点。
19. 试述下焦证的病理特点、证候表现及辨证要点。
20. 试论卫气营血辨证与三焦辨证的区别与联系。

参考答案

一、选择题

（一）单选题

1. D　2. D　3. C　4. D　5. D　6. C　7. B　8. C　9. B　10. C　11. E　12. C　13. E　14. C　15. B　16. E　17. A　18. C　19. C　20. E　21. E　22. C　23. D　24. B　25. C　26. E

（二）配伍选择题

1. E　2. A　3. D　4. C　5. B　6. A　7. A　8. C　9. B　10. A　11. B　12. C　13. B　14. C　15. A 16. A　17. B　18. A　19. E　20. D　21. C

（三）多选题

1. BD　2. ACE　3. BC　4. CDE　5. ABCD　6. ABC　7. ACE 8. BD　9. ABDE　10. ABD　11. AC　12. ABCD

二、判断题

1. 非　2. 是　3. 是　4. 是　5. 非　6. 是　7. 非　8. 非　9. 非　10. 非

三、填空题

1. 叶天士　吴鞠通
2. 口渴　苔黄
3. 斑疹密布　出血
4. 微恶寒　口微渴
5. 身热夜甚　舌红绛
6. 卫气营血　三焦
7. 手阳明大肠　足太阴脾
8. 手太阴肺　手厥阴心包
9. 足少阴肾　足厥阴肝
10. 微恶风寒　咳嗽

四、名词解释

1. 卫分证是指温邪初犯人体肌表，导致卫气功能失调而引起的病变。

2. 气分证是指病邪入里，影响人体气的生理功能所产生的病变。

3. 营分证是指热邪深入，劫灼营阴，扰乱心神而产生的病变。

4. 血分证是指热邪深入，引起耗血迫血之变而产生的病变。

5. 顺传是指温病初起，温邪始犯于上焦手太阴肺卫，传至中焦阳明胃腑的发展过程。

6. 逆传心包指肺卫之邪内陷心包的病机演变。

7. 卫气同病是指卫分证未罢，气分证已见，即卫分证与气分证同见。

8. 气营两燔是指气分和营分均有邪热炽盛的证候，即气分证与营分证同见。

9. 卫营同病指病邪已入营分，见有营分证而卫分证未解的证候，或病发于营分而兼见卫分证的病证。

10. 气血两燔是指气分和血分均有邪热炽盛的证候，亦即气分证与血分证同见。

五、问答题

1. "始上焦，终下焦"是吴鞠通提出的三焦病机与证候传变的一般规律。即从上焦开始，依次传至中焦，再传至下焦。反映了某些病发于表的新感温病的病程阶段：上焦手太阴肺的病变为温病的初期阶段；中焦阳明胃和太阴脾的病变为病程的中期或极期阶段；下焦足少阴肾及足厥阴肝的病变为病程的后期阶段。但是，并不是所有温病都是按照上述规律发展的。如暑热可直犯心包，湿热病邪直犯中焦，困阻脾胃等，因此也有发病初起即见中焦或下焦病变；传变也有邪在上焦或中焦即愈而不复传者。也有肺卫之邪内陷心包的，有时又会出现上焦证未罢又见中焦证者，或中焦证未解又有下焦证的相互交错、相互重叠的现象。

2. 热入心包的病变，虽应归属营分范畴，但其病理变化及临床表现与热入营分者有所不同。①病理变化：热入心包是热陷包络，灼液成痰，闭阻心窍；热入营分是热损营阴，心神被扰。②症状表现：热入心包以灼热肢厥、神昏谵语或昏愤不语、舌蹇为主要见症，神志症状最为严重；热入营分以身热夜甚、心烦不寐或时有昏谵、口干反不甚渴饮为主要见症，热损营阴症状显著而神志症状较轻。

3. 温病邪入下焦，已是病变后期，主要病位在肝肾。此时的病变特点是邪热大势虽退，但真阴已消烁，正如吴鞠通所说："邪气已去八九，真阴仅存一二。"邪入下焦，邪热久羁，不仅真阴虚损严重，而且元气亦已为热邪所耗，所以下焦温病一般以邪少虚多为其病理特点。

4.《黄帝内经》所论三焦，是指六腑之一的三焦和部位三焦，主要是生理功能和生理部位的概念。温病学中的三焦辨证，主要是用以说明温病过程中上、中、下三焦所属脏腑功能失调和实质损害的病理变化，代表病程中互有联系的三个病变阶段，作为温病临床辨证论治的理论指导。

5. 以卫气营血辨证及三焦辨证理论为指导，对临床表现进行分析，可以明辨病变部位，归纳证候类型，分析病机变化，掌握病势轻重及传变规律，为确立治法提供依据。

6. 邪热犯肺的重症，可导致化源欲绝。化源欲绝是指肺不主气，生气之源衰竭的病理变化，与现代医学所说的呼吸衰竭有相似之处。临床表现为喘促鼻扇，汗出如涌，脉搏散乱，甚则咳唾粉红血水，面色反黑，烦躁欲绝等。此为肺受邪乘，生气之源告困，清气难入，浊气难出，组织失养，脏腑衰竭的危象。

7. 中焦证总的病机特点是病邪虽盛，正气未大伤，邪正剧争，如治疗得当，一般可邪祛而解。但若邪热过盛或腑实严重，也可使病情恶化，甚至导致病人死亡。①阳明腑实，应下失下，真阴耗竭，阴竭阳脱而死亡。吴鞠通称之为"阳明太实，土克水者死"。②中焦湿热秽浊偏盛，相互蕴结，蒸郁而蒙蔽于上，清窍为之壅塞，心包为之蒙蔽；湿浊流下，小肠不能分清泌浊，小便不通，致使诸窍为闭，脏腑功能失司而死亡。吴鞠通称之为"秽浊塞窍者死"。③湿热久在中焦，因素体阳气不足渐从湿化，甚或从寒化，形成湿盛热微或寒湿之证的转归。

8. 脏腑辨证理论主要概括内伤疾病发生演变过程中，脏腑功能活动失常所引起的病理变化，多用于指导内伤杂病的辨证。温病三焦辨证的实质虽也是一种脏腑辨证，但与脏腑辨证有所不同。温病三焦辨证，在阐明三焦所属脏腑的病机变化、病变部位、证候类型等的同时，还能大体反映温病发生发展及传变规律。上、中、下三焦的划分，包含着脏腑定位和病程阶段的双重意义。

9. 卫气营血证候的传变：①自表入里依次传变。即温邪依卫气营血层次呈渐进性的传变，多始于卫分，继而入气，由气入营，由营及血。②由里达表。如始见气分或营分、血分病变，而后转出气分，逐渐趋向好转、痊愈。③不分表里渐次。有气分未罢而内陷营血者（卫营或卫血同病），有卫气同病者，有气营血同病者。④不传。在某一病变阶段，病情不再传变而痊愈。

10. 中焦证包括：①阳明热炽证：以壮热、汗多、渴饮、苔黄燥、脉洪大为辨证要点。病理特点：胃经热炽津伤。②阳明热结肠腑证：以潮热、便秘、苔黄黑而燥、脉沉实有力为辨证要点。病理特点：肠道热结，传导失司。③湿热积滞搏结肠腑证：以身热、腹痛、大便溏垢、苔黄腻或黄浊为辨证要点。病理特点：湿热积滞搏结肠腑。④湿热中阻证：以身热、脘痞、呕恶、苔腻为辨证要点。病理特点：湿热困阻脾胃，升降失司。⑤湿阻大肠证：以大便不通、少腹满、苔垢腻为辨证要点。病理特点：湿阻肠道，传导失司。

11. 依据肝肾同源的理论，温邪消耗肾阴，必定耗损肝血，消耗肝血必耗损肾阴，将肝与肾一同归属下焦是从生理功能和病理变化上强调肝肾的密切关系及病程阶段，有利于指导临床实践。

12. 上焦温病的转归与感邪轻重、正虚程度有关，病情有轻、有重。轻者正胜邪却，病邪可外透而痊愈。重者如吴鞠通指出的温病死证"在上焦有二：一曰肺之化源绝者死，二曰心神内闭，内闭外脱者死"。

13. 下焦证病机关键在于肾阴耗损，多为邪少虚多之候。此阶段病情虽已缓解，但因阴精已大衰，病情仍然较重。若正气渐复，驱除余邪可逐渐向愈。但若阴精耗尽，阳气失于依附，则可因阴竭阳脱而出现死亡。

14. 血分证有热瘀交结的病理特点主要是由于：①血分热毒炽盛，灼伤血络，经血沸腾，造成血液离经妄行，停而成瘀；②血热炽盛，耗血伤阴，煎熬血液，使血液黏稠，运行障碍凝聚成瘀。因此，血分证阶段广泛存在热瘀交结的病理。

15. 营分证和血分证：①病理方面：都有营血耗伤，心神被扰，均属于实质损害。不同点：营分证以营热阴伤，扰神窜络为基本病理；血分证以耗血迫血，热瘀交结为基本病理。②证候方面：二者都有身热夜甚、神志症状、斑疹、舌绛。不同的是血分证以舌质深绛、出血、斑疹密布为特点，营分证是斑疹隐隐、时有谵语、舌质红绛。二者程度不同。

16. 血分证病变阶段已属极期或后期，对脏腑和经络造成更为严重的损害。①经过积极恰当的救治，邪热渐衰，正气渐复，病情可望获得缓解。②若血分热毒极盛，正气大衰，正不敌邪，可因血脉瘀阻脏气衰竭，或急性失血、气随血脱而死亡。③若血分热毒虽渐衰，但人体正气，特别是阴液大伤，往往表现为肝肾阴伤证者，如伤而未竭，犹可逐渐向愈，如伤而已竭，久不得复，严重者可因正气外脱而死亡。

17. 邪热深入人体营分，耗伤人体营阴，本应口渴，由于营分热甚，蒸腾营阴上潮于口，故虽有营阴耗伤，而见口干反不甚渴饮。

18. 上焦湿热阻肺证：①病理特点：湿热阻肺，肺失肃降。②证候表现：恶寒，身热不扬，胸闷，咳嗽，咽痛，苔白腻，脉濡缓等。③辨证要点：身热不扬，胸闷，咳嗽，苔白腻。

19. 肾精耗损证病理特点是：邪热久羁，耗损肾阴。证候表现：低热，神惫委顿，消瘦无力，口燥咽干，耳聋，手足心热甚于手足背，舌绛不鲜干枯而痿，脉虚。辨证要点：手足心热甚于手足背，口干咽燥，舌绛不鲜干枯而痿，脉虚。

虚风内动证病理特点：水不涵木，虚风内动。证候表现：神倦肢厥，耳聋，五心烦热，心中憺憺大动，手指蠕动，甚或瘛疭，舌干绛而痿，脉虚弱等。辨证要点：手指蠕动，或瘛疭，舌干绛而痿，脉虚。

20. 卫气营血辨证与三焦辨证二者的联系是：①生理病理：卫气营血的生理病理变化离不开三焦所属脏腑，而三焦所属脏腑的生理病理变化也同样离不开卫气营血。②辨证意义：卫气营血辨证"四个层次"和三焦辨证"三个阶段"都能较客观地反映温病病理和传变，用以分析温病病理变化，辨别病变部位，掌握病势轻重，认识病情传变，归纳证候类型，从而为确定治疗原则提供依据。③证候表现上有一定联系。如上焦手太阴肺卫表证可归属于卫分证；中焦足阳明胃、手阳明大肠、足太阴脾的病证均属气分证范畴。

二者区别：①立论的基点不同，卫气营血辨证以人体卫气营血的生理功能失常和实质损害为主，侧重于病变层次和范围。三焦辨证，以脏腑功能失常和实质损害为主，侧重于具体的脏腑部位，前者从横的方面揭示病情浅深轻重和传变规律，后者则从纵的方面揭示传变规律。②在病理变化上，卫气营血辨证着眼于邪实的一面；三焦辨证不仅阐述了温病初期、中期和极期的病变，其下焦证，补充了卫气营血辨证论虚证之不足。③在证候表现上，上焦肺卫病证，相当于卫分证。邪热壅肺则属于气分证范围；邪陷心包的病变，可属于营分证范围，但与营分证不完全相同。气分病变不仅限于中焦阳明胃肠及足太阴脾，也包括上焦手太阴肺经气分及湿蒙心包证的病变；足少阴肾、足厥阴肝等下焦病变，则与迫血耗血，瘀热互结的血分病变有明显的区别。

第五章　温病常用诊法 ▷▷▷

习　题

一、选择题

（一）单选题

1. 温病初起邪袭卫分的苔象为（　　　）
　　A. 苔薄白欠润　　　　　　B. 苔白厚而黏腻　　　　　C. 苔白腻
　　D. 苔白厚干燥　　　　　　E. 苔薄白而润

2. 湿热相搏于气分，湿阻气分而湿浊偏盛的舌象是（　　　）
　　A. 苔黄白相兼　　　　　　B. 苔白厚黏腻而舌质红绛　　C. 苔白厚干燥
　　D. 苔白厚黏腻　　　　　　E. 苔白滑腻如积粉而舌质紫绛

3. 猪肝舌是（　　　）
　　A. 热毒乘心之征象　　　　B. 胃阴衰亡之征象　　　　　C. 肝肾阴竭之征象
　　D. 内有瘀血之征象　　　　E. 津枯火炽之征象

4. 湿热郁蒸时，汗出异常表现为（　　　）
　　A. 时有汗出　　　　　　　B. 大汗淋漓　　　　　　　　C. 少汗
　　D. 战汗　　　　　　　　　E. 无汗

5. 温病热灼营阴的热型是（　　　）
　　A. 夜热早凉　　　　　　　B. 身热夜甚　　　　　　　　C. 低热
　　D. 身热不扬　　　　　　　E. 壮热

6. 战汗时，全身战栗而无汗出的原因是（　　　）
　　A. 腠理郁闭　　　　　　　B. 气机不畅　　　　　　　　C. 正气亏虚
　　D. 津液不足　　　　　　　E. 邪气深伏

7. 镜面舌是（　　　）
　　A. 热毒乘心的征象　　　　B. 心营热极的征象　　　　　C. 胃阴衰亡的征象
　　D. 肾阴耗竭的征象　　　　E. 热入心包的征象

8. 邪热入营，营阴耗伤的舌象是（　　　）
　　A. 舌中生有红点　　　　　B. 绛舌光亮如镜　　　　　　C. 舌绛而干燥

D. 纯绛鲜泽　　　　　　　　E. 猪肝舌

9. 湿热酿痰、蒙蔽心包证时神志异常可见（　　　）

　　A. 神志如狂　　　　　　B. 昏愦不语　　　　　　C. 神志昏蒙

　　D. 神昏谵语　　　　　　E. 烦躁不安

10. 余邪留伏阴分的热型是（　　　）

　　A. 身热夜甚　　　　　　B. 日晡潮热　　　　　　C. 低热

　　D. 夜热早凉　　　　　　E. 身热不扬

11. 杨梅舌是（　　　）

　　A. 肝肾阴竭之征象　　　B. 内有瘀血之征象　　　C. 胃津衰亡之征象

　　D. 血分热毒极盛之征象　E. 津枯火炽之征象

12. 舌苔滑腻厚如积粉而舌质紫绛的病机是（　　　）

　　A. 湿浊相搏，浊邪上泛　　B. 脾湿未化，胃津已伤　　C. 湿遏热伏

　　D. 湿热秽浊，郁伏膜原　　E. 营热兼有气分湿浊

13. 苔黄干燥为（　　　）

　　A. 邪热初入气分，津伤不著

　　B. 气分邪热炽盛，津伤较重

　　C. 阳明腑实之征象

　　D. 气分湿热内蕴之征象

　　E. 气分湿热开始化热所致

14. 黑苔薄而干燥或焦枯为（　　　）

　　A. 阳明腑实，肾阴耗竭　　B. 邪入下焦，肾阴耗竭　　C. 湿热化燥，伤络失血

　　D. 湿胜阳微　　　　　　　E. 气分火热炽盛

15. 心火上炎的舌象是（　　　）

　　A. 舌尖红赤起刺　　　　B. 舌质光红柔嫩　　　　C. 舌中生有红点

　　D. 舌淡红而干　　　　　E. 舌红中有裂纹如人字形

16. 温病中时有汗出的原因是（　　　）

　　A. 热盛阳明　　　　　　B. 卫表不固　　　　　　C. 津气外脱

　　D. 湿热郁蒸　　　　　　E. 营卫不和

17. 下列哪种热型不属气分证的热型（　　　）

　　A. 身热不扬　　　　　　B. 身热夜甚　　　　　　C. 日晡潮热

　　D. 往来寒热　　　　　　E. 壮热

18. 斑疹"红轻，紫重，黑危"见于哪一位医家的著作（　　　）

　　A. 吴又可　　　　　　　B. 余师愚　　　　　　　C. 雷丰

　　D. 叶天士　　　　　　　E. 杨栗山

19. 齿缝流血，齿龈肿痛，血色红而量多，其临床意义是（　　　）

　　A. 虚火上炎　　　　　　B. 肝火上炎　　　　　　C. 胃火冲激

　　D. 胆火上炎　　　　　　E. 心火上炎

20. 斑疹色艳红如胭脂，其临床意义是（　　）

　　A. 毒火内闭　　　　　　B. 邪热外透　　　　　　C. 血热炽盛

　　D. 营血热毒深重　　　　E. 火郁内伏，气血尚活

21. 温病病程中出现白㾦的诊断意义是（　　）

　　A. 了解病势浅深

　　B. 分析病理变化

　　C. 辨别病证性质及津气盛衰

　　D. 掌握病情预后

　　E. 判断病位所在

22. 温病中牙齿燥如枯骨，提示（　　）

　　A. 肺胃阴伤　　　　　　B. 胃热津伤　　　　　　C. 胃火上冲

　　D. 肝肾阴虚，虚火上炎　E. 肾阴枯竭

23. 温病热入厥阴的舌态是（　　）

　　A. 舌体短缩　　　　　　B. 舌体强硬　　　　　　C. 舌斜舌颤

　　D. 舌体胀大　　　　　　E. 舌卷囊缩

24. 病程中患者骤然大汗，烦躁不安，肢体尚温，口渴尿少，舌光红少苔，脉散大无力，证属（　　）

　　A. 胃热阴伤　　　　　　B. 战汗　　　　　　　　C. 阴竭

　　D. 阳脱　　　　　　　　E. 内闭外脱

25. 湿遏热伏的舌象一般为（　　）

　　A. 舌苔白厚而腻　　　　B. 舌苔白腻而舌质红绛　C. 白碱苔

　　D. 舌苔白厚而干燥　　　E. 舌苔白厚如积粉而舌质红绛

26. 燥热病邪初犯肺卫，其舌象是（　　）

　　A. 苔薄白欠润，舌红　　B. 苔薄白欠润，舌色正常　C. 苔白厚而干燥，舌红

　　D. 苔薄白而干，舌边尖红　E. 白砂苔

27. 下列哪项不是发斑的前兆（　　）

　　A. 壮热无汗　　　　　　B. 舌红绛　　　　　　　C. 闷瞀异常

　　D. 耳聋　　　　　　　　E. 脉伏

28. 大便稀溏垢浊，排便不畅，色如败酱，状如藕泥，其病机为（　　）

　　A. 湿热郁阻中焦　　　　B. 湿热与肠道积滞搏结　C. 温热与肠道积滞搏结

　　D. 肠热下利　　　　　　E. 热结旁流

29. 热结旁流与肠热下利的区别主要在于后者无（　　）

　　A. 肛门灼热　　　　　　B. 舌苔黄燥　　　　　　C. 下利热臭

　　D. 脉数有力　　　　　　E. 腹痛拒按

30. 下列哪项不是热盛动风所见（　　）

　　A. 四肢抽搐　　　　　　B. 角弓反张　　　　　　C. 两目上视

　　D. 手指蠕动　　　　　　E. 牙关紧闭

（二）配伍选择题

A. 白砂苔   B. 白霉苔   C. 白碱苔

D. 苔薄白而干，舌边尖红 E. 舌苔白厚而干燥

1. 胃燥气伤，气不化液的舌象是（   ）

2. 脾湿未化而胃津已伤的舌象是（   ）

A. 日晡潮热   B. 发热夜甚   C. 寒热往来

D. 身热不扬   E. 持续低热，手足心热甚于手足背

3. 热灼营阴的热型是（   ）

4. 肝肾阴虚，邪少虚多的热型是（   ）

5. 邪郁少阳，枢机不利的热型是（   ）

A. 苔黄干燥   B. 黄腻苔   C. 黄苔微带白色

D. 有黄白苔而舌质色绛 E. 灰燥苔

6. 气分热盛津伤可见（   ）

7. 热邪虽已传入气分，但表邪尚未尽撤可见（   ）

8. 阳明腑实而阴液已伤，可见（   ）

A. 邪毒外泄   B. 热毒深重   C. 热毒轻浅

D. 邪毒内闭   E. 火郁内伏

9. 温病见斑疹形态松浮朗润者为（   ）

10. 温病见斑疹形态紧束有根者为（   ）

11. 温病斑疹一出即稠密而融成一片者为（   ）

A. 有汗出   B. 无汗出   C. 大汗出

D. 战汗出   E. 时有汗出

12. 温病初起，卫气被郁，腠理闭塞，可见（   ）

13. 温病气分热炽，津液被迫外泄，可见（   ）

14. 温病邪留气分，正邪相持，正气奋起抗邪外出，可见（   ）

A. 遍舌黑润   B. 黑苔薄而干燥   C. 苔干黑而舌淡白无华

D. 黑苔厚而焦燥起刺 E. 苔白如霉状

15. 阳明腑实，土燥水竭可见（   ）

16. 热入下焦，肾阴耗竭可见（   ）

17. 温病兼夹痰湿可见（   ）

A. 烦躁不安　　　　　　　B. 神识呆钝　　　　　　C. 神志昏蒙

D. 昏愦不语　　　　　　　E. 神志如狂

18. 温病湿热酿痰，蒙蔽心包可见（　　　）

19. 温病热闭心包，扰乱神明可见（　　　）

（三）多选题

1. 温病寒热往来见于（　　　）

A. 湿热痰浊郁阻少阳，枢机不利

B. 湿热郁阻三焦

C. 热结肠腑，阳明腑实

D. 湿热秽浊郁闭膜原

E. 湿中蕴热，热为湿遏

2. 温病出现大汗，可能是由于（　　　）

A. 温病初起，邪在卫分，邪郁肌表

B. 气脱亡阳

C. 津气外泄，亡阴脱变

D. 气分热炽，迫津外泄

E. 热灼营阴，营阴耗损

3. 舌光红柔嫩，望之似觉潮润，扪之却干燥无津，见于（　　　）

A. 热久津伤，津液无源上布

B. 温病后期，邪气已退，津亏血伤未复

C. 胸膈素有伏痰，复感温邪

D. 温病兼痰湿内阻

E. 邪热初退而肺胃津液未复

4. 亡阳证有哪些表现（　　　）

A. 尿量短少　　　　　　　B. 汗出不止　　　　　　C. 气促息微

D. 舌干红或枯萎无苔　　　E. 四肢逆冷

5. 神识呆钝的病机是（　　　）

A. 湿热上蒙清窍

B. 邪郁肌表，闭塞腠理

C. 余热与痰瘀互结，阻遏心窍

D. 阳明热盛或热结腑实，引动肝风

E. 水不涵木，筋脉失养，虚风内动

6. 温病动风多发生在（　　　）

A. 血分证阶段　　　　　　B. 营分证阶段　　　　　　C. 气分证阶段

D. 卫分证阶段　　　　　　E. 肝肾阴伤阶段

7. 温病出现神昏谵语的机理有（　　　）

    A. 营热扰心   B. 痰浊蒙蔽清窍   C. 肠腑结热上扰

    D. 下焦蓄血   E. 血热扰心

8. 阳明腑实证的舌象常为（　　　）

    A. 苔色老黄焦燥起刺或中有裂纹

    B. 灰苔干厚

    C. 黑苔焦燥起刺，质地干涩苍老

    D. 黑苔干燥，薄而不厚，中无芒刺

    E. 苔黄腻，舌质红

9. 斑疹外发的顺证是（　　　）

    A. 色泽红活荣润   B. 疹出松浮如洒皮面   C. 分布稀疏均匀

    D. 疹出身热骤降   E. 斑疹出后高热不退

10. 白㾦外发的部位是（　　　）

    A. 手足   B. 头面   C. 四肢

    D. 胸腹   E. 颈项

11. 温病气分证的热型有（　　　）

    A. 身热夜甚   B. 寒热往来   C. 日晡潮热

    D. 身热不扬   E. 壮热

12. 枯㾦的特点是（　　　）

    A. 色白如枯骨   B. 颗粒分明   C. 身热不退

    D. 神志不清   E. 空壳无浆

13. 温病无汗多由于（　　　）

    A. 气阴外脱，正气不固   B. 邪在肌表，闭塞腠理   C. 湿热相争，汗出不畅

    D. 邪在营分，津液不足   E. 邪正相持，正气鼓邪

14. 咽喉的征象属于实证者是（　　　）

    A. 咽喉红肿疼痛

    B. 咽喉红肿疼痛溃烂

    C. 咽喉色淡红，不肿微痛

    D. 咽喉上覆白膜

    E. 咽喉腐烂而颜色紫黑

二、判断题

1. 温病凡恶寒发热并见的病证都属表证。（　　　）

2. 舌苔灰黑滑润为温病兼痰湿内阻之舌象。（　　　）

3. 舌苔薄黑焦燥，舌质绛而不鲜，舌体枯萎为气血虚亏，气随血脱征象。（　　　）

4. 舌尖红赤起刺，为气分热邪炽盛，津液受伤之征象。（　　　）

5. 舌绛而干燥为邪热入营，营阴受伤之舌象。（　　　）

6. 舌绛不鲜，干枯而痿，为温病后期邪热渐退而胃阴衰亡之征象。（　　　）

7. 温病兼夹瘀血的舌象为舌淡紫青滑。（   ）

8. 温病后期肝肾阴竭，不能濡养筋脉，故舌斜舌颤。（   ）

9. 牙齿光燥如石为肾阴枯竭之象。（   ）

10. 齿缝流血，齿龈红赤肿痛，为肾阴耗伤而虚火上炎动血，其证属虚。（   ）

11. 斑与疹主要从形态的大小区别。（   ）

12. 无汗皆为外邪束表，闭塞腠理所致。（   ）

13. 夜热早凉是温病后期，余邪深伏阴分的热型。（   ）

14. 意识模糊，时清时昧，时有谵语，可因湿热酿痰，蒙蔽心包所致。（   ）

15. 白苔主表。（   ）

三、填空题

1. 温病舌苔的变化主要反映____和____的病变，舌质主要反映____和____的病变。

2. 苔薄白欠润，舌边尖红为_____的征象；苔薄黄不燥为_____的征象；黑苔焦燥起刺，质地干涩苍老为_____之象。

3. 苔白厚而干燥，舌质红为_____的征象；舌质纯绛鲜泽多为_____之征。

4. 苔白腻而舌质红绛为_____的征象，苔黄白相兼而干是_____之征象。

5. 舌红中有裂纹，或舌中生有红点为_____之征象；舌尖红赤起刺为_____之征象。

6. 苔色老黄焦燥起刺为_____之征象；舌焦紫起刺状如杨梅为_____征象。

7. 黑苔薄而干燥或焦枯为_____之征象。

8. 叶天士说："温热之病，看舌之后，亦须验齿。齿为_____，龈为_____，热邪不燥胃津，_____。"

9. 观察白㾦的临床意义是_____和_____。

10. 叶天士称斑疹"宜见而不宜见多"，"宜见"是指_____。"不宜见多"是指_____。

11. 斑的形成是_____所致，病位在____；疹的形成是_____所致，病位在____。

12. 温病后期肝肾阴虚，邪少虚多的热型为____，余邪留伏阴分的热型为_____。

13. 温病气分证可见的热型除壮热外，还有____，____，____。

14. 温病无汗初起为_____所致，极期为_____所致。

15. 温病的厥证，一是指____，二是指____。

四、名词解释

1. 湿遏热伏

2. 身热不扬

3. 神志昏蒙

4. 战汗

5. 金囚木旺

6. 白㾦

7. 阴斑

8. 夜热早凉

9. 昏愦不语

10. 热厥

五、问答题

1. 试述白苔的临床意义。

2. 试述黄苔的临床意义。

3. 分别论述温病热厥和寒厥的表现及其病机。

4. 试述温病战汗的表现及临床意义。

5. 试述温病发热的机理及发热类型。

6. 斑疹在形态、成因方面有何不同？

7. 斑疹为什么"宜见而不宜见多"？

8. 斑疹外发的意义是什么？如何辨别斑疹的顺逆？

9. 如何从形成机理、临床表现方面区别实风与虚风？

10. 如何辨别温病神志异常？

参考答案

一、选择题

（一）单选题

1. A　2. D　3. C　4. A　5. B　6. C　7. C　8. C　9. C　10. D　11. D　12. D　13. B
14. B　15. A　16. D　17. B　18. C　19. C　20. C　21. C　22. E　23. E　24. C　25. B
26. D　27. B　28. B　29. E　30. D

（二）配伍选择题

1. E　2. E　3. B　4. E　5. C　6. A　7. C　8. E　9. A　10. D　11. B　12. B　13. C

14. D　15. D　16. B　17. A　18. C　19. D

（三）多选题

1. ABD　2. BCD　3. AE　4. BCE　5. AC　6. ABCE　7. ACE　8. ABC　9. ABC
10. DE　11. BCDE　12. AE　13. BD　14. ABDE

二、判断题

1. 非　2. 非　3. 非　4. 非　5. 是　6. 非　7. 非　8. 非　9. 非　10. 非　11. 非
12. 非　13. 是　14. 是　15. 非

三、填空题

1. 卫分　气分　营分　血分

2. 温病初起，邪袭卫分　邪热初入气分，津伤不甚　热结肠腑，肾阴耗竭

3. 脾湿未化而胃津已伤或胃燥气伤，气不化液　热入心包

4. 湿遏热伏或热邪已入营分而兼有气分湿邪未化　邪热已入气分，表邪尚未尽解

5. 心营热毒极盛　心火上炎

6. 热结肠腑　血分热毒极盛

7. 温病后期，邪热深入下焦而肾阴耗竭

8. 肾之余　胃之络　必耗肾液

9. 辨病证性质　辨津气盛衰

10. 斑疹的透发提示邪热得以外透　斑疹过于稠密，标志热毒深重，预后不良

11. 热毒炽盛，郁于阳明，内迫营血，灼伤血络，血从肌肉外溢　胃　风热伏郁于肺，内窜营分，达于肌肤血络　肺

12. 低热　夜热早凉

13. 寒热往来　日晡潮热　身热不扬

14. 邪在卫分，郁闭肌表，腠理闭塞　邪入营血分，热灼营阴，阴液亏损，汗源匮乏

15. 昏厥　肢厥

四、名词解释

1. 湿遏热伏指气分湿热相搏，湿蕴生热，湿邪阻遏而致热邪内郁不能外达。

2. 身热不扬指身热稽留而热象不显，即自觉热势不甚而持续难退，初扪体表不觉很热，但扪之稍久则觉灼手。

3. 神志昏蒙指神志不清，时清时寐，似清似昧，或时有谵语，甚至可见嗜睡如昏，但呼之能应。

4. 战汗指热势持续壮盛日久的病人突然先出现全身战栗，继之全身大汗淋漓，汗出后热势骤降。

5. 金囚木旺指肺金邪热亢盛，肺金受刑，肝火无所制而致肝风内动。症见患者抽搐频繁有力，两目上视，牙关紧闭，颈项强直，伴见高热，咳喘，汗出等症。

6. 白㾦指皮肤上出现的细小白色疱疹，内含少量浆液，是湿热郁阻气分，失于开泄，蕴蒸于肌表所形成的。

7. 阴斑指在胸背部出现的一种淡红色、隐而不显、分布稀疏的斑，同时伴见面赤足冷、口不甚渴、四肢厥冷、下利清谷等症。可因在温病治疗中过用寒凉，中伤阳气，阴寒下伏，致无根失守之火载血上行，溢于肌肤而出现。

8. 夜热早凉指入夜发热，天明则热退身凉，但热退无汗。为温病后期余邪留于阴分之象。卫气夜行阴分，入夜与邪相争则发热，昼行阳分，不与邪争则热退，但病邪伏留阴分，故热退无汗，发热反复。

9. 昏愦不语指意识完全丧失，昏迷不语，呼之不应，甚至对外界各种刺激全无反应，是神志异常中昏迷程度最深者。多为热闭心包，或邪热夹痰闭阻心包，或为瘀热闭阻心包之象。

10. 热厥指四肢厥冷，但胸腹灼热。伴有烦躁、气息粗大、汗多、尿短赤、便秘等热盛于里的症状，或伴有神昏谵语，喉间痰鸣，牙关紧闭，舌红或绛，苔黄燥，脉沉实或沉伏而数等表现。

五、问答题

1. 白苔的临床意义：白苔薄者主表，厚者主里，润者津液未伤，燥者主津已伤，厚浊黏腻者主湿痰秽浊，干硬粗糙者主里热实结。其中，舌苔薄白欠润，舌边尖略红，为温病初起邪袭卫分的征象，多见于风温初起；舌苔薄白而干，舌边尖红，为温病表邪未解，肺津已伤的征象；舌苔白厚而黏腻，为湿热相搏于气分之象，多见于湿温病湿重于热阶段，湿阻气分而湿浊偏盛的病证；舌苔白厚而干燥，为脾湿未化而胃津已伤的征象，也可见于胃燥气伤，气不化液之证；舌苔白腻而舌质红绛，为湿遏热伏之征象，热邪已入营分而兼有气分湿邪未化者也可见到此种舌象；舌白苔滑腻厚如积粉而舌质紫绛，为湿热秽浊郁闭膜原之特有舌象，多见于湿热性质温疫；白碱苔，为温病胃中有宿滞而兼夹秽浊郁伏之征象；白砂苔，为邪热迅速化燥入胃，苔色未及转黄而津已大伤之象；白霉苔，为秽浊之气上泛而胃气衰败之征象，预后多属不良。

2. 黄苔为邪在气分之象，主里、实、热证。薄者病浅，厚者病重；润者津伤不甚，燥者为津液已伤；黄而浊腻者系热邪夹湿，黄而厚燥者主里有燥实。薄黄苔，润者多为邪热初入气分，津伤不甚；燥者为气分热盛，津液已伤。黄白相兼苔，薄者，为邪热已入气分，表邪尚未尽解；黄白相兼厚腻者，多是气分湿郁化热之征。黄燥苔，为气分邪热炽盛，津伤较重的征象。老黄苔，为热结肠腑、阳明腑实之象。黄腻苔，为气分湿热内蕴之象，多见于湿热并重、热重于湿及湿热蕴毒之证。

3. 热厥的表现：四肢厥冷，但胸腹灼热。伴有烦躁、气息粗大、汗多、尿短赤、便秘等热盛于里的症状，或伴有神昏谵语，喉间痰鸣，牙关紧闭，舌红或绛，苔黄燥，脉沉实或沉伏而数等表现。病机：热毒炽盛，郁闭于里，气机逆乱，阴阳气不相顺接，阳气不能外达四肢。

寒厥的表现：四肢不温，通体清冷。伴有面色苍白，汗出淋漓，或下利清谷，气短息微，精神萎靡，舌质淡，脉沉细微欲绝等症状。病机：阳气大伤，虚寒内生，全身失于温煦。

4.战汗是在温病发展过程中突见肢冷爪青、脉沉伏，继而全身战栗、大汗淋漓的表现。其病机多因热邪留连气分日久，邪正相持，正气奋起鼓邪外出的表现。战汗之后，若脉静身凉，为邪随汗出，病情向愈；战汗之后，身热不退，烦躁不安，脉象急疾或神情萎靡，甚至昏迷，为邪盛正衰，病情危重；战汗之后，身热渐退，数日后又复发热者，为邪盛正虚，不能一战即退，过一段时间后可再发生战汗。另外，若全身战栗而无汗出者，多因正气亏虚，不能托邪外达所致，预后较差。

5.温病过程中的发热，是由于感受温邪后，正气抗邪，邪正相争而引起阳热偏盛的结果，是机体对温邪的一种全身性反应。

温病发热有虚实之分。初起邪在肺卫，邪气未盛，正气未衰，多属实证发热；温病中期，邪在气营血分，虚实错杂，邪实为多；温病后期，邪热久羁，阴液损耗，正虚邪少，多属虚证发热。

类型主要有：①发热恶寒，其临床意义：一是温病初起，邪袭肺卫，热郁卫表之证；二是外寒诱发伏邪，出现里热外发，寒邪外束之"客寒包火"证；三是暑热内炽阳明，里热迫津外出，汗大出，气随汗泄而致腠理疏松时，亦可在壮热的同时有背微恶寒。②寒热往来，为邪在半表半里，可见于湿热痰浊郁阻少阳、湿热郁阻三焦或湿热秽浊郁闭膜原之证。③壮热，为邪入气分，邪正剧争，邪热蒸腾于内外，里热蒸迫之征象。④日晡潮热，多见于热结肠腑之证。⑤身热不扬，多见于湿温病初起，为湿热病邪蕴阻卫气，湿重于热，热为湿遏，热不能外达，湿热蕴蒸所致。⑥身热夜甚，为温病热入营分，劫灼营阴，甚至深入血分，见于热入营血分之证。⑦夜热早凉，为温病后期余邪留于阴分之征象。⑧低热，为温病后期阴伤虚热之征象。

6.斑：点大成片，平展于皮肤，有触目之形，无碍手之质，压之不退色，消退后不脱屑，是热毒炽盛，郁于阳明，内迫营血，灼伤血络，血从肌肉外溢而致，其病位主要在胃；疹，点小呈琐碎小粒，形如粟米，高于皮面，抚之碍手，压之退色，消退后常有脱屑，是风热伏郁于肺，内窜营分，达于肌肤血络所致，其病位主要在肺。所以清代医家陆子贤说："斑为阳明热毒，疹为太阴风热。"

7."宜见"是指斑疹分布稀疏均匀，提示热毒轻浅、邪有外达之象，预后较好；"不宜见多"是指斑疹分布过于稠密，甚至融合成片，提示热毒深重，预后不良。

8.斑疹既是邪热深入营血的标志，也提示邪热有外透之机。诊察斑疹透发时病情的顺逆，主要从斑疹的色泽、形态、分布及兼见脉症等加以分析。①观察色泽：斑疹色泽红活荣润者为顺，是气血流畅、邪热外达的征象；若红如胭脂，为血分热毒炽盛的表现；若色紫赤如鸡冠花为热毒深重；斑疹色黑，为火毒极盛，病情严重；黑而晦暗枯槁则为邪气深入，气血郁滞，正气衰败的危象。总之，斑疹色泽愈深，其病情越重，如雷少逸所说："红轻、紫重、黑危。"②审视形态：斑疹松浮洋溢，如洒于皮面，多为邪热外达的顺证，预后大多良好；斑疹紧束有根，从皮面钻出，如履透针，如矢贯的者，为热毒锢结的逆证，预后多不良。③注意疏密：斑疹发出量少，稀疏均匀，为热毒轻浅，邪有外达之象，预后较好；斑疹发出量多，甚至稠密融合成片，则标志热毒深重，预后不良。④结合脉证：斑疹透出后，若身热渐退，脉静身凉，神志转清，呼吸平稳，为外解里和的顺证，预后较好；若斑疹虽出，身热不退，烦躁不安，或斑疹甫出即隐，神昏谵语，肢厥，脉伏等，为正不胜邪、邪火内闭的逆证，预后不良。⑤重视变化：斑疹色泽由红变紫，甚至变为黑色，提示热毒逐渐加重，病情转重，反之则为病情渐轻之象；形态由松浮而变得紧束有根，为热毒渐深、毒火郁闭之兆，病情属逆，反之则为热毒外达之象；分布由稀疏而转为融合成片，为热毒转盛之象；如甫出即隐，则为正不胜邪、热毒内陷之兆。

9. 实风的临床特征为来势急剧，手足抽搐频繁有力，颈项强直，牙关紧急，角弓反张，两目上视等，同时可见壮热、神昏、舌红赤、脉弦有力等邪热内盛症状。多见于温病的极期，为邪热炽盛，筋脉受邪热燔灼所致。虚风的临床特征为抽搐无力，表现为手指蠕动或手足徐徐抽搐，或口角震颤，或心中憺憺大动等，同时伴见低热持续、颧赤、五心烦热、消瘦、口干舌燥、耳聋失语、舌绛枯萎等症。多为温病后期，邪热深入下焦，耗伤肝肾真阴，水不涵木，筋脉失于濡养所致。

10. 温病神志异常主要有以下几种常见表现：①烦躁不安：多由胸膈邪热扰心、胃肠邪热扰心、邪热初入营分，营热扰心所致。②神昏谵语：为热扰心神或邪热闭于心包之征象，可见于气、营、血各阶段，多出现在热结肠腑、营热炽盛、血热扰心、热闭心包等证中。③神志昏蒙：多为气分湿热蒸酿痰浊而蒙蔽心包，扰及心神所致。④昏愦不语：多为热闭心包，或邪热夹痰闭阻心包，或为瘀热闭阻心包之象。⑤神志如狂：主要见于下焦蓄血和热入血室，瘀热扰心所致。⑥神识呆钝：多见于湿热之邪，上蒙清窍，心神被蒙，或温病后期，正气亏虚，余邪与营血相搏，阻塞心窍。

第六章　温病治疗 ▷▷▷▷

习　题

一、选择题

（一）单选题

1. 宣表化湿法的代表方剂是（　　　）

    A. 三仁汤　　　　　　　　B. 王氏清暑益气汤　　　　C. 新加香薷饮

    D. 藿朴夏苓汤　　　　　　E. 白虎汤

2. 新加香薷饮的作用是（　　　）

    A. 清暑泄热，理气化湿　　B. 透表清热，化湿理气　　C. 透表散寒，和中化湿

    D. 透表散寒，清暑化湿　　E. 疏表清暑，化湿泄热

3. 清解气热法的运用上，以下提法欠妥的是（　　　）

    A. 清解气热法用于温病气分无形热盛

    B. 病邪在表即可使用清解气热法

    C. 热入气分，壅阻于肺者，可在清气泄热中加入宣肺气之品

    D. 气热亢盛，津液受损者，可在清气泄热中伍以生津之品

    E. 热壅气分，郁而化火者，宜用清热泻火

4. 温病治法中的"分消走泄法"属于（　　　）

    A. 和解表里法　　　　　　B. 清解气热法　　　　　　C. 泄卫透表法

    D. 通下逐邪法　　　　　　E. 开达膜原法

5. 下列除哪项外均可视为气分证范围的治法（　　　）

    A. 通腑泄热　　　　　　　B. 疏风泄热　　　　　　　C. 分利湿邪

    D. 清热泻火　　　　　　　E. 燥湿泄热

6. 治疗温病气营两燔证的代表方是（　　　）

    A. 化斑汤　　　　　　　　B. 清营汤　　　　　　　　C. 加减玉女煎

    D. 清瘟败毒饮　　　　　　E. 黄芩汤

7. 在通下逐邪法的应用上，下列提法错误的是（　　　）

    A. 湿热积滞阻结于肠腑者宜用苦寒泻下配伍消积化滞祛湿之品

　　B. 津枯肠燥便秘者忌用苦寒攻下

　　C. 使用通下逐邪法后，邪气复聚者可再度攻下

　　D. 邪入血分，瘀热结于下焦者忌用

　　E. 正气虚弱者慎用

8. 湿热阻于下焦，膀胱气化失司，治宜（　　　）

　　A. 分消走泄　　　　　　B. 开达膜原　　　　　　C. 分利湿热

　　D. 宣气化湿　　　　　　E. 淡渗利湿

9. 辛寒清气法的代表方是（　　　）

　　A. 栀子豉汤　　　　　　B. 黄连解毒汤　　　　　C. 白虎汤

　　D. 蒿芩清胆汤　　　　　E. 黄芩汤

10. 温病中适用于"增液通便"治法的证候是（　　　）

　　A. 热结液亏证　　　　　B. 津枯肠燥便秘证　　　C. 下焦蓄血证

　　D. 腑实兼气液两虚证　　E. 湿热积滞交结肠腑证

11. "轻法频下"治法的适应证是（　　　）

　　A. 腑实阴伤证　　　　　B. 湿热积滞搏结肠腑证　C. 肺燥肠闭证

　　D. 津枯肠燥便秘证　　　E. 阳明腑实轻证

12. 温病凉肝息风法的代表方是（　　　）

　　A. 大定风珠　　　　　　B. 加减复脉汤　　　　　C. 增液汤

　　D. 三甲复脉汤　　　　　E. 羚角钩藤汤

13. 下述哪一项症状不属滋补肾阴法的应用范围？（　　　）

　　A. 低热颧红　　　　　　B. 手足心热甚于手足背　C. 舌苔黄腻

　　D. 口干咽燥　　　　　　E. 神倦欲眠

14. 清热泻火法适应证的主要表现是（　　　）

　　A. 壮热，大汗渴饮，舌苔黄燥

　　B. 身热夜甚，时有谵语，舌绛

　　C. 发热，口苦而渴，心烦溲赤，苔黄舌红

　　D. 发热，微渴，心中懊恼，苔薄黄

　　E. 身热汗出不解，脘痞腹胀

15. 温病开窍醒神法的运用，以下哪项提法是不正确的（　　　）

　　A. 温病出现神昏时，均应使用清心开窍法治疗

　　B. 邪入营血而未见厥闭者，不宜早用清心开窍

　　C. 气分热盛而致的一时神昏者，不宜早用开窍之剂

　　D. 痰浊蒙窍者，不宜用安宫牛黄丸

　　E. 本法为救急之治，一旦神志恢复正常，即不可再用

16. 泄卫透表法的共同作用是（　　　）

　　A. 外散风寒，内清暑湿　　B. 疏散卫分风热病邪　　C. 疏化肌表病邪

　　D. 疏泄腠理，透邪外出　　E. 疏散肺卫燥热病邪

17. 下述哪项治法属泄卫透表法的范畴？（　　）

　　A. 轻法频下　　　　　　　B. 分利湿邪　　　　　C. 轻清宣气

　　D. 宣气化湿　　　　　　　E. 宣表化湿

18. 关于温病泄卫透表法，以下哪项提法是不正确的（　　）

　　A. 本法适用于温病初起，邪在卫表之证

　　B. 治疗温病邪在卫表者，一般忌用辛温发汗法

　　C. 使用本法应中病即止，表证解除后即停用

　　D. 温病初起，治疗应以泄卫透表法

　　E. 温病表证的治疗，虽主以辛凉，也应注重疏散

19. 下述哪项不属清解气热法的范畴？（　　）

　　A. 透热转气法　　　　　　B. 辛寒清气法　　　　C. 轻清宣气法

　　D. 苦寒泻火法　　　　　　E. 清热泻火法

20. 轻清宣气法的主治病证为（　　）

　　A. 热灼胸膈证　　　　　　B. 热郁胸膈证　　　　C. 邪热壅肺证

　　D. 阳明热炽证　　　　　　E. 风热犯表证

21. 温病，邪热炽盛于阳明气分证，宜选用（　　）

　　A. 辛寒清气　　　　　　　B. 清热泻火　　　　　C. 轻清宣气

　　D. 清热养阴　　　　　　　E. 清热解毒

22. 和解表里法总的作用是（　　）

　　A. 疏利透达膜原湿浊　　　B. 宣展气机，泄化痰热　　C. 疏通表里气机

　　D. 清泄表里，化痰和胃止呕　　E. 和解疏泄，宣通气机

23. 温病清泄少阳法的代表方是（　　）

　　A. 蒿芩清胆汤　　　　　　B. 雷氏宣透膜原法　　C. 小柴胡汤

　　D. 温胆汤　　　　　　　　E. 青蒿鳖甲汤

24. 关于温病祛湿清热法，下列哪项提法是不准确的（　　）

　　A. 对温病中出现小便不利，皆可用本法治疗

　　B. 本法通过祛除湿邪，清解邪热以清除湿热之邪

　　C. 临床使用本法时，应辨别湿与热的轻重主次

　　D. 若湿邪已化燥者忌用本法

　　E. 若阴液不足者慎用本法

25. 宣气化湿法的代表方是（　　）

　　A. 藿朴夏苓汤　　　　　　B. 王氏连朴饮　　　　C. 茯苓皮汤

　　D. 三仁汤　　　　　　　　E. 白虎汤

26. 下述哪一项不属于通下逐邪法（　　）

　　A. 导滞通便　　　　　　　B. 增液通便　　　　　C. 苦寒泻火

　　D. 通瘀破结　　　　　　　E. 通腑泄热

27. 清营汤中轻清透泄，使营分邪热转出气分而解的药物是（　　）

A. 竹叶、薄荷、金银花　　B. 牛蒡、竹叶、金银花　　C. 金银花、竹叶、连翘

D. 连翘、薄荷、竹叶　　E. 金银花、薄荷、连翘

28. 在清营凉血法的应用上，下列哪项提法欠妥？（　　　）

　　A. 热在气分而未入营分者，不可早用本法

　　B. 本法常需与开窍、息风等法配合使用

　　C. 邪热内传营分，应治以苦寒之品清热解毒

　　D. 血热炽盛，脉络瘀滞而兼有动血者，应在凉血清热的同时伍以活血散血之品

　　E. 本法在运用时，每常配伍甘寒滋养阴液之品

29. 清营凉血法中，具有轻清透泄作用的具体治法是（　　　）

　　A. 气营两清　　　　　　B. 滋阴凉营　　　　　　C. 凉血散血

　　D. 清营泄热　　　　　　E. 凉血解毒

30. 关于温病开窍法，下列哪一项提法不准确（　　　）

　　A. 温病出现神昏，皆应急用开窍法

　　B. 清心开窍与豁痰开窍的适应证不同，临床运用不可相混

　　C. 邪入营分而未陷厥闭者不可早用清心开窍

　　D. 运用本法时，应注意祛除引起神志异常的原因

　　E. 本法主要用于治疗神志异常诸证，以促使神志苏醒

31. 豁痰开窍法的代表方是（　　　）

　　A. 安宫牛黄丸　　　　　B. 菖蒲郁金汤　　　　　C. 至宝丹

　　D. 紫雪丹　　　　　　　E. 犀地清络饮

32. 有关温病息风止痉法的运用，以下哪项提法欠妥？（　　　）

　　A. 主要作用是凉泄肝经邪热，或滋养肝肾阴液，以控制抽搐

　　B. 可分为"凉肝息风"和"滋阴息风"两种

　　C. 小儿患者病在卫、气阶段，因高热而引起的抽搐应早用息风法

　　D. 使用本法须辨动风之属虚属实

　　E. 须根据病情，化裁配合他法

33. 关于温病滋阴生津法，以下哪项提法欠妥？（　　　）

　　A. 本法具有润燥生津、滋养真阴、壮水制火等作用

　　B. 本法属于"补法"的范围

　　C. 滋养肺胃法的代表方为增液汤

　　D. 滋补真阴的代表方是加减复脉汤

　　E. 湿热证慎用本法，以免滋腻恋邪

34. 滋养肺胃法的代表方是（　　　）

　　A. 增液汤　　　　　　　B. 沙参麦冬汤　　　　　C. 加减复脉汤

　　D. 王氏清暑益气汤　　　E. 生脉散

35. 益气敛阴法的代表方剂是（　　　）

　　A. 参附汤　　　　　　　B. 生脉散　　　　　　　C. 加减复脉汤

D. 参附龙牡汤　　　　　　　E. 沙参麦冬汤

36. 温病后期，津枯肠燥便秘，治宜（　　　）

　　A. 滋阴攻下　　　　　　　B. 通腑泄热　　　　　　　C. 增液润肠

　　D. 滋养肺胃　　　　　　　E. 导滞通便

37. 温病症见发热，微恶风寒，无汗或少汗，口微渴，或咳嗽少痰，苔薄白，舌边尖红，治宜（　　　）

　　A. 疏表润燥　　　　　　　B. 滋阴解表　　　　　　　C. 疏风泄热

　　D. 清肺化痰　　　　　　　E. 清热泻火

38. 温病高热烦躁，神昏谵语，痉厥，治宜选用（　　　）

　　A. 清营汤　　　　　　　　B. 苏合香丸　　　　　　　C. 玉枢丹

　　D. 紫雪丹　　　　　　　　E. 至宝丹

39. 温病症见壮热，头痛如劈，口渴，烦躁，口秽喷人，谵狂不安，周身骨节痛如被杖，斑疹色黑，衄血，尿血，苔焦黑，舌质紫绛，治宜（　　　）

　　A. 凉血解毒　　　　　　　B. 凉血散血　　　　　　　C. 清热泻火

　　D. 气血两清　　　　　　　E. 清营泄热

40. 症见身灼热，神昏谵语或昏愦不语，舌謇肢厥，其治法是（　　　）

　　A. 清营泄热　　　　　　　B. 清心开窍　　　　　　　C. 芳香开窍

　　D. 豁痰开窍　　　　　　　E. 息风止痉

41. 身热，心烦，口大渴喜冷饮，大汗出，苔黄燥，其治法是（　　　）

　　A. 辛寒清气　　　　　　　B. 透热转气　　　　　　　C. 清营泄热

　　D. 清热泻火　　　　　　　E. 轻清宣气

42. 症见身热，脘腹痞满，恶心呕逆，便溏不爽，色黄赤如酱，舌苔黄浊者，治宜选用（　　　）

　　A. 小承气汤　　　　　　　B. 大承气汤　　　　　　　C. 调胃承气汤

　　D. 葛根芩连汤　　　　　　E. 枳实导滞汤

43. 症见身热夜甚，口干而不甚渴饮，心烦不寐，时有谵语，斑点隐隐，舌红绛者，治法宜用（　　　）

　　A. 清营泄热　　　　　　　B. 清心开窍　　　　　　　C. 气营两清

　　D. 凉血散血　　　　　　　E. 清热泻火

44. 症见发热，神识昏蒙，时清时昧，时有谵语，舌红苔腻，脉濡滑数宜用（　　　）

　　A. 菖蒲郁金汤　　　　　　B. 紫雪丹　　　　　　　　C. 清宫汤

　　D. 至宝丹　　　　　　　　E. 安宫牛黄丸

45. 高热，面赤，烦渴，汗大出，抽搐，舌红苔黄燥，治宜（　　　）

　　A. 清热解毒、凉肝息风　　B. 清气泄热、凉肝息风　　C. 泄热通腑、凉肝息风

　　D. 泻火清营、凉肝息风　　E. 以上均不对

46. 低热，手足心热甚于手足背，心中憺憺大动，舌质干绛，脉虚细。治宜（　　　）

　　A. 滋阴息风　　　　　　　B. 滋阴透邪　　　　　　　C. 滋阴清热

D.填补真阴   E.凉肝息风

47.身热，腹满便秘，口干唇裂，小便短少，舌苔焦燥，脉沉细。治宜（ ）

 A.通腑泄热   B.通瘀破结   C.增液润下

 D.增液通便   E.导滞通便

（二）配伍选择题

 A.透表清暑   B.疏风泄热   C.疏表润燥

 D.辛温解表   E.宣表化湿

1.温病风热袭于肺卫证治法是（ ）

2.夏月内伤暑湿，风寒外束治法是（ ）

3.湿温湿热困遏肌表治法是（ ）

 A.气血两清   B.气营两清   C.凉血散血

 D.清营泄热   E.通瘀破结

4.灼热，躁狂不安，斑疹密布，舌深绛少苔，宜用（ ）

5.壮热，口渴，头痛，烦躁不安，肌肤发斑，吐血，衄血，舌绛苔黄，宜用（ ）

 A.辛寒清气   B.轻清宣气   C.宣气透表

 D.清热泻火   E.清热宣肺

6.温病邪在气分，热郁胸膈，热势不甚而气失宣畅之证，治法是（ ）

7.温病邪热炽盛于阳明气分证，治法是（ ）

 A.滋阴攻下   B.宣肺攻下   C.通瘀破结

 D.导滞通便   E.通腑泄热

8.瘀热结于下焦证，治法是（ ）

9.热传阳明，内结肠腑之阳明腑实证，治法是（ ）

10.湿热积滞交结胃肠之证，治法是（ ）

 A.分消走泄   B.分利湿邪   C.燥湿泄热

 D.开达膜原   E.宣气化湿

11.湿温初起，湿中蕴热，郁遏气机证，治宜（ ）

12.温病湿中蕴热，阻于下焦之证，可用（ ）

13.温病邪热与痰湿阻遏三焦证，治宜（ ）

 A.大柴胡汤   B.雷氏宣透膜原法   C.小柴胡汤

 D.蒿芩清胆汤   E.温胆汤

14.清泄少阳法的代表方剂是（ ）

15. 分消走泄法的代表方剂是（　　　　）

   A. 壮热，头痛如劈，口渴烦躁，谵狂，两目昏瞀，斑疹稠密，舌苔黄燥，舌质紫绛

   B. 身热夜甚，心中烦扰，时有谵语或斑疹隐隐，舌质红绛

   C. 灼热肢厥，神昏谵语，舌蹇，舌质纯绛鲜泽

   D. 壮热口渴，烦躁，斑点外露，舌质红绛，苔黄

   E. 灼热躁扰，或狂乱谵妄，吐血，斑疹密布，舌质深绛

16. 凉血散血法，适宜应用于（　　　　）

17. 清营泄热法，适宜应用于（　　　　）

18. 气血两清法，适宜应用于（　　　　）

   A. 滋阴息风　　　　　　B. 增液攻下　　　　　　C. 填补真阴

   D. 增液润肠　　　　　　E. 滋养肺胃

19. 邪热久羁，真阴被灼，虚多邪少证，治宜（　　　　）

20. 真阴亏损，肝失所养，虚风内动证，治宜（　　　　）

21. 邪热渐解，阴液受伤，津枯肠燥证，治宜（　　　　）

   A. 息风法　　　　　　　B. 固脱法　　　　　　　C. 滋阴法

   D. 清热法　　　　　　　E. 开窍法

22. 壮热，汗出，痉厥，舌红苔黄燥，脉弦数有力，治宜（　　　　）

23. 灼热，肢厥，神昏谵语，治宜（　　　　）

   A. 和解法　　　　　　　B. 化湿法　　　　　　　C. 通下法

   D. 清热法　　　　　　　E. 滋阴法

24. 大便秘结，口燥咽干，舌红苔干。治宜（　　　　）

25. 日晡潮热，腹胀满痛，纯利稀水，舌苔黄燥，脉沉实。治宜（　　　　）

   A. 热闭心包　　　　　　B. 阳明热扰心包　　　　C. 腑实热扰心包

   D. 湿热酿痰蒙蔽心包　　E. 瘀热上扰心包

26. 豁痰开窍法用于（　　　　）

27. 清心开窍法用于（　　　　）

   A. 加减复脉汤　　　　　B. 清营汤　　　　　　　C. 三甲复脉汤

   D. 调胃承气汤　　　　　E. 羚角钩藤汤

28. 滋阴息风法的代表方剂是（　　　　）

29. 凉肝息风法的代表方剂是（　　　　）

（三）多选题

1. 通下逐邪法的主要作用是（　　　）
   A. 通瘀破结　　　　　B. 通腑泄热　　　　　C. 益气敛阴
   D. 导滞通便　　　　　E. 润肠通便

2. 祛湿清热法主要包括（　　　）
   A. 分利湿热　　　　　B. 宣气化湿　　　　　C. 燥湿泄热
   D. 清泄少阳　　　　　E. 开达膜原

3. 凉血散血法的作用有（　　　）
   A. 滋养阴液　　　　　B. 清解血热　　　　　C. 清火解毒
   D. 散瘀宁络　　　　　E. 清营泄热

4. 温病和解表里法包括（　　　）
   A. 开达膜原　　　　　B. 清泄少阳　　　　　C. 分消走泄
   D. 分利湿热　　　　　E. 清热解毒

5. 温病清解气热法包括（　　　）
   A. 清泄少阳　　　　　B. 通腑泄热　　　　　C. 辛寒清气
   D. 清热泻火　　　　　E. 轻清宣气

6. 温病泄卫透表法包括（　　　）
   A. 疏风泄热　　　　　B. 疏卫润燥　　　　　C. 透热转气
   D. 解表清暑　　　　　E. 宣表化湿

7. 温病滋阴生津法可分为（　　　）
   A. 滋补真阴　　　　　B. 增液通便　　　　　C. 滋养肺胃
   D. 增液润肠　　　　　E. 滋阴息风

8. 气营（血）两清法的代表方剂是（　　　）
   A. 清营汤
   B. 清瘟败毒饮
   C. 玉女煎去牛膝、熟地加细生地、玄参方
   D. 化斑汤
   E. 犀角地黄汤

9. 固正救脱法的作用是（　　　）
   A. 益气敛阴　　　　　B. 回阳固脱　　　　　C. 填补真阴
   D. 涩肠固脱　　　　　E. 凉血止血

10. 确立温病治法的依据是（　　　）
    A. 温病的病机　　　　B. 发病的类型　　　　C. 发病的季节
    D. 特殊的症状　　　　E. 温病的病因

11. 运用泄卫透表法的注意事项是（　　　）
    A. 温病初起，表证属里热外发者不用

B. 温邪在表一般忌用辛温发汗

C. 不可与清气药同用

D. 主用辛凉，又不可过用寒凉

E. 中病即止，避免伤津

12. 清解气热法运用的注意事项是（　　　　）

A. 素体阳虚禁用清解气热法

B. 热未入气分不早用清解气热法

C. 气分湿邪未化尽不单用清解气热法

D. 热入营血不用清解气热法

E. 气热兼津伤配用生津养液药

13. 分消走泄法的作用是（　　　）

A. 和胃化痰 　　　　　　B. 宣展气机 　　　　　　C. 清利小便

D. 泄化湿热痰浊 　　　　E. 清泄少阳

14. 运用祛湿清热法的注意事项是（　　　）

A. 素体阴液亏虚者慎用

B. 湿已化燥者不可滥用

C. 可以和清热、和胃、消导法同用

D. 需权衡湿与热的偏重选用适宜的方药

E. 分利湿热法只能用于湿在下焦的证候

15. 增液通便法适用的症状是（　　　）

A. 口干唇裂 　　　　　　B. 大便秘结 　　　　　　C. 舌苔干燥

D. 身热夜甚 　　　　　　E. 身热不退

二、判断题

1. 燥湿泄热法是以辛开苦降之剂以燥湿清热的治法，代表方剂如三仁汤。（　　　）

2. 湿已化燥者忌用燥湿泄热法，平素阴液亏者慎用燥湿泄热法。（　　　）

3. 导滞通便法主治热入阳明，热结肠腑。（　　　）

4. 清营泄热，即于清解营分邪热中伍以轻清透邪之品，使营分之热透出气分而解。
（　　　）

5. 豁痰开窍法用于热陷心包证。（　　　）

6. 凉肝息风法用于阴虚动风证。（　　　）

7. 滋补真阴法的代表方是沙参麦冬汤。（　　　）

8. 益气敛阴法的作用是益气生津，敛汗固脱。（　　　）

9. 宣气化湿法具有宣通气机、运脾和胃、通利水道等作用。（　　　）

10. 清热泻火是以辛寒之剂，直清里热而泻邪火。（　　　）

三、填空题

1. 解表清暑法的作用是_____。

2. 开达膜原法的作用在于_____；代表方是_____。

3. 常用的清解气热法主要有如下几种：_____、_____、_____。

4. 益气敛阴法的代表方是_____；回阳固脱法的代表方是_____。

5. 根据阴液耗伤的部位和程度不同，滋阴生津法可分为_____、_____、_____ 3种。

6. 燥湿泄热法用于_____证，代表方是_____。

7. 通瘀破结法的作用是_____；主治_____。

8. 清心开窍法的代表方有_____、_____、_____；豁痰开窍法的代表方为_____。

9. 确立温病治法的依据有：_____、_____、_____。

10. 滋阴生津法属于八法中的_____法，其作用包括_____、_____、_____等。

11. 通下逐邪法属于八法中的____法，适用于温病的_____证候。

12. 温病常用的外治法，有____法、____法、____法、____法、____法。

13. 温病瘥后正虚未复的调理方法有_____、_____、_____。

14. 温病复证包括_____、_____、_____。

15. 气营（血）两清法的代表方剂有_____、_____、_____。

四、名词解释

1. 回阳固脱

2. 分消走泄

3. 轻法频下

4. 分利湿热

5. 轻清宣气

6. 透热转气

7. 开达膜原

8. 宣表化湿

9. 清心开窍

10. 豁痰开窍

11. 辛开苦降

12. 清泄少阳

13. 凉血散血

14. 凉肝息风

15. 增水行舟

五、问答题

1. 温病解表法主要有哪几种？各自的适应证、代表方是什么？

2. 温病湿热积滞搏结肠道应采用哪种通下法？为什么？

3. 试述确立温病治法的依据。

4. 滋阴法在临床运用时分为哪几类？试述其主治证候及代表剂。

5. 叶天士是怎样论述"卫气营血"治则的？试述其含义。

6. 吴鞠通对三焦证候的治则有何论述？试述其含义。

7. 息风法为什么有凉肝息风和滋阴息风之分？其作用各有何特点？临床怎样区别运用？

8. 填补真阴法的作用有何特点？临床怎样掌握运用？

9. 益气敛阴与回阳固脱法的作用有何不同？怎样区别运用？

10. 宣气化湿法与轻清宣气法的作用和适应证有何不同？

11. 辛寒清气与清热泻火的作用及适应证有何不同？

12. "清心开窍"和"豁痰开窍"如何区别运用？

13. 轻清宣气、辛寒清气、清热泻火三法应如何区别运用？

14. 导滞通便法的作用、主治病证、代表方药是什么？在使用过程中应注意什么？

15. 清营凉血法常用者有哪几种？分别叙述其作用、主治证候、代表方药。

16. 滋阴法在温病治疗中有何重要意义？

17. 温病通下法包括哪些？其作用及适应证是什么？

18. 温病使用祛湿清热法的注意点是什么？

19. 温病使用清营凉血法应注意什么？

20. 温病瘥后余邪未尽如何治疗？

参考答案

一、选择题

（一）单选题

1. D　2. D 3. B 4. A　5. B　6. C　7. D　8. C　9. C　10. A　11. B　12. E　13. C
14. C　15. A　16. D　17. E　18. D　19. A　20. B　21. A　22. E　23. A　24. A　25. D
26. C　27. C　28. C　29. D　30. A　31. B　32. C　33. C　34. B　35. B　36. C　37. C
38. D　39. D　40. B　41. A　42. E　43. A　44. A　45. B　46. D　47. D

（二）配伍选择题

1. B　2. A　3. E　4. C　5. A　6. B　7. A　8. C　9. E　10. D　11. E　12. B　13. A

14. D　15. E　16. E　17. B　18. A　19. C　20. A　21. D　22. A　23. E　24. E　25. C
26. D　27. A　28. C　29. E

（三）多选题

1. ABDE　2. ABC　3. BD　4. ABC　5. CDE　6. ABDE　7. ACD　8. BCD　9. AB
10. ADE　11. ABDE　12. BCDE　13. BD　14. ABCD　15. ABCE

二、判断题

1. 非　2. 是　3. 非　4. 是　5. 非　6. 非　7. 非　8. 是　9. 非　10. 非

三、填空题

1. 外散表寒内解暑湿
2. 疏利透达湿热秽浊之邪　雷氏宣透膜原法或达原饮
3. 轻清宣气　辛寒清气　清热泻火
4. 生脉散　参附汤（参附龙牡汤）
5. 滋养肺胃　增液润肠　填补真阴
6. 湿热俱盛郁阻中焦证　王氏连朴饮
7. 热瘀互结蓄于下焦证　桃仁承气汤
8. 安宫牛黄丸　至宝丹　紫雪丹　菖蒲郁金汤
9. 审因论治　辨证施治　对症施治
10. 补润燥生津滋养真阴壮水制火
11. 下　热邪与有形实邪互结于肠腑
12. 洗浴　灌肠　敷药　搐鼻　吹喉
13. 补益气液　滋养胃肠　补养气血
14. 劳复证　食复证　感复证
15. 加减玉女煎　化斑汤　清瘟败毒饮

四、名词解释

1. 回阳固脱是指用辛热、甘温之品峻补阳气，回阳救逆，急救厥脱。主治温病过程中阳气暴脱之证。

2. 分消走泄是以宣展气机，泄化痰热法，分消三焦气分之邪。

3. 轻法频下是以缓下之剂，通导肠腑的湿热积滞，泻下郁热，主治湿热积滞交结胃肠之证。

4. 分利湿热是以淡渗之品利尿渗湿，使邪从小便而去。

5. 轻清宣气是以轻清之品透热泄邪，宣畅气机。

6. 邪入营分治以清营泄热法，在清营药中加入轻清之品，使营分热邪透出气分而解。

7. 开达膜原是以化湿疏利之品，如厚朴、草果、槟榔等，宣开透达膜原枢机，以解伏于膜原的湿热秽浊之邪。

8. 宣表化湿是指用芳香宣透之品以疏化肌表湿邪。主治湿温初起，湿热病邪侵于卫表之证。

9. 清心开窍是指用清解心热、芳香透络开窍之品以促进神志苏醒。主治温病热邪内闭心包而致神志异常者。

10. 豁痰开窍是指用芳香宣化湿热痰浊之品以宣通窍闭，促使神志恢复正常。主治温病湿热郁蒸，酿生痰浊，蒙蔽机窍而致神志异常者。

11. 辛开苦降是指用辛味药开通胸脘部痰湿，用苦味药治疗胸脘部湿热，两者合用治疗湿热俱盛而蕴伏中焦者。

12. 清泄少阳是指用辛苦芳化之品清泄少阳热邪，兼以化痰和胃，适用于热郁少阳，兼有痰湿犯胃之证。

13. 凉血散血是指用甘苦寒合活血散瘀之品，清解血热，散瘀宁络，以清散血分瘀热。

14. 凉肝息风是指用甘苦合酸寒之品凉肝解痉，透热养阴，适用于温病邪热内炽，肝风内动之证。

15. 增水行舟是指用甘咸寒生津养液之品润肠通便，适用于温病气分热邪渐解，津枯肠燥而便秘之证。

五、问答题

1. ①疏风泄热法，适用于风温初起，风热病邪袭于肺卫之证，代表方剂如银翘散、桑菊饮等。②透表清暑化湿法，适用于夏日感受暑湿，复受寒邪侵犯肌表之证，代表方剂如新加香薷饮。③宣表化湿法，适用于湿温初起，湿热病邪侵于卫表之证，代表方剂如藿朴夏苓汤。(④疏表润燥法，适用于秋燥初起，燥热病邪伤于肺卫之证，代表方剂如桑杏汤。

2. 温病湿热积滞交结肠道应采用导滞通便法。因湿热积滞交结肠胃，导致患者身热，脘腹痞满，恶心呕逆，便溏不爽，色黄赤如酱，舌苔黄浊等，不可用承气汤峻下，而用通导肠腑湿热积滞之品导泄胃肠湿热积滞，疏通肠道气机。

3. ①审查病邪性质；②辨别病机变化；③针对特殊症状。

4. 具体分为3法：①滋养肺胃法：是针对肺胃阴伤而设。是用甘寒濡润之品以滋养肺胃津液的方法。适用于热邪渐解，肺胃阴伤未复之证，方如沙参麦冬汤、益胃汤等。②增液润肠法：是以甘寒与咸寒之品，以生津养液、润肠通便。适用于温病后期，津枯肠燥之证，方如增液汤。③填补真阴法：以咸寒滋润之品，滋补肝肾之阴，用于温病邪热久羁，劫烁真阴之证，方如加减复脉汤。

5. 叶天士根据温病卫气营血不同阶段的病理变化，提出"在卫汗之可也，到气才可清气，入营犹可透热转气……入血就恐耗血动血，直须凉血散血"的治疗原则。邪在卫分主要用"汗"法治疗，"汗"法即解表透邪之法，温病卫分证主要以辛凉透表为主，一般不用辛温发汗之品。但对有湿邪在表者，又当用辛温芳香化湿之剂，如藿朴夏苓汤等。对表气郁闭较甚而恶寒较明显、无汗的表热证，亦每在辛凉之剂中配合少许辛温之品，如淡豆豉、荆芥等，以增加透邪疏表之力。"到气才可清气"强调了清气之法是针对邪入气分之证而用，不可过早或过量使用寒凉药物。由于气分阶段病邪性质较复杂，且病位各有不同，所以其治疗除了清气法之外，往往尚需使用化湿、攻下、和解、宣气等法。邪在营分以"透热转气"法为主，即在清营之剂中配伍轻清宣透之品，如金银花、连翘、竹叶等，使营分邪热能透出气分而解。血分证治疗既要清热凉血，又要活血散瘀。一方面是针对血分证中每有瘀血形成的病机特点，另一方面也是为了避免凉血之品可能引起的妨碍血行之弊。

6. 吴鞠通在三焦辨证理论的基础上提出"治上焦如羽（非轻不举），治中焦如衡（非平不安），治下焦如权（非重不沉）"的治疗原则。治上焦病应"轻"，其含义除了用药应主以质轻透邪之品外，也包含了治疗上焦病证所用药物一般剂量较小、煎煮时间较短等意。对中焦病证的治疗应注意"平"，体现了对该病证的治疗应以祛除病邪为主，邪去正自安。此外，由于中焦病证每为湿热之邪所致，故治疗时应权衡湿与热之侧重，治湿与治热不可偏于一方，也含有"平"之意。对下焦病证的治疗主以"重"，是指所用方药性质沉降重镇，多用介石类药物，且用药剂量较大、煎煮时间也较长。

7. 导致温病动风原因有因温病邪热内炽，引动肝风，风火相煽之热盛动风，也有温病后期真阴亏损，肝肾阴虚，筋脉失于滋养，虚风内动，因此，治疗时有凉肝息风和滋阴息风的区分。

凉肝息风法用清热凉肝之品以息风止痉。主治证候为身灼热，手足抽搐，甚或角弓反张，口噤神迷，舌红苔黄，脉弦数等。代表方剂如羚角钩藤汤。

滋阴息风法通过滋养肝肾，滋水涵木，潜镇肝阳以平息虚风。主治证候为低热或五心烦热，手指蠕动，甚或瘛疭，肢厥神倦，舌干绛而痿，脉虚细等。代表方剂如三甲复脉汤、大定风珠。

8. 填补真阴法的作用为用甘寒、咸寒、酸寒及血肉有情之品以填补肝肾阴液，又称为"滋补肝肾法"。主治温病后期，温邪久羁而劫灼肝肾真阴，邪少虚多之证。症见低热面赤，手足心热甚于手足背，口干咽燥，神倦欲眠，或心中憺憺大动，舌绛少苔，或干燥枯萎，脉虚细或结代等。代表方剂如加减复脉汤。

9. 益气敛阴法的作用为用益气生津、敛汗固脱之品补益气阴，收敛汗液以救虚脱。回阳固脱法的作用为用辛热、甘温之品峻补阳气，回阳救逆，急救厥脱。

益气敛阴法主治温病过程中气阴大伤而正气欲脱之证。症见身热骤降，汗多气短，体倦神疲，脉散大无力，舌光红少苔等。代表方剂如生脉散。

回阳固脱法主治温病过程中阳气暴脱之证。症见四肢逆冷，汗出淋漓，神疲倦卧，面色苍白，舌淡而润，脉微细欲绝等。代表方剂如参附汤、参附龙牡汤。

10. ①宣气化湿法，用芳香宣透之品疏通表里气机，透化湿热之邪。主治湿温初起，湿中蕴热，郁遏表里气机，湿重于热之证。症见身热不扬，午后热甚，或微恶寒，汗出不解，面色淡黄，胸闷脘痞，小便短少，苔白腻，脉濡缓等。代表方剂如三仁汤。②轻清宣气法，用寒凉轻清和辛凉（平）宣散之品宣畅气机，透热外达。主治邪在气分，热郁胸膈，热势不甚而气失宣畅之证。本证可见于温病热邪初传气分，或里热渐退而余热未清阶段。症见身热微渴，心中懊恼不舒，起卧不安，苔薄黄，脉数等。代表方剂如栀子豉汤加瓜蒌、杏仁、芦根等。

11.①辛寒清气法，用辛寒之品大清气分邪热，透热外达。主治邪热炽盛于阳明气分，热势浮盛之证（阳明经证）。症见壮热，大汗出，心烦，口渴喜冷饮，苔黄燥，脉洪数等。②清热泻火法，用苦寒清热泻火解毒之品直清里热，泻火解毒。主治邪热内蕴，郁而化火之证。症见身热，口苦而渴，心烦不安，小便黄赤，舌红苔黄，脉数等。

12.清心开窍和豁痰开窍法，两者都属于开窍法范畴，俱有开通心窍，促使神志苏醒的作用。前者用于热入营分，内陷心包的"热闭"证，其作用是清心、透络、开窍，方以安宫牛黄丸、紫雪丹或至宝丹为主；后者用于邪在气分，湿热酿痰，蒙蔽心包之"湿闭"证，其作用是清化湿热、涤痰开窍，方以菖蒲郁金汤、苏合香丸等。可见两者病证有温热、湿热之分，病变阶段有营分、气分之别，临证应用不能混淆。

13.轻清宣气、辛寒清气、清热泻火三法均属清气法，都有清泄气分邪热之作用，但其功效、适应证各不相同。

轻清宣气法是以轻清之品，透泄热邪，宣畅气机。主治温邪初入气分，热郁胸膈，热势不甚，气失宣畅所致的身热、微渴、心中懊恼、舌苔薄黄等症。代表方如栀子豉汤加味。

辛寒清气法是以辛寒之品大清气分邪热。适用于热炽阳明气分，症见壮热、汗出、心烦、口渴、苔黄燥、脉洪数者，代表方如白虎汤。

清热泻火法是以苦寒之剂，直清里热而泻邪火。适用于热在气分，郁而化火，症见身热不退、口苦而渴、烦躁不安、小便黄赤、舌红苔黄者。代表方如黄芩汤加减。

14.导滞通便法的作用在于通导积滞，泻下郁热，主治湿热积滞交结胃肠，症见胸腹灼热、脘腹痞满、恶心呕逆、便溏不爽、色黄赤如酱、舌苔黄浊等，代表方剂如枳实导滞汤。

湿温病初起一般忌用攻下，因为此时湿邪偏盛，脾气受困，误用则致脾气下陷而洞泄不止，故吴鞠通说："下之则洞泄。"若湿热积滞之症消失（如热退身凉，大便成形，舌苔退净），则不可再用本法，正如叶天士说："湿温病大便溏为邪未尽，必大便硬，慎不可再攻也，以粪燥为无湿矣。"

15.①清营泄热：即在清解营分热邪的药中加入轻清透泄之品，使营分之热透出气分而解。适用于营热证，症见身热夜甚、心烦、时有谵语、斑疹隐隐、舌质红绛等。代表方如清营汤。②凉血散血：即凉解血分热毒，且活血散血。适用于热入血分，迫血妄行证。症见灼热烦躁，甚则狂乱谵妄，斑疹密布，吐衄便血，舌紫绛等。代表方如犀角地黄汤。③气营（血）两清：即清营凉血和清气泄热合用。适用于气热炽盛，内逼营血之气营（血）两燔证。症见壮热口渴，烦躁，外发斑疹，甚或神昏谵妄，两目昏瞀，口秽喷人，周身骨节如被杖，苔黄燥或焦黑、深绛等。可视证情轻重分别选用加减玉女煎、化斑汤、清瘟败毒饮等。

16. 温病的特点是易化燥伤阴，尤其在温病的中期、极期和末期阶段，阴液受伤程度更为严重，而阴液受伤的程度与温病的预后有密切关系，因阴液为维持人体生命活动的精微物质，如阴液耗竭殆尽，生命活动即将停止。伤津轻的，易治，预后较好；伤阴重的，难治，预后较差。所以治疗温病必须时刻顾护阴液以扶正，所谓"留得一分津液，便有一分生机"，说明滋阴法在温病的治疗中有着十分重要的意义。

17. 通下法包括通腑泄热、导滞通便、增液通下、通瘀破结等。具有通利大便、泻下邪热、荡涤积滞、通瘀破结等作用。适用于热结肠腑，胃肠积滞，血蓄下焦等有形实邪内结等证候。

通腑泄热法：即以苦寒攻下之品泻下肠腑实热。适用于治疗热结肠腑所见之潮热谵语，腹满硬痛拒按，便秘，苔老黄，甚至焦黑起刺，脉沉实等症。

导滞通便法：作用为通导积滞，泻下郁热。适用于湿热积滞，交结胃肠所致的脘腹痞满，恶心呕逆，便溏不爽，色黄如酱，苔黄浊等症。

增液通下法：作用为滋养阴液兼以通下。主治热结液亏而致身热不退，大便秘结，口干唇裂，舌苔干燥者。

通瘀破结法：旨在破瘀散结，使下焦蓄血从大便而出。主治温邪瘀热结于下焦，症见少腹硬满急痛，大便秘结，小便自利，其人如狂，但欲漱水不欲咽，舌紫绛，脉沉实等症。

18. 温病使用祛湿清热法，应注意：①权衡湿与热的孰轻孰重，确定清热为主，或化湿为主，或清热与化湿兼施。②湿已化热者不用。③素体阴液亏损者不用。④阴伤小便不利者不用分利湿邪法。

19. 温病使用清营凉血法，应注意：①热在气分而未入于营血分者不宜早用；②营血分之热兼有湿邪者慎用；③热入营血分但气分之邪仍盛者不可单治一边，而应气营血同治。

20. 在温病过程中邪热消退后，正气虚衰，体内尚存未尽之余邪，此时需根据正气之强弱及余邪的种类而分别采取各种治法。①清解余热，益气养阴。用辛凉、甘寒之品以治疗温病后期余热未净、气阴两伤之证。症见低热不退，虚羸少气，口干唇燥，呕恶纳呆，舌光红少苔，脉细数等。代表方如竹叶石膏汤。②芳化湿邪，醒胃和中。用芳香清凉之品以化湿清热，恢复胃气，治疗温病后期湿热余邪未净而胃气未复之证。症见身热已退，脘闷不畅，知饥不食，舌苔薄白微腻等。代表方如薛氏五叶芦根汤。③理气化湿，健脾和中。用理气化湿健脾之品以治疗温病后期余湿阻气，脾气虚弱之证。症见胃脘微痞，饮食不馨，四肢倦怠，大便溏薄，舌苔薄白而腻，脉虚弱，甚至可见肢体浮肿等。代表方如参苓白术散加藿香、佩兰、荷叶、砂仁等。④化湿利水，温补肾阳。用补肾阳、利水湿之品治疗温病后期阳气虚衰而水湿内停之证。症见形寒肢冷，身疲乏力，心悸眩晕，面浮肢肿，小便短少，舌淡苔白，脉沉细等。代表方如真武汤。

第七章　温病预防 ▷▷▷▷

习　题

一、选择题

（一）单选题

1. "预服药及为法术以防之"语出（　　）
A.《黄帝内经》　　　　　　B.《肘后备急方》　　　　　C.《备急千金要方》
D.《诸病源候论》　　　　　E.《温疫论》

2. "五疫之至，皆相染易，无问大小，病状相似。"语出（　　）
A.《黄帝内经》　　　　　　B.《温热论》　　　　　　　C.《湿热病篇》
D.《温疫论》　　　　　　　E.《疫疹一得》

3. "正气存内，邪不可干"语出（　　）
A.《黄帝内经》　　　　　　B.《肘后备急方》　　　　　C.《备急千金要方》
D.《诸病源候论》　　　　　E.《温疫论》

4. 记载"疗猘犬咬人方：仍杀所咬犬，取脑傅之，后不复发"的古籍为（　　）
A.《诸病源候论》　　　　　B.《备急千金要方》　　　　C.《医宗金鉴》
D.《肘后方》　　　　　　　E《外台秘要》

5. 预防传染病的最积极和有效的措施是（　　）
A. 预施药物　　　　　　　B. 培固正气　　　　　　　C. 免疫接种
D. 及时诊治　　　　　　　E. 避其毒气

6. 下列哪项不是温病预防方法中培固正气的内容（　　）
A. 和于术数　　　　　　　B. 起居有常　　　　　　　C. 恬淡虚无
D. 饮食有节　　　　　　　E. 早期治疗

7. 某男，25岁，素来体健，即将进入温病流行地区，其最有效预防感染温病的方法是（　　）
A. 在室内休息　　　　　　B. 服用增强体质药物　　　C.尽量不与患者接触
D. 服用清热解毒药物　　　E. 接种当时流行病种的预防疫苗

8. 男性，9岁，平时汗出较多，活动后尤甚，喜食零食及肥甘之品，纳差；稍遇风

寒即发热，咳嗽；大便二日一行；舌淡，苔薄白，脉弱。为增强体质，预防温病的发生，应采取的正确预防方法是（　　　）

    A. 和于术数，恬淡虚无　　B. 饮食有节，起居有常　　　C. 不妄劳作，注意卫生
    D. 早期隔离，早期发现　　E. 以上均不宜

（二）配伍选择题

    A. 避其毒气　　　　　　　B. 和于术数，养生强体　　　C. 预服药物
    D. 及时隔离和诊治患者　　E. 使用药物消毒

1.《素问·刺法论》提出预防温病除了要培固正气，还必须（　　　）
2. 预防温病在培固正气方面应注意（　　　）
3. 对有传染性的温病患者，必须（　　　）

    A. 熏蒸祛邪
    B. 板蓝根、茵陈、六月雪水煎服
    C. 黄连、黄柏水煎服
    D. 马齿苋、大蒜、食醋等
    E. 锡类散

4. 常用于以呼吸道为传播途径的温病预防（　　　）
5. 常用于痢疾的预防（　　　）

    A. 顺时养生、保护阴精
    B. 早期诊断、正确治疗
    C. 避其毒气、灭虫防疫
    D. 熏蒸、滴喷药物、饮食预防
    E. 广泛宣传、普及知识

6. 及时诊治，控制传播应做到（　　　）
7. 培固正气，强壮体质应做到（　　　）
8. 预施药物，防止染病应用（　　　）

    A. 金银花、连翘、野菊花、贯众等
    B. 紫草、丝瓜子、贯众、胎盘粉等
    C. 黄连、黄柏等
    D. 大蒜、金银花、连翘、九里光、贯众、野菊花、蒲公英等
    E. 板蓝根、茵陈等

9. 流行性感冒或传染性肺炎常用预防药物是（　　　）
10. 预防病毒性肝炎可选用（　　　）
11. 预防流行性脑脊髓膜炎可选用（　　　）

（三）多选题

1.《素问·刺法论》中提出预防疫病的主要途径有（　　　）
　　A. 及时治疗患者　　　　　B. 注意消毒　　　　　　C. 保持体内的正气
　　D. 保持饮食卫生　　　　　E. 避免与"毒气"的接触

2. 预防温病在培固正气方面应注意（　　　）
　　A. 顺应四时气候变化　　　B. 利用药物消毒　　　　C. 及时治疗和隔离患者
　　D. 预先服用药物　　　　　E. 注意保持环境和个人卫生

3. 中医中药在预防温病方面的主要方法有（　　　）
　　A. 培固正气，强壮机体　　B. 及时诊治，控制传播　C. 预施药物，防止染病
　　D. 发现病者，立即上报　　E. 广泛宣传，普及知识

4. 有关养护正气预防温病的方法是（　　　）
　　A. 顺应四时　　　　　　　B. 劳逸结合　　　　　　C. 讲究卫生
　　D. 调食节欲　　　　　　　E. 锻炼身体

5. 及时诊治，控制传播的措施有（　　　）
　　A. 早期诊断　　　　　　　B. 及时治疗　　　　　　C. 强壮体质
　　D. 及时隔离　　　　　　　E. 控制传播

二、判断题

1.《难经》对疾病传染记载是"五疫之至，皆相染易，无问大小，病状相似"。（　　　）

2.《琐事剩录》对种痘术有较全面的记载，如痘衣法、痘浆法、旱苗法、水苗法等。
（　　　）

3. 我国较之英人琴纳发明的牛痘疫苗预防天花，早出一百余年。（　　　）

4. 古人用烟熏及药熏如"和饭毒鼠"等措施作为灭虫防疫的方法。（　　　）

5. 流行过程的基本环节主要包括传染源、传播途径、易感人群。（　　　）

三、填空题

1. 我国种痘术的发明是_____的开端。

2. 温病的预防方法有_____、_____、_____。

3. 运用复方制剂预防温病时必须注意____、____、____制宜进行辨证、辨病用药。

4. 温病的预防中培固正气，增强体质的具体方法可概括为_____、
_____、_____、_____。

5. 温病的发生、传染与流行必备三个基本环节，即_____，_____，_____。

四、名词解释

1. 五疫

2. 预防

3. 恬淡虚无
4. 避其毒气

五、问答题

1. 预防温病有何意义?
2. 简述古代对温病预防的认识。
3. 在温病预防方法中如何做到培固正气,增强体质?
4. 具有中医特色的预防温病的方法有哪些?
5. 结合近年来发生的烈性传染病,谈谈如何预施药物防止染病?

参考答案

一、选择题

(一)单选题

1. D　2. A　3. A　4. D　5. C　6. E　7. E　8. B

(二)配伍选择题

1. A　2. B　3. D　4. A　5. D　6. B　7. A　8. D　9. A　10. E　11. D

(三)多选题

1. CE　2. AE　3. ABC　4. ABCDE　5. ABDE

二、判断题

1. 非　2. 非　3. 非　4. 是　5. 是

三、填空题

1. 人工免疫法
2. 培固正气,增强体质　及时诊治,控制传播　预施药物,防止染病
3. 因时　因地　因人
4. "和于术数",养生强体　"起居有常",适应环境　"恬惔虚无",不妄劳作　"饮食有节",注意卫生
5. 传染源　传播途径　易感人群

四、名词解释

1. 五疫原意为《素问·刺法论》之金、木、水、火、土五种疫病,现统指各种

疫病。

2. 预防指机体未病之前预先采取一定的方法和措施以防止疾病的发生。或既病之后积极诊疗以防止疾病传变。故又称未病先防或既病防变。

3. 恬淡虚无是指调和情绪，保持良好的心态，可以维护体内气机活动的升降出入，达到"真气从之，精神内守"的目的，从而增强体质，预防温邪外袭。

4. 避其毒气指避免病人接触的隔离措施，即设法不与病邪接触，以防止传染。

五、问答题

1. 预防是在疾病发生之前，预先采取一定的方法和措施，从而防止疾病的发生。作为一类急性外感热病，大多数温病具有传染性、流行性，且起病急、传变快、来势猛、病情重的特点，如不及早采取有效措施加以预防，会造成一定范围的流行，严重危害人民的健康，甚至威胁生命。因此，温病的预防具有非常重要的意义。

2. 我国古代在认识温病的传染和流行的基础上，进一步认识到温病是可以预防的，提出了许多预防温病的方法和方药。如《素问·刺法论》指出："正气存内，邪不可干，避其毒气。"提出预防温病要培固正气与"避其毒气"同时并举。又《备急千金要方》谓："天地有斯瘴疠，还以天地所生之物防备之。"并把预防温病的方剂列于"伤寒"章之首，提出可以用药物来预防温病，并强调对温病必须把预防放在首位。对于具体的预防方法有：注意环境和个人卫生，注意防害除害，实施严格隔离，控制疾病传播，采用药物预防温病，预防接种等综合措施，涵盖了西医学之特异性免疫与非特异性免疫之内容。

3. 在温病预防方法中能够培固正气，强壮体质的方法甚多，以下列举几个方面：①锻炼身体以增强体质，提高自身防病抗病能力。②顺应四时气候变化，防止因人体对温邪的抵御能力的减弱而患病。③避免过度劳作，还要注意保持心情舒畅，情绪稳定，防止过度消耗正气。④注意环境、个人、饮食卫生。

4. 具有中医特色的预防温病的方法有：①培固正气，增强体质。《黄帝内经》中明确提出："邪之所凑，其气必虚。"所以增强人体正气，就可以提高机体抗御温邪入侵的能力，从而使温邪不能侵犯人体，或即使感受了温邪也不会发病，或病情较轻微，易于治愈、康复。②及时诊治，控制传播。对有传染性的温病患者，必须早期发现，早期隔离，早期治疗。及早发现诊断患者，采取必要的隔离措施，可以控制传染源，切断传播途径，对预防温病的流行甚为重要。③预施药物，防止染病。预施药物是指在温病流行期间，在一定范围内，对可能感受温邪的人群使用药物，以防止温病的发生与传播。

5. 近年来发生了不少烈性传染病，如"非典""禽流感""甲流"等，这些传染性温病起病急，来势猛，病死率高等，且短期内难以研究具有特异性预防作用的疫苗，中医中药可以充分发挥其预施药物防止染病的作用。具体方法有：①多途径给药，如熏蒸、滴鼻、服药等；②因时、因地、因人制宜辨证与辨病施防；③预施药物预防温病，其组方不能只着眼于清热解毒，还应注意固护正气。

第八章 温热类温病 ▷▷▷▷

习 题

一、选择题

(一) 单选题

1. 风温病的病因是（   ）

   A. 温热病邪　　　　　B. 风寒病邪　　　　　　C. 风热病邪

   D. 燥热病邪　　　　　E. 暑热病邪

2. "风温为病，春月与冬季居多，或恶风，或不恶风，必身热、咳嗽、烦渴"语出（   ）

   A.《温病条辨》　　　　B.《外感温病篇》　　　　C.《温热论》

   D.《温热逢源》　　　　E.《伤寒论》

3. 风温病名首见于（   ）

   A.《黄帝内经》　　　　B.《伤寒论》　　　　　　C.《时病论》

   D.《温病条辨》　　　　E.《外感温病篇》

4. 对风温的病因、病机和证治作了系统论述的温病学专著是（   ）

   A.《温热论》　　　　　B.《类证活人书》　　　　C.《外感温病篇》

   D.《温病条辨》　　　　E.《温热经纬》

5. 称"凡天时晴燥，温风过暖，感其气者，即是风温之邪"的医家是（   ）

   A. 朱肱　　　　　　　B. 叶天士　　　　　　　C. 陈平伯

   D. 吴鞠通　　　　　　E. 吴坤安

6. 叶天士认为，风温的发生是因（   ）

   A. 外感风温时毒　　　　B. 温风过暖，感其气者　　C. 春月受风，其气已温

   D. 感受春季温热病邪　　E. 以上均不是

7. 下列哪一项不是风温的诊断要点（   ）

   A. 发生于春冬两季的外感热病

   B. 发病初起有发热、恶风寒、咳嗽、口微渴、脉浮等肺卫见证

   C. 继则出现肺热壅盛等气分症状

D. 在病变过程中易出现斑疹、痉厥、神昏及虚风内动症

　　E. 后期多致肺胃阴伤

8. 下列有关风温的治疗原则，哪一项是不妥的（　　　）

　　A. 初起邪在肺卫，宜辛凉宣解

　　B. 邪传气分宜辛寒清热，或苦寒攻下

　　C. 内陷心包，机窍阻闭，宜清心开窍

　　D. 出现内闭外脱时，宜清心开窍，固脱救逆

　　E. 本病后期则宜咸寒滋腻之品填补肝肾之阴

9. 下列哪个不属于温热类温病（　　　）

　　A. 风温　　　　　　　　B. 春温　　　　　　　　C. 暑温

　　D. 秋燥　　　　　　　　E. 伏暑

10. "太阳病，发热而渴，不恶寒者，为温病，若发汗已，身灼热者，名曰风温。"是哪位医家所说（　　　）

　　A. 叶天士　　　　　　　B. 陈平伯　　　　　　　C. 吴鞠通

　　D. 张仲景　　　　　　　E. 庞安时

11. "风温者，初春阳气始升，风夹温也"的医家是：（　　　）

　　A. 叶天士　　　　　　　B. 陈平伯　　　　　　　C. 吴鞠通

　　D. 吴坤安　　　　　　　E. 薛生白

12. "治上焦如羽，非轻不举"语出（　　　）

　　A. 叶天士　　　　　　　B. 薛生白　　　　　　　C. 陈平伯

　　D. 吴鞠通　　　　　　　E. 王孟英

13. 风温专著是（　　　）

　　A.《外感温热篇》　　　B.《温热条辨》　　　　C.《外感温病篇》

　　D.《温热经纬》　　　　E.《湿热病篇》

14. 春温的致病因素是（　　　）

　　A. 风热病邪　　　　　　B. 温热病邪　　　　　　C. 暑热病邪

　　D. 湿热病邪　　　　　　E. 燥热病邪

15. 春温的好发季节（　　　）

　　A. 春季　　　　　　　　B. 夏季　　　　　　　　C. 秋季

　　D. 冬季　　　　　　　　E. 长夏季节

16. 春温初起发于气分的常见证型是（　　　）

　　A. 表热证　　　　　　　B. 表寒证　　　　　　　C. 热郁胆腑证

　　D. 热结肠腑证　　　　　E. 阴虚火炽证

17. 春温初起发于营分的常见证型是（　　　）

　　A. 气营两燔　　　　　　B. 热扰胸膈　　　　　　C. 热郁少阳

　　D. 热灼营阴　　　　　　E. 热入心营

18. 春温后期多损伤（　　　）

A. 气血   B. 津液   C. 肺胃阴液

D. 胃肠阴液   E. 肝肾阴液

19. 春温后期身热，心烦不得卧，舌红苔黄，脉细数，病机为（   ）

A. 热伤肾阴，心火亢盛   B. 热灼营阴，扰乱心神   C. 余热久羁，肝肾阴伤

D. 余邪留伏阴分   E. 肺胃阴虚，虚热扰心

20. 下列哪一项不是春温的特点（   ）

A. 一般发病急骤

B. 变化较多

C. 病情较重

D. 初起以肺卫证候为主要表现

E. 病发于里

21. 春温病名首见于（   ）

A.《伤寒补亡论》   B.《黄帝内经》   C.《难经》

D.《备急千金要方》   E.《温疫论》

22. 风温与春温在临证上的主要区别是（   ）

A. 感受病邪不同   B. 初起证候不同   C. 易发斑疹

D. 易出现惊厥   E. 易传心包

23. 春温的治则以清泄里热为主，并须注意养阴，透邪外出。下列治法中哪一项是错误的（   ）

A. 热在气分，苦寒清泄里热

B. 热在营分，清营解毒，透邪外达

C. 后期肺胃阴伤，甘寒清养肺胃

D. 热盛动风，凉肝息风

E. 热结肠腑，通腑泄热

24. 暑温的致病因素是（   ）

A. 风热病邪   B. 温热病邪   C. 暑热病邪

D. 湿热病邪   E. 燥热病邪

25. 暑温的好发季节（   ）

A. 春季   B. 夏季   C. 秋季

D. 冬季   E. 长夏季节

26. 暑温常见的发病证型是（   ）

A. 表热证   B. 表寒证   C. 阳明热炽证

D. 阳明热结证   E. 太阴热郁证

27. 暑入阳明，治宜（   ）

A. 辛凉疏泄   B. 苦寒清热   C. 清泄暑热

D. 清热泻火   E. 清心凉营

28. 下列哪一症状是暑湿郁蒸上焦，蒙蔽清窍所致（   ）

A. 胸脘痞闷　　　　　　B. 恶心呕吐　　　　　　C. 身重肢倦

D. 面赤耳聋　　　　　　E. 神疲乏力

29. 暑温后期常见的病机是（　　　）

A. 肺胃阴虚　　　　　　B. 胃肠液亏　　　　　　C. 肝肾阴虚

D. 心肾不济　　　　　　E. 肝火亢盛

30. 提出"治暑之法，清心利小便最好"的医家是（　　　）

A. 张凤逵　　　　　　　B. 张仲景　　　　　　　C. 张元素

D. 王孟英　　　　　　　E. 王纶

31. 提出"暑必兼湿"的医家是（　　　）

A. 吴又可　　　　　　　B. 叶天士　　　　　　　C. 薛生白

D. 吴鞠通　　　　　　　E. 王孟英

32. "夏暑发自阳明"是指（　　　）

A. 暑为火热之气，传变迅速

B. 暑温病易见阳明经证与阳明腑证

C. 暑温病易夹湿为患

D. 暑温病初起即见阳明气分热盛证候

E. 暑性酷烈，易于耗气伤津

33. 暑温病的基本治则是（　　　）

A. 清暑生津　　　　　　B. 清暑益气生津　　　　C. 清暑凉营

D. 清暑泄热　　　　　　E. 清暑化湿

34. 下列哪项不属于暑温病的诊断要点（　　　）

A. 多发生于夏暑当令之时

B. 初起即见壮热、烦渴、汗多、脉洪等气分热盛证候

C. 易于耗伤肺胃之阴

D. 病程中变化较快，病情较重

E. 可有化火、生痰、生风等病理变化

35. 暑温初起的治法多是（　　　）

A. 解表法　　　　　　　B. 清气法　　　　　　　C. 开窍法

D. 化湿法　　　　　　　E. 滋阴法

36. 暑温初起，病邪多侵犯（　　　）

A. 卫分　　　　　　　　B. 气分　　　　　　　　C. 卫气同病

D. 气营同病　　　　　　E. 直入心包

37. 下列哪项不是暑伤津气的表现（　　　）

A. 身热息高　　　　　　B. 心烦溺黄　　　　　　C. 口渴，自汗

D. 脘痞食少　　　　　　E. 肢倦神疲

38. 对冒暑病总的治法是（　　　）

A. 清暑辟秽化浊　　　　B. 清涤暑热兼以化湿　　C. 清热化湿

D. 疏表散寒涤暑 E. 清暑泄热

39. 暑入心营的治则是（　　）

A. 清营泄热，凉肝息风

B. 清营泄热，透热转气

C. 清营泄热，清心开窍

D. 清营泄热，芳香辟秽

E. 清营泄热，益气生津

40. 暑温后期阶段，因包络痰热未净，机窍不利而致的证候是（　　）

A. 神识昏蒙，似清似昧或时清时昧，时或谵语

B. 热退之后，手足拘挛，肢体强直或抽搐

C. 神迷不清，昏沉不语，喉中痰鸣，牙关紧急

D. 神情呆钝，甚或痴呆，失语，失明，耳聋

E. 心热烦躁，消渴不已，肢体麻痹

41. 首创"秋燥"病名，并列专篇论述的医家为（　　）

A. 刘完素 B. 吴鞠通 C. 叶桂

D. 喻嘉言 E. 王安道

42. 下列哪一项不是秋燥的辨病依据（　　）

A. 有明显的季节性

B. 初起见有口、鼻、唇、咽及皮肤等津液干燥征象

C. 病变重心在肺

D. 发病初起有发热恶寒、咳嗽等肺卫见证

E. 病程较长

43. 以下为秋燥初、中、末三期的治疗大法的是（　　）

A. 上燥治气，中燥治血，下燥增液

B. 上燥增液，中燥治气，下燥治血

C. 上燥治气，中燥增液，下燥治血

D. 上燥治血，中燥增液，下燥治气

E. 以上都不是

44. 以下有关秋燥的治疗哪种提法是错误的（　　）

A. 肺燥肠闭津亏而致便秘者，宜肃肺润肠通便

B. 燥干清窍，治宜清散上焦气热，润燥利窍

C. 燥热化火，伤及肺阴，治宜清肺润燥养阴

D. 肺胃阴伤未复者，宜甘寒生津，滋养肺胃之阴

E. 秋燥邪袭肺卫，治以清热解表

45. 以下关于辨燥热所在部位的论述错误的是（　　）

A. 燥热在肺，可见燥热炽盛、肺津受损

B. 燥热循经上干头目清窍，可致清窍干燥

C.若肺经燥热下移大肠，则见大便秘结

D.肺不布津于肠而见大便秘结。

E.燥热损伤血络可见咳血

46.以下哪项不属于秋燥的特点

A.多发生于初秋　　　B.初起即有津液干燥之象　　C.以肺为病变中心

D.初犯于肺卫　　　　E.易传入营血分

47.症见发热，微恶风寒，无汗或少汗，头痛，咳嗽，口微渴，项肿咽痛，苔薄白，舌边尖红，脉浮数，选用下列哪一处方最宜（　　　）

A.普济消毒饮　　　　B.清咽栀豉汤　　　　C.银翘散加马勃、玄参

D.银翘马勃散　　　　E.清瘟败毒饮

48.风温，邪袭肺卫而兼热盛津伤，小便短少，下列治法中，哪一项最适合？（　　　）

A.银翘散加栀子、瞿麦、扁蓄

B.银翘散加木通、淡竹叶、甘草梢

C.银翘散加杏仁、滑石、通草

D.银翘散加豆蔻、苡仁、茯苓皮

E.银翘散加麦冬、生地、知母、黄芩、栀子

49.吴鞠通称为"辛凉轻剂"的方剂是（　　　）

A.银翘散　　　　　　B.白虎汤　　　　　　C.桑菊饮

D.翘荷散　　　　　　E.麻杏石甘汤

50.男性，3岁，因发热1天，2009年4月25日初诊。时值甲型流感流行，患者1日前突起高热，微恶寒，口微渴，咳声重浊，舌边尖红，脉浮数。血常规提示淋巴细胞比例升高（52%），白细胞总数正常，胸片检查无异常。最适宜的治法是（　　　）

A.清热宣肺　　　　　B.宣肺泄热　　　　　C.辛凉解表，佐以辛温

D.辛凉解表，宣肺止咳　E.清热宣肺，生津止渴

51.症见发热微恶风寒，头痛少汗，咳嗽少痰，咽干鼻燥，口渴，苔白舌红，右脉数大，方宜用（　　　）

A.银翘散　　　　　　B.桑菊饮　　　　　　C.桑杏汤

D.清燥救肺汤　　　　E.翘荷汤

52.身热，汗出，烦渴，咳喘，胸闷，咳甚痰多，舌红苔黄，脉数，治宜（　　　）

A.麻杏石甘汤加半夏、苏子、橘红

B.麻杏石甘汤加芦根

C.麻杏石甘汤加连翘、川贝

D.麻杏石甘汤加浙贝、瓜蒌、郁金

E.麻杏石甘汤加桔梗、甘草、贝母

53.风温，痰热郁阻，肺失宣降，选用下列最适宜的处方是（　　　）

A.麻杏石甘汤加川贝、桑皮、橘络

B.麻杏石甘汤加兜铃、瓜蒌、法半夏

    C. 麻杏石甘汤加兜铃、百部、冬花

    D. 麻杏石甘汤加芦根、苡仁、冬瓜、桃仁

    E. 麻杏石甘汤加白茅根、脚栀子、侧柏叶

54. 症见身热，汗出，烦渴，咳嗽微喘，胸闷痛，痰黏不爽，舌红苔黄，脉数，宜选用何法治疗（　　）

    A. 宣肺化痰止咳　　　　　　B. 清热化痰　　　　　　　C. 清热止咳

    D. 清热宣肺　　　　　　　　E. 降逆平喘

55. 身热，汗出，烦渴，咳喘，舌红苔黄脉滑数，治宜（　　）

    A. 桑菊饮加知母，石膏　B. 麻杏石甘汤　C. 白虎汤　D. 宣白承气汤　E. 以上都不是

55. 风温病肺热发疹，其病变在（　　）

    A. 气分　　　　　　　　　　B. 卫分　　　　　　　　　C. 气营

    D. 营分　　　　　　　　　　E. 血分

57. 下列哪项不属肺热发疹证（　　）

    A. 身热咳嗽　　　　　　　　B. 肌肤发疹　　　　　　　C. 胸闷，疹点红润

    D. 心烦谵语　　　　　　　　E. 舌红脉数

58. 风温，身热，咳嗽，胸闷，肌肤发红疹，治宜（　　）

    A. 桑菊饮去薄荷、苇根，加麦冬、生地、玉竹、丹皮

    B. 银翘散去荆芥、豆豉，加白茅根、侧柏炭、栀子炭

    C. 银翘散加生地、丹皮、赤芍、麦冬

    D. 银翘散去豆豉，加生地、丹皮、大青叶、玄参

    E. 玉女煎去牛膝、熟地，加生地

59. 风温，肺热发疹，其最优的治疗方药是（　　）

    A. 银翘散去豆豉，加细生地、丹皮、大青叶，倍玄参方

    B. 银翘散加杏仁、玄参、丹皮

    C. 银翘散加升麻、浮萍、三春柳

    D. 银翘散合犀角地黄汤

    E. 银翘散合犀角、玄参

60. 症见发热，微恶风寒，咽痛，咳嗽，口渴，肌肤斑疹隐隐，心烦躁扰，甚或有谵语，舌绛苔白黄相兼，脉象弦紧，治宜（　　）

    A. 甘露消毒丹　　　　　　　B. 清营汤　　　　　　　C. 黄芩汤加葛根、蝉蜕、薄荷

    D. 银翘散去豆豉，加细生地、丹皮、大青叶，倍玄参方　　E. 白虎汤

61. 下列哪项不属肺热移肠证（　　）

    A. 腹胀满硬痛　　　　　　　B. 下利色黄热臭　　　　　C. 肛门灼热

    D. 身热咳嗽　　　　　　　　E. 苔黄脉数

62. 男性，22岁，发热5天，伴咳嗽胸痛，2009年3月18日初诊。患者5天前起病，咳嗽胸痛，气喘，痰多色黄，大便至今未行，腹部胀痛，舌苔黄腻，脉滑数。可选用的方药是（　　）

  A. 千金苇茎汤   B. 麻杏石甘汤   C. 苏子降气汤

  D. 宣白承气汤   E. 小陷胸加枳实汤

  63. 女性，19 岁，因发热胸痛 4 天，2005 年 5 月 1 日初诊。4 天来发热，痰为黄色，右侧胸痛，于咳嗽及呼吸加重。胸部 X 线检查示 "右肺液平存在"。舌红苔黄，脉数等，治宜用千金苇茎汤，胸痛较著，可加用（　　　）

  A. 苏子   B. 仙鹤草   C. 郁金、桃仁、瓜蒌

  D. 延胡索   E. 黄芩

  64. 女性，4 岁，因发热 1 天，2004 年 4 月 10 日初诊。微发热，目赤，红疹密布全身，咳嗽阵作，舌苔薄白，质红，脉数。宜选用的方药是（　　　）

  A. 银翘散

  B. 桑菊饮

  C. 清营汤

  D. 银翘散加生地、丹皮、大青叶

  E. 银翘散去豆豉，加生地、丹皮、大青叶，倍玄参方

  65. 风温，肺热移肠的大便性状是（　　　）

  A. 下利色黄热臭   B. 纯利恶臭稀水   C. 便溏

  D. 下利黏垢不爽   E. 下利色淡稀便

  66. 银翘散去豆豉，加细生地、丹皮、大青叶，倍玄参方，治疗（　　　）

  A. 卫气同病   B. 卫营同病   C. 伏邪自发

  D. 新感引发   E. 肺卫表证

  67. 凉膈散治疗（　　　）

  A. 热郁上焦   B. 热炽上焦   C. 热郁胸膈

  D. 热灼胸膈   E. 上焦气闭

  68. 症见壮热、烦渴、汗多、舌红苔黄、脉洪数，治宜（　　　）

  A. 清热保津   B. 通腑泄热   C. 滋阴攻下

  D. 滋阴润燥   E. 补益气阴

  69. 患者发热（T 38.9℃），头痛耳痛，两眼红肿疼痛，右胁肋痛，心烦，口苦口干，小便短赤，舌苔干黄，脉弦数。辨证属于（　　　）

  A. 热扰清窍   B. 热郁胸膈   C. 热灼胸膈

  D. 热郁胆腑   E. 热郁三焦

  70. 身热，烦躁不安，胸膈灼热，唇焦咽燥，口干，便秘，舌红苔黄，脉滑数。治宜选用（　　　）

  A. 凉膈散   B. 宣白承气汤   C. 导赤承气汤

  D. 小陷胸加枳实汤   E. 增损双解散

  71. 治疗发热恶寒，头晕，汗出，咳嗽，舌苔薄微腻，方选（　　　）

  A. 新加香薷饮   B. 银翘散   C. 黄连香薷饮

  D. 香薷散   E. 雷氏清凉涤暑法

72. 治疗低热，头目不清，胸痞，纳差，舌淡红，苔薄腻，方选（　　　）

    A. 三仁汤　　　　　　　　　B. 三石汤　　　　　　　　　C. 清络饮

    D. 桑菊饮　　　　　　　　　E. 桑杏汤

73. 秋燥肺燥肠闭症见（　　　）

    A. 神志昏愦　　　　　　　　B. 痰多咳嗽不爽　　　　　　C. 大便溏而不爽

    D. 谵语　　　　　　　　　　E. 抽搐

74. 发热，干咳无痰，气逆而喘，咽干鼻燥，胸满胁痛，心烦，口渴，苔薄白而燥，治宜（　　　）

    A. 麻杏石甘汤　　　　　　　B. 凉膈散　　　　　　　　　C. 千金苇茎汤

    D. 清燥救肺汤　　　　　　　E. 小陷胸汤

75. 温病身热，干咳无痰，气逆而喘，胸满胁痛，咽干鼻燥，心烦口渴，舌边尖红，苔薄白而干，病机为（　　　）

    A. 风热邪袭肺卫　　　　　B. 燥热邪在肺卫　　　　　C. 燥热化火，伤及肺阴

    D. 燥热灼伤肺胃津液 E. 燥干清窍

76. 初起喉痒干咳，继则痰黏带血丝，胸胁牵痛，腹部灼热，大便水泄如注，肛门灼热，舌尖红，脉数，方宜（　　　）

    A. 阿胶黄芩汤　　　　　　　B. 清燥救肺汤　　　　　　　C. 桑杏汤

    D. 葛根黄芩黄连汤　　　　　E. 翘荷汤

77. 咳嗽不爽，痰黏难咯，胸腹胀满，便秘，治宜（　　　）

    A. 宣白承气汤　　　　　　　B. 桑杏汤　　　　　　　　　C. 五仁橘皮汤

    D. 增液承气汤　　　　　　　E. 清燥救肺汤

78. 症见身热，干咳无痰，气逆而喘，咽喉干燥，鼻燥，齿燥，胸满胁痛，心烦口渴，舌苔薄白而燥或薄黄干燥，舌边尖红赤，病机属（　　　）

    A. 邪在卫分　　　　　　　　B. 卫气同病　　　　　　　　C. 邪在气分

    D. 气营同病　　　　　　　　E. 气血两燔

79. 秋燥，症见耳鸣、目赤、齿龈肿咽痛等其治疗首选方剂是（　　　）

    A. 桑杏汤　　　　　　　　　B. 翘荷汤　　　　　　　　　C. 杏苏散

    D. 白虎汤　　　　　　　　　E. 清咽汤

80. 温病身热，干咳无痰，气逆而喘，胸闷胁痛，咽干鼻燥，心烦口渴，舌边尖红，苔薄白而干，病机为（　　　）

    A. 风热邪袭肺卫　　　　　B. 燥热邪在肺卫　　　　　C. 燥热化火，伤及肺阴

    D. 燥热灼伤肺胃津液　　　　E. 风温邪热壅肺

81. 初起时喉痒干咳，继则因咳甚而痰黏带血，胸胁疼痛，腹部灼热，大便泻泄，舌红，苔薄黄而干，脉数，方宜（　　　）

    A. 阿胶黄芩汤　　　　　　　B. 桑杏汤　　　　　　　　　C. 清燥救肺汤

    D. 葛根芩连汤　　　　　　　E. 宣白承气汤

82. 风温肺热腑实证选用方为（　　　）

A. 调胃承气汤 　　　　B. 导赤承气汤 　　　　C. 桃仁承气汤

D. 宣白承气汤 　　　　E. 增液承气汤

83. 白虎汤的功效是（　　　　）

A. 清泄阳明胃热 　　　　B. 清泄少阳里热 　　　　C. 清热宣肺

D. 泄热攻下 　　　　E. 清热止利

84. 风温热结肠腑的首选方是（　　　　）

A. 小承气汤 　　　　B. 大承气汤 　　　　C. 增液承气汤

D. 调胃承气汤 　　　　E. 枳实导滞汤

85. 下列哪项不属吴鞠通白虎汤四禁的内容（　　　　）

A. 脉浮弦而细者 　　　　B. 脉沉者 　　　　C. 身热汗出者

D. 不渴者 　　　　E. 汗不出者

86. 下列哪项不属葛根黄芩黄连汤证的症状（　　　　）

A. 身热咳嗽 　　　　B. 下利色黄热臭 　　　　C. 肛门灼热

D. 苔黄焦燥，脉洪大 　　　　E. 腹不硬痛

87. 下列哪项不是宣白承气汤中的药物（　　　　）

A. 石膏 　　　　B. 知母 　　　　C. 生大黄

D. 杏仁 　　　　E. 瓜蒌皮

88. 运用增液承气汤与调胃承气汤的主要鉴别点是（　　　　）

A. 潮热，便秘 　　　　B. 腹胀满痛拒按 　　　　C. 时有谵语

D. 口干唇燥 　　　　E. 苔黄而燥

89. 增液承气汤治疗（　　　　）

A. 正气亏虚 　　　　B. 阴液亏虚 　　　　C. 气阴亏虚

D. 热结液亏 　　　　E. 热结气液亏

90. 症见身热、腹满、便秘、口干唇燥、舌苔焦燥、脉沉细，治宜（　　　　）

A. 清热保津 　　　　B. 通腑泄热 　　　　C. 滋阴攻下

D. 滋阴润燥 　　　　E. 补益气阴

91. 患者腹胀近 10 天，腹部灼热胀满绷急而痛、拒按，大便干结数日一解，解时努责难下，舌苔老黄，脉粗沉洪。辨证属于（　　　　）

A. 热结旁流 　　　　B. 热结肠腑 　　　　C. 湿热胶结

D. 气滞疼痛 　　　　E. 腑气痹阻

92. 身热，腹满，便秘，口干唇裂，舌苔焦燥，脉沉细，治宜（　　　　）

A. 调胃承气汤 　　　　B. 凉膈散 　　　　C. 增液承气汤

D. 增液汤 　　　　E. 增损双解散

93. 王氏清暑益气汤，主治（　　　　）

A. 暑入阳明 　　　　B. 暑湿伤气 　　　　C. 暑伤津液

D. 暑伤津气 　　　　E. 津气欲脱

94. 暑温症见身热息高，心烦溺赤，口渴自汗，肢倦神疲，脉虚无力。其药应选

（   ）

    A. 人参、麦冬、五味子

    B. 西洋参、石斛、麦冬、黄连、竹叶、荷梗、知母、甘草

    C. 人参、麦冬、石斛、木瓜、生甘草、生谷芽、鲜莲子

    D. 人参、生石膏、知母、粳米、甘草

    E. 黄连、乌梅、麦冬、生地黄、阿胶

95. 李某，男性，54 岁，症见壮热面赤，背微恶寒，头痛头晕，心烦气粗，汗多口渴，舌红，苔黄燥，脉大而芤，治宜（   ）

    A. 白虎加苍术汤   B. 王氏清暑益气汤   C. 白虎加人参汤

    D. 白虎汤加银花、石斛、芦根   E. 东垣清暑益气汤

96. 患者男性，44 岁，症见身热，烦渴，自汗，神疲，肢倦，尿黄，舌红，苔黄燥，脉虚无力。治宜（   ）

    A. 白虎加人参汤   B. 连梅汤   C. 王氏清暑益气汤

    D. 生脉散   E. 东垣清暑益气汤

97. 女性，17 岁，初秋久晴无雨，症见咳嗽不爽而多痰，胸腹胀满，便秘，舌红苔黄，治宜（   ）

    A. 清肺润燥养阴   B. 宣肺化痰，泄热攻下   C. 滋养阴液，攻下腑实

    D. 肃肺化痰，润肠通便   E. 滋阴润燥，疏肝理气

98. 宣白承气汤证属吴鞠通所说的哪种治法？（   ）

    A. 气血合治法   B. 二肠合治法   C. 邪正合治法

    D. 脏腑合治法   E. 两少阴合治法

99. 身热下利，肛门灼热，恶心呕吐，腹部疼痛，苔黄脉数，治宜（   ）

    A. 王氏连朴饮加苡仁、竹叶

    B. 调胃承气汤

    C. 葛根芩连汤加白芍、藿香、姜竹茹

    D. 枳实导滞汤

    E. 宣白承气汤

100. 身热面赤，烦渴欲饮，饮不解渴，得水则吐，胸脘痞满，按之疼痛，便秘，苔黄滑，其病机为（   ）

    A. 热灼胸膈   B. 阳明热结   C. 热郁胸膈

    D. 痰热结胸   E. 邪热壅肺

101. 临床上见身热肢厥，神昏谵语，抽搐痉挛，舌质鲜绛，脉细数或弦数者，首选的中成药是（   ）

    A. 安宫牛黄丸   B. 至宝丹   C. 紫雪丹

    D. 苏合香丸   E. 神犀丹

102. 女性，1 岁半，因高热咳嗽而喘 6 天，2002 年 4 月 20 日初诊。患儿深昏迷状态，面色黯黄，痰壅咽间，高度气喘，下颌微微颤动，四肢冰凉，唇焦、舌干、齿

燥，舌质深绛，苔老黄无津，脉细数无力。正确的治法是（　　）

A. 清心开窍，固脱救逆　　B. 清心开窍　　　　　　C. 益气固脱

D. 清心开窍，凉营泄热　　E. 清心开窍，益气生津

103. 热陷心包与内闭外脱的区别，关键在于前者无（　　）

A. 昏愦不语　　　　　　B. 肢厥　　　　　　C. 神昏谵语

D. 气息短促，汗多　　　E. 舌蹇

104. 热入心包兼阳明腑实与单纯阳明腑实，前者辨证的关键是（　　）

A. 身热神昏　　　　　　B. 腹痛便秘　　　　　　C. 舌蹇

D. 肢厥　　　　　　　　E. 苔黄燥

105. 症见身热夜甚，心烦躁扰，斑疹隐隐，舌红绛，脉细数，治宜（　　）

A. 清热保津　　　　　　B. 清营泄热　　　　　　C. 滋阴养液

D. 泄卫透营　　　　　　E. 清心凉营

106. 治疗身热骤降，四肢逆冷，面色苍白，汗出淋漓，脉细欲绝者，方选（　　）

A. 四物汤　　　　　　　B. 生脉散　　　　　　C. 回阳救急汤

D. 人参汤　　　　　　　E. 安宫牛黄丸

107. 患者高热，头痛呕吐，四肢抽搐，颈项强直，角弓反张，昏不知人，经脑脊液检查，诊断为"流行性脑脊髓膜炎"，西医治疗两日未见好转，情势危急，口噤未见舌苔，六脉细数。中医辨证属于（　　）

A. 气营（血）两燔证　　B. 热闭心包证　　　　　　C. 热极动风证

D. 心火亢盛证　　　　　E. 阴虚火炽证

108. 患者发热已10天，经西医治疗，症状未见明显好转。会诊时见：发热无汗，嗜睡，时而烦躁，微咳，呼吸微弱，腹不胀满，四肢厥冷，齿干舌绛，苔老黄中心黑，脉沉。治疗选用（　　）

A. 白虎汤　　　　　　　B. 承气汤　　　　　　C. 清营汤

D. 犀角地黄汤　　　　　E. 清宫汤

109. 患者春月患温，得病之始，寒战高热，头疼身痛，医投"荆防败毒散"加减，药后得汗，寒战已罢而高热持续，以为邪热伤阴，给予滋阴退热之剂，服后口渴已止，神情由躁转静，继之昏沉不语。身灼热而四肢逆冷，神识昏迷，舌绛无苔，脉细数。治宜（　　）

A. 清泄里热　　　　　　B. 通腑泄热　　　　　　C. 清热解毒

D. 回阳固脱　　　　　　E. 清心开窍

110. 治疗身热骤降，汗出不止，喘喝欲脱，脉散大者，方选（　　）

A. 四逆汤　　　　　　　B. 生脉散　　　　　　C. 八珍汤

D. 独参汤　　　　　　　E. 清暑益气汤

111. 症见猝然昏倒，不省人事，身热肢厥，气粗如喘，舌绛脉数，属于（　　）

A. 暑痫　　　　　　　　B. 暑风　　　　　　C. 暑厥

D. 暑瘵　　　　　　　　E. 暑秽

112. 症见身灼热，四肢抽搐，甚则角弓反张，神志不清，辨证为（　　）

    A. 暑入心营　　　　　　　　B. 暑入心包　　　　　　　　C. 暑伤气阴

    D. 暑热闭窍　　　　　　　　E. 暑热动风

113. 暑厥发生时，除服用清心开窍剂外，还可服用（　　）

    A. 通关散　　　　　　　　　B. 止痉散　　　　　　　　　C. 行军散

    D. 锡类散　　　　　　　　　E. 玉钥匙

114. 暑风发生时，抽搐难以控制者，可加服（　　）

    A. 通关散　　　　　　　　　B. 止痉散　　　　　　　　　C. 行军散

    D. 锡类散　　　　　　　　　E. 玉钥匙

115. 下列哪项不是暑厥的临床表现（　　）

    A. 猝然昏倒　　　　　　　　B. 身热肢厥　　　　　　　　C. 气粗如喘

    D. 口眼歪斜　　　　　　　　E. 不知人事

116. 病发于 8 月，患者发热 3 天，体温持续 40℃左右，昏迷不醒 1 天，四肢厥冷，气促痰鸣，舌红少苔，脉细数，辨证为（　　）

    A. 暑热动风　　　　　　　　B. 暑入厥阴　　　　　　　　C. 暑入营血

    D. 暑热闭窍　　　　　　　　E. 暑湿阻窍

117. 患儿发热 3 天（T40.2℃），神识昏迷，面色苍白，肢青唇紫，气促痰鸣，四肢抽搐、厥冷，大便溏薄，脉细数，舌淡色白。辨证属于（　　）

    A. 暑热动风　　　　　　　　B. 暑入厥阴　　　　　　　　C. 暑热闭窍

    D. 暑湿闭窍　　　　　　　　E. 内闭外脱

118. 患者发热有汗不解，口渴不欲多饮，胸闷气粗，入夜烦躁，梦语如谵，恶心呕吐，小溲短赤，舌苔黄腻，脉濡数。辨证属于（　　）

    A. 暑湿交蒸　　　　　　　　B. 暑湿闭窍　　　　　　　　C. 暑湿中阻

    D. 暑湿下蕴　　　　　　　　E. 暑湿弥漫三焦

119. 男性患者，26 岁，夏季炎暑中午忙于割谷，猝然昏倒在田间，不知人事，气粗如喘，救治宜用（　　）

    A. 神犀丹　　　　　　　　　B. 清营汤送服安宫牛黄丸　　C. 犀角地黄汤

    D. 玉女煎去牛膝、熟地，加细生地、玄参　　　　　　　　E. 白虎汤

120. 病发于夏季，症见身体灼热，躁扰不安，口噤不开，颈项强直，面赤气粗，舌红苔黄燥，脉弦数。治宜（　　）

    A. 清宫汤送服至宝丹

    B. 清营汤送服至宝丹

    C. 白虎汤合清宫汤送服至宝丹

    D. 先服紫雪丹，继服羚角钩藤汤加生石膏、知母

    E. 玉女煎去牛膝、熟地，加细生地、玄参

121. 男性患者，32 岁，症见灼热躁扰，谵妄，斑疹，吐血，衄血，角弓反张，舌深绛而干。其病机为（　　）

A.肝经热盛，肝风内动　　B.气分热盛，肝风内动　　C.心营热盛，肝风内动

D.血分热盛，肝风内动　　E.暑热未净，痰瘀阻络

122.身热夜甚，心烦不寐，口干但不甚渴饮，小便短赤热痛，舌绛，脉细数。证属
（　　　）

A.热灼营分　　　　　　B.阴虚火旺　　　　　　C.热在心营，下移小肠

D.热入心包　　　　　　E.热入心营

123.含有童便的方剂有（　　　）

A.导赤清心汤　　　　　B.神犀丹　　　　　　　C.导赤承气汤

D.雷氏清凉涤暑法　　　E.犀地清络饮

124.春温身灼热，躁扰不安，斑色紫赤，稠密成片，舌深绛，脉数，选用下列何组
药物最合适（　　　）

A.犀角、熟地黄、赤芍、丹皮、丹参

B.犀角、玄参、生地黄、知母、生石膏

C.犀角、丹皮、赤芍、丹参、鲜生地

D.犀角、丹皮、白芍、干生地、阿胶

E.犀角、黄连、黄芩、知母、生石膏

125.某女，2天前受凉后出现发热，头痛，微恶寒，心烦口渴，在门诊治疗未见
好转，且诸症加重，遂来就诊。现症见发热（体温40℃），神昏谵语，斑疹密布，色深
紫，吐血，舌深绛，脉数。应辨证为（　　　）

A.肺热发疹　　　　　　B.气血两燔　　　　　　C.热盛动血

D.气营两燔　　　　　　E.热入心包

126.春温热盛动血证，治宜选（　　　）

A.清营汤　　　　　　　B.犀角地黄汤　　　　　C.加减玉女煎

D.化斑汤　　　　　　　E.清瘟败毒饮

127.春温热盛动血证，治宜（　　　）

A.清心开窍，凉营解毒　　B.凉血散血，清热解毒　　C.清营解毒，透热养阴

D.泄热通结，活血逐瘀　　E.气血两清

128.某女，42岁，农民，7月16日初诊。患者因在田间劳作时突发咳嗽咯血前来
就诊。症见发热，咳嗽气粗，咯血，心烦，口渴欲饮，舌红，苔黄而干，脉细数。其病
机为（　　　）

A.邪热壅肺　　　　　　B.湿热阻肺　　　　　　C.暑伤肺络

D.燥热伤肺　　　　　　E.暑伤津气

129."气营两燔"是指（　　　）

A.气分证未解又见营分证　B.营分证透出气分　　　C.气分证转变营分证

D.营分证欲从气分而解　　E.卫分证转变气分证

130.加减玉女煎主治（　　　）

A.卫气同病　　　　　　B.卫营同病　　　　　　C.气营同病

D. 气血同病　　　　　　　　　E. 营血同病

131. 某男，14 岁，2 月 6 日初诊。患者 2 天前受凉后出现发热，头痛，微恶寒，心烦口渴，在门诊治疗未见好转，今晨起诸症加重，遂来就诊。现症见发热，神情烦躁，面色红赤，头痛难忍，汗出湿衣，口渴欲饮，肌肤斑点隐隐，舌红绛，苔黄燥，脉洪数。其诊断和辨证应为（　　　）

    A. 风温（肺热发疹）　　B. 春温（气营两燔）　　C. 春温（热灼营阴）

    D. 暑温（阳明热炽）　　E. 春温（热郁胸膈）

132. 症见壮热，口渴饮冷，头痛如劈，神昏谵语，斑疹密布，衄血，舌深绛，苔黄燥，脉滑数，治宜（　　　）

    A. 清营泄热　　　　　　　B. 清热解毒　　　　　　C. 凉血散血

    D. 气血两清　　　　　　　E. 轻清宣气

133. 热毒炽盛于气营（血）分而斑疹显露者，治宜选（　　　）

    A. 生石膏、知母、玄参、生地黄、麦冬

    B. 犀角、黄连、丹参、生地黄、玄参、麦冬、金银花、连翘、竹叶

    C. 犀角、丹皮、白芍、干生地

    D. 大黄、芒硝、桃仁、芍药、丹皮、当归

    E. 生石膏、知母、生甘草、玄参、犀角、白粳米

134. 吴鞠通根据《黄帝内经》"热淫于内，治以咸寒，佐以苦甘"的治则而制定的治疗热毒炽盛于气营（血）分而斑疹显露的方剂是（　　　）

    A. 加减玉女煎　　　　　　B. 犀角地黄汤　　　　　C. 清营汤

    D. 化斑汤　　　　　　　　E. 清瘟败毒饮

135. 春温壮热，头痛，口渴，烦躁若狂，肌肤发斑，吐血，衄血，舌红绛苔焦黄，脉数，证情严重者。治宜选（　　　）

    A. 犀角地黄汤　　　　　　B. 犀角清络饮　　　　　C. 清瘟败毒饮

    D. 神犀丹　　　　　　　　E. 清营汤

136. 温病症见身热，少腹坚满疼痛，大便黑，小便自利，神志如狂，舌紫绛有瘀斑，脉沉涩。治宜选（　　　）

    A. 桃仁承气汤　　　　　　B. 调胃承气汤　　　　　C. 宣白承气汤

    D. 桃核承气汤　　　　　　E. 新加黄龙汤

137. 温病证见热与血结，蓄于下焦，治宜选（　　　）

    A. 大黄、芒硝、生地黄、玄参、麦冬

    B. 生石膏、知母、玄参、生地黄、麦冬

    C. 犀角、丹皮、白芍、干生地

    D. 大黄、芒硝、桃仁、芍药、丹皮、当归

    F. 大黄、芒硝、桃仁、桂枝、甘草

138. 风温后期余邪未净，肺胃阴伤证首选方为（　　　）

    A. 白虎汤　　　　　　　　B. 白虎加石膏汤　　　　C. 竹叶石膏汤

D. 沙参麦冬汤　　　　　　　E. 增液汤

139. 体现了"泻南补北"治法的方剂是（　　　）

A. 三甲散　　　　　　　B. 连梅汤　　　　　　　C. 犀角地黄汤

D. 羚角钩藤汤　　　　　E. 加减玉女煎

140. 三甲复脉汤是在加减复脉汤的基础上加入（　　　）

A. 龟板、鳖甲、穿山甲　　B. 龟板、鳖甲、牡蛎　　C. 龟板、鳖甲、石决明

D. 龟板、穿山甲、牡蛎　　E. 鳖甲、穿山甲、石决明

141. 温热病的后期治疗应特别注意（　　　）

A. 扶正固脱　　　　　　B. 补益肝肾　　　　　　C. 益气生津

D. 清热养阴　　　　　　E. 清营凉血

142. 春温热灼阴液，真阴亏损一般不会见到（　　　）

A. 心悸　　　　　　　　B. 身热不盛　　　　　　C. 手足心热

D. 口干咽燥　　　　　　E. 舌质干绛

143. 春温后期，阴虚火炽兼口渴者，可在主方基础上加（　　　）

A. 石膏、知母　　　　　B. 五味子、麦冬　　　　C. 芦根、天花粉

D. 生地黄、白芍　　　　E. 玄参、牡丹皮

144. 秋燥是秋季感受燥热病邪所致急性外感热病。以下不是秋燥病证特点的是（　　　）

A. 病变以肺为中心　　　B. 具有津液不足表现　　C. 传变较少

D. 病程较短　　　　　　E. 易于深入下焦，耗伤真阴

145. 症见夜热早凉，热退无汗，能食形瘦，舌红少苔，脉沉细略数。方用（　　　）

A. 十全大补汤　　　　　B. 人参养荣汤　　　　　C. 黄连阿胶汤

D. 黄连解毒汤　　　　　E. 青蒿鳖甲汤

146. 暑温后期，低热不退，心悸烦躁，手足颤动，神情呆钝，默默不语，手足拘挛，肢体强直。其治法是（　　　）

A. 清透余热，搜络化痰祛瘀

B. 清透余热，益气扶正固脱

C. 清透余热，养阴益气生津

D. 清透余热，泻火除烦止渴

E. 清透余热，攻下凉血解毒

147. 患者白血病 2 年，近 25 日高热不退，经多种抗感染治疗后，近日体温保持在 37～38℃，胸痛、时有心悸，纳呆、形消神倦，时见筋惕肉瞤，手足蠕动，舌红绛而干，脉虚细无力。证属（　　　）

A. 风痰阻络证　　　　　B. 肝阳化风证　　　　　C. 阴虚动风证

D. 热盛动风证　　　　　E. 血虚生风证

（二）配伍选择题

　　A. 吴鞠通　　　　　　　　B. 叶天士　　　　　　　　C. 王孟英
　　D. 薛生白　　　　　　　　E. 吴坤安

1. 提出"温邪上受，首先犯肺，逆传心包"的医家是（　　　　）
2. 提出"风温者，初春阳气始升，厥阴行令，风夹温也"的医家是（　　　　）
3. 提出"凡天时晴燥，温风过暖，感其气者，即是风温之邪"的医家是（　　　　）

　　A.《伤寒论》　　　　　　　B.《温热论》　　　　　　　C.《温热经纬》
　　D.《外感温病篇》　　　　　E.《温病条辨》

4. 风温之病名首见于（　　　　）
5. 专论风温的医著是（　　　　）

　　A. 水不涵木　　　　　　　B. 肺胃阴伤　　　　　　　C. 肝热动风
　　D. 心肾不交　　　　　　　E. 血虚动风

6. 春温热盛动风的病机是（　　　　）
7. 春温虚风内动的病机是（　　　　）

　　A. 夜热早凉，能食形瘦
　　B. 身热，心烦不得卧，舌红苔薄黑而干
　　C. 小便红赤，涓滴不畅
　　D. 口不渴
　　E. 身热烦躁，消渴不已，舌红绛苔黄燥

8. 热伤肾阴，心火亢盛，可见（　　　　）
9. 暑伤心肾，水火不济，可见（　　　　）

　　A. 冒暑　　　　　　　　　B. 暑秽　　　　　　　　　C. 暑厥
　　D. 暑痫　　　　　　　　　E. 暑瘵

10. 夏季以猝然闷乱、烦躁为主症的是（　　　　）
11. 夏月感受暑邪的称为（　　　　）

　　A. 叶天士　　　　　　　　B. 吴鞠通　　　　　　　　C. 喻嘉言
　　D. 张凤逵　　　　　　　　E. 张景岳

12. 最先提出暑温概属新感的医家是（　　　　）
13. 首先提出暑温病名的医家是（　　　　）

　　A. 骤然咯血，咳嗽气促，灼热烦渴

    B. 灼热，四肢抽搐，牙关紧闭，神志不清

    C. 猝然昏倒，不知人事，身热肢厥

    D. 头晕，寒热汗出，咳嗽，苔薄微腻

    E. 头痛而胀，胸脘痞闷，烦躁呕恶，肤热有汗，甚则神昏耳聋

14. 冒暑的主要见症是（   ）

15. 暑秽的主要见症是（   ）

    A. 刘河间　　　　　　　B. 俞根初　　　　　　　C. 喻嘉言
    D. 李东垣　　　　　　　E. 沈目南

16. 认为燥属火热的医家是（   ）

17. 认为燥属次寒的医家是（   ）

18. 认为秋燥有温、凉两类的医家是（   ）

    A. 甘润　　　　　　　　B. 治气　　　　　　　　C. 增液
    D. 治血　　　　　　　　E. 清宣

19. 治燥宜（   ）

20. 上燥宜（   ）

21. 下燥宜（   ）

    A. 银翘散　　　　　　　B. 麻杏石甘汤　　　　　C. 桑菊饮
    D. 翘荷汤　　　　　　　E. 桑杏汤

22. 风热侵袭肺卫咳嗽较甚者，治宜（   ）

23. 风热客表，发热恶寒，无汗者，治宜（   ）

    A. 勿过煎　　　　　　　B. 先煎　　　　　　　　C. 后煎
    D. 与他药同煎　　　　　E. 久煎

24. 主治邪袭肺卫的银翘散的煎煮方法是（   ）

25. 主治邪热壅肺的麻杏石甘汤，其麻黄的煎煮方法是（   ）

    A. 银翘散　　　　　　　B. 新加香薷饮　　　　　C. 藿朴夏苓汤
    D. 桑杏汤　　　　　　　E. 葱豉汤

26. 燥热袭肺卫，肺津受伤，疏表润燥方宜用（   ）

27. 风温初起，邪袭肺卫，疏风泄热方宜用（   ）

    A. 银翘散加藿香、郁金　B. 银翘散加天花粉　　　C. 银翘散加马勃、玄参
    D. 银翘散加杏仁　　　　E. 银翘散加生地黄、麦冬

28. 风温"邪袭肺卫"兼肺气失降而咳嗽较甚者，宜用（   ）

29. 风温 "邪袭肺卫" 兼热灼津伤口渴较甚者，宜用（　　　）

30. 风温 "邪袭肺卫" 兼有湿邪而见胸膈满闷者，宜用（　　　）

　　A. 辛温发汗　　　　　　　B. 宣肺清热，止咳平喘　　　　　C. 清热解毒

　　D. 宣肺泄热，凉营透疹　　E. 清营泄热，透热转气

31. 风温病，肺热发疹时，治宜（　　　）

32. 风温病，邪热壅肺时，治宜（　　　）

　　A. 邪袭肺卫　　　　　　　B. 燥热袭肺　　　　　　　　　　C. 邪热壅肺

　　D. 痰热阻肺　　　　　　　E. 肺热发疹

33. 一般见发热微恶风寒，头痛少汗，咳嗽，苔薄白，舌边尖红等症者，多属（　　　）

34. 一般见身热汗出，烦渴，喘咳，痰黏不爽，舌红苔黄者，多属（　　　）

　　A. 桑杏汤　　　　　　　　B. 翘荷汤　　　　　　　　　　　C. 杏苏散

　　D. 银翘散　　　　　　　　E. 清燥救肺汤

35. 秋燥，症见耳鸣、目赤、龈肿、咽痛等，其治疗首选的方剂是（　　　）

36. 症见发热微恶风寒，头痛少汗，咳嗽少痰，咽干鼻燥，口渴，苔白舌红，右脉数大，方宜用（　　　）

　　A. 调胃承气汤加鲜首乌、鲜生地、鲜石斛

　　B. 五仁橘皮汤

　　C. 沙参麦冬汤

　　D. 阿胶黄芩汤

　　E. 翘荷汤

37. 燥干清窍，耳鸣目赤，龈肿咽痛者，治宜（　　　）

38. 燥伤肺胃津液，干咳不已，舌红少苔，治宜（　　　）

39. 肺燥肠热，络伤咯血，大便泄泻，咳痰带血，治宜（　　　）

　　A. 阳明气分热盛　　　　B. 阳明暑热，太阴湿困　　　C. 阳明暑热，津气受伤

　　D. 暑热稍退，津气俱伤　　E. 暑热虽退，津气欲脱

40. 夏天，症见身热息高，心烦溺黄，口渴自汗，肢倦神疲，脉虚无力，其病机是（　　　）

41. 夏天，症见壮热面赤，背微恶寒头痛且晕，心烦气粗，汗多口渴，舌红，苔黄燥，脉洪大而芤，其病机为（　　　）

　　A. 发热　　　　　　　　　B. 腹满便秘　　　　　　　　　　C. 微恶风寒

　　D. 咽干鼻燥　　　　　　　E. 时有神昏谵语

42.秋燥"邪在肺卫"与"燥热伤肺"的主要区别在于前者有（　　　）

43.秋燥"邪在肺卫"与风温"邪袭肺卫"的主要区别在于前者（　　　）

A.桑菊饮　　　　　　　　B.银翘散　　　　　　　　C.桑杏汤
D.清燥救肺汤　　　　　　E.麻杏石甘汤

44.发热，微恶风寒，头痛少汗，咳嗽以痰，咽干口渴，鼻燥，苔薄白而干治宜（　　　）

45.发热，干咳，无痰，气逆而喘，咽干鼻燥，胸满胁痛，心烦口渴，苔薄白而燥，舌边尖红赤，治宜（　　　）

A.调胃承气汤加鲜首乌，鲜生地，鲜石斛

B.五仁橘皮汤

C.沙参麦冬汤

D.阿胶黄芩汤

E.翘荷汤

46.燥干清窍，耳鸣目赤，齿龈肿咽痛，治宜（　　　）

47.燥伤肺胃津液，干咳不已，舌红少苔，治宜（　　　）

48.燥伤肠热，络伤咯血，大便泻泄，咳痰带血，治宜（　　　）

A.滋养肺胃　　　　　　　B.育阴清热　　　　　　　C.滋阴养液
D.滋阴透邪　　　　　　　E.清肺润燥养阴

49.身热，干咳无痰，气逆而喘，咽喉干燥，鼻燥，胸满胁痛，心烦口渴，舌边尖红赤，苔白而燥，治宜（　　　）

50.身热不高，或无热，干咳少痰，口舌干燥而渴，舌红而干，治宜（　　　）

51.夜热早凉，热退无汗，能食形瘦，治宜（　　　）

A.轻清宣透上焦气分燥热　B.清肺润燥养阴　　　　　C.肃肺化痰，润肠通便
D.清热止血，润肺清肠　　E.甘寒滋润，清养肺胃

52.阿胶黄芩汤的主要功效是（　　　）

53.翘荷汤的主要功效是（　　　）

A.桑菊饮　　　　　　　　B.银翘散　　　　　　　　C.桑杏汤
D.清燥救肺汤　　　　　　E.麻杏石甘汤

54.发热，微恶风寒，头痛少汗，咳嗽少痰，咽干口渴，鼻燥，苔薄白而干，治宜（　　　）

55.发热干咳无痰，气逆而喘，咽干鼻燥，胸满胁痛，心烦口渴，苔薄白而燥，舌边尖红赤，治宜（　　　）

A. 白虎汤 　　　　　　B. 调胃承气汤 　　　　　C. 增液承气汤

D. 导赤承气汤 　　　　E. 凉膈散

56. 治疗身热，口干唇裂，腹满，便秘，舌苔焦燥，脉沉细者，方选（　　　）

57. 治疗身热，烦躁，唇焦咽燥，胸膈灼热如焚，便秘，舌红苔黄，脉滑数者，方选（　　　）

58. 治疗日晡潮热，便秘，或纯利恶臭稀水，腹胀满硬痛拒按，舌红，苔老黄而燥，脉沉实有力者，方选（　　　）

59. 治疗身热，腹满，便秘，小便短赤，溺时疼痛，舌红苔黄而燥，脉数者，方选（　　　）

A. 导赤承气汤 　　　　B. 宣白承气汤 　　　　C. 牛黄承气汤

D. 桃仁承气汤 　　　　E. 调胃承气汤

60. 治疗热毒内陷血分，热与血结于下焦者，方选（　　　）

61. 治疗热毒炽盛，燥屎内结肠腑，热结旁流者，方选（　　　）

A. 白虎加苍术汤 　　　B. 白虎加人参汤 　　　C. 白虎加桂枝汤

D. 白虎承气汤 　　　　E. 白虎汤

62. 治疗壮热汗多，口渴心烦，背微恶寒，舌红苔黄燥，脉洪大而芤者，方选（　　　）

63. 治疗壮热汗多，口渴心烦，面赤气粗，头痛且晕，舌红苔黄，脉洪数者，方选（　　　）

64. 治疗壮热烦渴，汗多溺短，脘痞身重，舌红苔薄腻，脉洪大者，方选（　　　）

A. 清营汤 　　　　　　B. 凉膈散 　　　　　　C. 加减玉女煎

D. 清瘟败毒饮 　　　　E. 犀角地黄汤

65. 治疗壮热，目赤，头痛，口渴饮冷，心烦躁扰，甚或谵语，斑点隐隐，舌红绛，苔黄燥，脉滑数者，方选（　　　）

66. 治疗壮热，头痛如劈，骨节烦痛，大渴引饮，心烦不安，甚或昏谵，发斑吐衄，舌绛或深绛，脉弦数有力者，方选（　　　）

67. 治疗身热夜甚，心烦躁扰，甚或时有谵语，斑点隐隐，口干反不甚渴饮，舌绛，苔薄或无苔，脉细数者，方选（　　　）

68. 治疗身灼热，躁扰不安，甚或昏狂谵妄，斑疹密布，色深红甚或紫黑，或吐衄便血，舌深绛，脉数者，方选（　　　）

A. 羚角钩藤汤 　　　　B. 犀角地黄汤 　　　　C. 神犀丹

D. 至宝丹 　　　　　　E. 黄芩汤

69. 治疗身灼热，躁扰不安，斑疹密布，吐衄便血，舌深绛，脉数者，方选（　　　）

70.治疗身灼热，喉间痰鸣，四肢抽搐，神志不清，舌红苔黄，脉弦数者，方选（　　　）

71.治疗身灼热，躁扰，神昏谵妄，斑疹密布色紫黑，舌深绛，苔焦黄者，方选（　　　）

　　A.冒暑　　　　　　　　B.暑秽　　　　　　　　C.暑厥

　　D.暑痫　　　　　　　　E.暑瘵

72.暑伤肺络可称为（　　　）

73.夏季以猝然闷乱、烦躁为主症的是（　　　）

　　A.冒暑　　　　　　　　B.暑秽　　　　　　　　C.中暑

　　D.暑痫　　　　　　　　E.暑瘵

74.暑热亢盛，引动肝风之证可称为（　　　）

75.夏月感受暑邪，以肌表、肺卫见证为主要表现的称为（　　　）

　　A.热盛动血　　　　　　B.气营两燔　　　　　　C.营热阴伤

　　D.气血两燔　　　　　　E.热与血结

76.症见壮热，目赤，头痛，口渴饮冷，心烦躁扰，甚或谵语，斑点隐隐，舌红绛，苔黄燥，脉滑数者，证属（　　　）

77.症见身灼热，躁扰不安，甚或昏狂谵妄，斑疹密布，色深红甚或紫黑，或吐衄便血，舌深绛，脉数者，证属（　　　）

78.症见身热，少腹坚满，按之疼痛，小便自利，大便色黑，神志如狂，或清或乱，口干而漱水不欲咽，舌紫绛色暗或有瘀斑，脉象沉实而涩者，证属（　　　）

　　A.沙参麦冬汤　　　　　B.竹叶石膏汤　　　　　C.桑杏汤

　　D.黄连阿胶汤　　　　　E.益胃汤

79.低热或不发热，干咳不已或痰少而黏，口舌干燥而渴，舌干红少苔，脉细。方用（　　　）

80.发热，微恶风寒，少汗，干咳或痰少而黏，声音嘶哑、鼻燥咽干而痛，舌边尖红，苔薄白而干，右脉数大。方用（　　　）

81.身热不甚，心烦不得卧，舌红，苔黄或薄黑而干，脉细数。方用（　　　）

　　A.玉竹、石斛、山药　　B.地骨皮、白薇、胡黄连　C.黄芩、黄连、黄柏

　　D.茯苓、半夏、陈皮　　E.沙参、麦冬、川贝

82.春温"邪留阴分"兼肺阴虚者，宜用（　　　）

83.春温"邪留阴分"兼胃阴虚者，宜用（　　　）

84.春温"邪留阴分"兼虚热明显者，宜用（　　　）

A. 肺胃   B. 心脾   C. 肝肾

D. 以上都是   E. 以上都不是

85. 风温后期，常易伤及（   ）

86. 春温后期，常易伤及（   ）

A. 清热凉肝息风   B. 滋补肝肾，润养阴液   C. 滋阴息风

D. 清热降火，育阴安神   E. 滋阴清热，搜邪透热

87. 加减复脉汤的功效是（   ）

88. 青蒿鳖甲汤的功效是（   ）

（三）多选题

1. 风温病的诊断要点有（   ）

A. 初起有肺卫见症   B. 后期多致肺胃阴伤   C. 多发生于冬、春季节

D. 感受风热病邪   E. 病程较短

2. 风温的发病，与哪些因素有关（   ）

A. 感受风热病邪

B. 人体与外界环境不相适应

C. 素体虚弱，抗疾病能力减弱

D. 冬令应寒反而温   E. 冬令气候过寒

3. 风温最常见的症状有（   ）

A. 高热   B. 咳嗽   C. 喘息

D. 胸痛   E. 昏迷

4. 下列哪两个不属于温热类温病（   ）

A. 风温   B. 春温   C. 暑温

D. 暑湿   E. 伏暑

5. 春温发病之初即可见到的证候有（   ）

A. 邪袭肺卫   B. 里热发于气分   C. 邪阻中焦

D. 里热发于营分   E. 邪伏膜原

6. 春温见身热，心烦不得卧，舌红苔黄或薄黑而干，脉细数，其治法是（   ）

A. 攻下   B. 育肾阴   C. 滋肺胃

D. 清心火   E. 养心安神

7. 春温后期见手足蠕动，心中憺憺大动，甚则时时欲脱，舌干绛，或光绛无苔，脉虚，其治法应是（   ）

A. 滋养肺胃   B. 补养心血   C. 滋养肝肾

D. 温补肾阳   E. 潜阳息风

8. 春温病，灼热，神昏，痉厥，斑疹密布，舌深绛，脉弦数，病机为（   ）

A. 热盛动血   B. 热盛动风   C. 内闭外脱

D. 热入营分   E. 肺热炽盛

9. 春温症见神昏谵语，躁扰不安，气息促，手足厥冷，冷汗自出，大便闭，舌绛色暗，干燥起刺，欲伸无力，脉细疾为（   ）

A. 阳明腑实   B. 热毒内闭   C. 津气欲脱

D. 阳气外脱   E. 肝风内动

10. 春温肾阴耗损可见（   ）

A. 心烦不眠

B. 口渴欲饮

C. 神倦欲眠，耳聋

D. 形瘦咽干，舌干绛，脉虚

E. 低热，手足心热甚于手足背

11. 春温病的治疗原则是（   ）

A. 清泄里热   B. 主以攻下   C. 保护阴液

D. 先表后里   E. 透邪外出

12. 暑伤津气的证候为（   ）

A. 身热已退   B. 口渴自汗   C. 肢倦神疲

D. 小便短黄   E. 脉散大

13. 张凤逵概括暑病邪在气分阶段不同证型的治法为（   ）

A. 首用辛凉   B. 继用苦寒   C. 再用酸泄酸敛

D. 继用甘寒   E. 再用益气养阴

14. 暑温病诊断的依据应包括（   ）

A. 有明显季节性

B. 起病急，初起多见阳明气分经证

C. 病程中有化火生痰等变化

D. 病变较快，易逆传心包

E. 易产生津气欲脱

15. 暑湿困阻中焦的症状包括（   ）

A. 身热壮盛   B. 汗多溺短   C. 不甚渴饮

D. 脘痞身重   E. 脉洪大

16. 暑温瘥后，痰热阻滞包络可见（   ）

A. 神情呆钝   B. 默默无语   C. 手足拘挛

D. 痴呆   E. 失语

17. 暑温病，暑入阳明可见（   ）

A. 壮热   B. 汗多   C. 烦渴

D. 背微恶寒   E. 脉虚无力

18. 秋燥邪在肺卫证的治疗，主以（   ）

A. 辛温发汗　　　　　　　B. 辛凉甘润　　　　　　　C. 辛凉解表

D. 透邪外出　　　　　　　E. 滋养肝肾

19. 对于秋燥病的治疗，以下提法正确的是（　　　　）

A. 燥者滋之　　　　　　　B. 忌苦燥　　　　　　　C. 必用甘寒

D. 清热润燥　　　　　　　E. 宜柔润

20. 秋燥的诊断要点有（　　　　）

A. 多发生于秋令燥热偏盛时节

B. 除具肺卫见症外，必伴有口、鼻、咽、唇等津液干燥征象

C. 病变重心在肺，病情轻浅

D. 以伤肺胃之阴者为多，较易传入下焦

E. 易传入营血分

21. 风温邪袭肺卫，宜选用（　　　　）

A. 麻杏石甘汤　　　　　　B. 桑杏汤　　　　　　　C. 藿朴夏苓汤

D. 桑菊饮　　　　　　　　E. 银翘散

22. 症见发热恶寒，头痛少汗，胸闷胸痛，咳甚鼻衄，口微渴，苔薄白舌边尖红，脉浮数等，治疗方药是银翘散（　　　　）

A. 加杏仁　　　　　　　　B. 去荆芥、豆豉　　　　C. 加白茅根、侧柏炭、栀子炭

D. 加天花粉　　　　　　　E. 加黄连

23. 桑杏汤证有（　　　　）

A. 身热，头晕，目赤，耳鸣

B. 发热，微恶风寒，咳嗽少痰

C. 渴引饮，胸满胁痛

D. 咽干鼻燥，苔薄白，舌边尖红欠润

E. 大便秘结

24. 治疗秋燥邪在肺卫证可用的处方是（　　　　）

A. 银翘散　　　　　　　　B. 桑菊饮　　　　　　　C. 沙参麦冬汤

D. 桑杏汤　　　　　　　　E. 翘荷汤

25. 千金苇茎汤主要用于风温邪热壅肺（　　　　）

A. 咳喘较甚者　　　　　　B. 咳痰带血者　　　　　C. 痰热内壅伤肺者

D. 咳痰呈铁锈色者　　　　E. 咳吐大量腥臭脓痰者

26. 风温肺热发疹的病机是（　　　　）

A. 邪热深入营分　　　　　B. 热壅肺经气分，宣降失常　C. 肺经燥火伤络

D. 热邪波及营络　　　　　E. 肺经气分热炽

27. 风温肺热发疹的症状是（　　　　）

A. 肌肤红疹　　　　　　　B. 舌光绛　　　　　　　C. 咳嗽胸闷

D. 舌红苔薄白　　　　　　E. 身热不恶寒

28. 肺热发疹的病机是（　　　　）

A. 外感邪热深入营分　　　B. 热袭肺经气分，宣降失常　C. 肺经燥热化火伤络

D. 邪热波及营络　　　　　E. 肺经气分有热

29. 宣白承气汤证与麻杏石甘汤证的区别，在于前者具有下列哪些症状（　　　）

A. 胸闷　　　　　　　　　B. 潮热　　　　　　　　　C. 痰涎壅盛

D. 便秘　　　　　　　　　E. 咳喘

30. 风温肺热发疹证的症状是（　　　）

A. 肌肤红疹　　　　　　　B. 舌光绛　　　　　　　　C. 咳嗽胸闷

D. 舌红，脉数　　　　　　E. 身热不恶寒

31. 燥干清窍，其症可见（　　　）

A. 耳鸣　　　　　　　　　B. 目赤　　　　　　　　　C. 苔薄黄脉数

D. 干咳无痰　　　　　　　E. 龈肿咽痛

32. 下列哪些症状为清燥救肺汤与沙参麦冬汤证所共有（　　　）

A. 身热　　　　　　　　　B. 口渴　　　　　　　　　C. 干咳

D. 气逆而喘　　　　　　　E. 苔薄白而燥或薄黄而燥

33. 症见身热，干咳无痰，气逆而喘，咽喉干燥，鼻燥，齿燥，胸满胁痛，心烦口渴，舌苔薄白而燥或薄黄干燥，舌边尖红赤，治当（　　　）

A. 清热解毒　　　　　　　B. 清肺热　　　　　　　　C. 润肺燥

D. 降肺气　　　　　　　　E. 疏表邪

34. 阿胶黄芩汤的作用有（　　　）

A. 清热　　　　　　　　　B. 润肠　　　　　　　　　C. 清肠

D. 凉血　　　　　　　　　E. 养胃

35. 秋燥肺燥肠热，络伤咳血证，可见（　　　）

A. 喉痒干咳　　　　　　　B. 腹部灼热　　　　　　　C. 舌红苔黄

D. 腹痛泄泻　　　　　　　E. 胸胁疼痛

36. 暑温阳明热盛的治法有（　　　）

A. 清热生津　　　　　　　B. 辛寒清气　　　　　　　C. 通腑泄热

D. 涤暑泄热　　　　　　　E. 益气敛津固脱

37. 暑温暑伤津气的症状有（　　　）

A. 心烦溺黄　　　　　　　B. 身热骤退　　　　　　　C. 肢倦神疲

D. 脉虚无力　　　　　　　E. 口渴自汗

38. 桑杏汤证有（　　　）

A. 身热，头晕，目赤，耳鸣

B. 发热，微恶风寒，咳嗽少痰

C. 烦渴引饮，胸满胁痛

D. 咽干鼻燥，苔薄白，舌边尖红润

E. 大便便秘

39. 阿胶黄芩汤的作用（　　　）

　　A. 润肺　　　　　　　　B. 清肠　　　　　　　　C. 清热

　　D. 止血　　　　　　　　E. 养胃

40. 小陷胸加枳实汤证见（　　　　）

　　A. 身热面赤　　　　　　B. 口不渴　　　　　　　C. 苔黄滑，脉滑数有力

　　D. 下利热臭　　　　　　E. 胸脘痞满，按之痛

41. 葛根黄芩黄连汤证具有（　　　　）

　　A. 身热，不恶寒，反恶热　B. 腹满胀痛，口渴不多饮　C. 大便泄泻，色黄热臭

　　D. 苔黄焦燥，脉沉弱　　E. 肛门灼热

42. 春温热郁胆腑证使用黄芩汤加豆豉、玄参方有以下的临床加减法（　　　　）

　　A. 去大枣

　　B. 腹胀加大黄、芒硝

　　C. 兼表证者，加蝉蜕、薄荷

　　D. 呕甚加苏叶

　　E. 少阴不足加吴茱萸

43. 五仁橘皮汤的作用有（　　　　）

　　A. 润肠通便　　　　　　B. 滋养肺阴　　　　　　C. 清泄肺热

　　D. 肃肺化痰　　　　　　E. 清泄肠热

44. 增液承气汤与导赤承气汤的共有症状是（　　　　）

　　A. 身热　　　　　　　　B. 溺涩痛　　　　　　　C. 便秘

　　D. 口干唇裂　　　　　　E. 脉弦细

45. 身热肢厥，神昏谵语可见于（　　　　）

　　A. 热入心包　　　　　　B. 内闭外脱　　　　　　C. 气分热盛

　　D. 阳气暴脱　　　　　　E. 气血两燔

46. 风温热陷心包的症状可见（　　　　）

　　A. 神昏谵语或昏愦不语　B. 苔黄浊腻，脉濡数　　C. 舌蹇舌绛，脉细数

　　D. 神识昏蒙，时清时昧　E. 身灼热，肢厥

47. 风温内闭外脱的临床表现有（　　　　）

　　A. 身热或身热骤退　　　B. 四肢厥冷，脉微细欲绝　C. 面色苍白，汗出淋漓

　　D. 汗多气短，脉细无力　E. 昏聩不语，蜷卧

48. 对春温病发于营分而用清营汤时，其主要加减有（　　　　）

　　A. 热势不甚可去犀角、生地黄

　　B. 有表证者可加羌活、防风等

　　C. 兼有表证可加淡豆豉、薄荷等

　　D. 斑疹大发，舌深绛，可撤去金银花、连翘、竹叶等气药，加用凉血解毒之品

　　E. 营阴耗损者，可加鳖甲、龟板等

49. 春温热盛动风证的主要临床表现有（　　　　）

　　A. 热势壮盛　　　　　　B. 脉细弱　　　　　　　C. 舌紫晦

D. 少腹坚满，按之疼痛　　E. 头晕胀痛

50. 春温热盛动血证涉及的病机主要有（　　　）

A. 邪伏　　　　　　　　B. 血热　　　　　　　　C. 血瘀

D. 痰凝　　　　　　　　E. 血耗

51. 春温气营两燔证的主要临床表现有（　　　）

A. 斑疹密布　　　　　　B. 壮热口渴　　　　　　C. 吐血衄血

D. 斑疹隐隐　　　　　　E. 时或谵语

52. 春温气营（血）两燔的治疗可选用（　　　）

A. 化斑汤　　　　　　　B. 加减玉女煎　　　　　C. 普济消毒饮

D. 清瘟败毒饮　　　　　E. 甘露消毒丹

53. 春温热与血结证的主要临床表现有（　　　）

A. 口渴欲饮　　　　　　B. 小便不利　　　　　　C. 少腹坚满，按之疼痛

D. 脉滑数　　　　　　　E. 神志如狂

54. 桃仁承气汤与桃核承气汤相同的药物有（　　　）

A. 大黄　　　　　　　　B. 桂枝　　　　　　　　C. 桃仁

D. 芒硝　　　　　　　　E. 丹皮

55. 风温邪入阳明，胃热阴伤证可见（　　　）

A. 身热自汗　　　　　　B. 虚烦不眠　　　　　　C. 口舌干燥

D. 肛门灼热　　　　　　E. 四肢厥冷

56. 暑温后期，暑热久羁，耗伤肾阴，致水火不济之候，治法（　　　）

A. 清暑益气　　　　　　B. 清心开窍　　　　　　C. 清心泻火

D. 滋肾养液　　　　　　E. 滋阴养血

57. 春温后期，邪热久耗真阴，水不涵木，虚风内动。可选用（　　　）

A. 加减复脉汤　　　　　B. 三甲复脉汤　　　　　C. 大定风珠

D. 羚角钩藤汤　　　　　E. 镇肝熄风汤

58. 风温胃热阴伤证及余邪未净，肺胃阴伤证均可见（　　　）

A. 干咳痰少而黏　　　　B. 口干口渴　　　　　　C. 虚烦不眠

D. 舌质红而干　　　　　E. 脉细

59. 春温病的治疗应注意（　　　）

A. 注重清泄里热　　　　B. 刻刻顾及津液　　　　C. 忌用攻下药物

D. 注意透邪外达　　　　E. 不宜凉血散血

60. 以下关于沙参麦冬汤的临床运用正确的是（　　　）

A. 肺经热邪尚盛者，加知母、地骨皮等以清泄肺热

B. 胃阴伤明显者，加石斛、芦根等以养阴生津

C. 咳重者加杏仁、贝母、枇杷叶等以化痰止咳

D. 纳呆者加炒谷麦芽、神曲等以健胃消食

E. 配合饮食疗法，如进食雪梨汁、荸荠汁、石斛茶等

61. 竹叶石膏汤的作用有（　　　）

    A. 清热　　　　　　　　B. 养阴　　　　　　　　C. 生津

    D. 行气　　　　　　　　E. 通下

62. 暑温的临床特点有（　　　）

    A. 发病急骤

    B. 初起即可见阳明气分证候

    C. 病程中易伤津耗气

    D. 易有化火、生痰、闭窍、动风之变

    E. 后期易伤脾胃

63. 症见身热不甚，日久不退，手足心热甚于手足背，口干咽燥，齿黑，舌质干绛或枯萎，甚则紫晦，或神倦，耳聋，脉虚软或结代。证属（　　　）

    A. 风温初起　　　　　　B. 春温初起　　　　　　C. 春温后期

    D. 真阴亏损　　　　　　E. 阴虚火炽

64. 以下关于黄连阿胶汤的分析正确的是（　　　）

    A. 方中以黄连、黄芩苦寒清热，泻心火，坚真阴

    B. 鸡子黄交通心肾，养心而滋肾，安中焦，补精血

    C. 阿胶、白芍滋肝肾，养真阴，抑亢阳

    D. 诸药配伍，上泄心火，下滋肾水，为泻火育阴、攻补兼施之方

    E. 主治纯虚无邪，阴虚至极，正气时时欲脱之虚风内动重症

二、判断题

1. 西医学所说的大叶性肺炎就是中医温病学中的风温。（　　　）

2. 风温虽多见于冬春，但一年四季都能发生。（　　　）

3. 风温多见于冬春两季，其发生于冬季的又称为冬温，发生于春季的又称为春温。（　　　）

4. 风温病后期易出现肝肾阴伤。（　　　）

5. 发于春季的温病称为春温。（　　　）

6. 寒邪转化为热，或邪热内郁，是春温发病的关键所在。（　　　）

7. 春温初起所发生的热郁胆腑证，病变在少阳胆，故属半表半里证。（　　　）

8. "夏暑发自阳明"，所以暑病初起没有表证。（　　　）

9. 暑温后期所出现的暑热未尽，其病邪包括热、痰、瘀。（　　　）

10. 发生于夏季的感冒即是冒暑。（　　　）

11. 暑温夹湿证初起无明显的卫表证候。（　　　）

12. 阳明热盛，症见壮热汗多，口渴饮冷，苔黄燥，脉洪数，治宜清热泻火。（　　　）

13. 暑湿内蕴，寒邪束表证可见发热恶寒，头痛有汗，身形拘紧，脘痞心烦，舌苔黄腻。（　　　）

14. 温病中秋燥是感受燥热病邪而发病。（　　　）

15.《素问·至真要大论》提出"燥者濡之"原则 。（　　　）

16."治火可用苦寒，治燥必用咸寒"。（　　　）

17.秋燥的治疗大法是"上燥治血，中燥增液，下燥治气"。（　　　）

18.治疗秋燥邪在肺卫证用清燥救肺汤。（　　　）

19.对秋燥的治疗"宜柔润，忌攻下"。（　　　）

20.治疗秋燥邪在肺卫证用清燥救肺汤。（　　　）

21.风温初起风热犯卫而表郁较甚热象较重者，宜用银翘散；表郁较轻，偏于肺失宣降，以咳嗽为主症者，宜用桑菊饮。（　　　）

22.桑菊饮可用于风温初起而咳者，不可用于感燥而咳者。（　　　）

23.风温肺经气分热甚都可选麻杏石甘汤为主方。（　　　）

24.风温肺热发疹证属营分证病变。（　　　）

25.风温病肠热下利是因肺热移肠所致，所以只要清肺热就可止泻。（　　　）

26.春温初起所发生的热郁胆腑证，病变在少阳胆，故属半表半里证。（　　　）

27.凉膈散中虽用大黄、芒硝，但适应证不一定要见到便秘症状。（　　　）

28.秋燥燥热伤肺证出现舌边尖红赤，苔薄白而燥，提示表邪仍在。（　　　）

29.清燥救肺汤治疗肺经气分燥热病证，方中人参和阿胶等属滋补之品，能碍邪，宜去之。（　　　）

30.秋燥肺燥肠闭证当表现为干咳少痰。（　　　）

31.秋燥肺燥肠闭证见于病之后期，属邪少虚多。（　　　）

32.风温病肠热下利是因肺热移肠所致，所以只要清肺热就可止泻。（　　　）

33.运用白虎汤时，表证未解者当禁用。（　　　）

34.风温热结肠腑者用大承气汤治疗。（　　　）

35.春温初起所发生的热郁胆腑证，病变在少阳胆，故属半表半里证。（　　　）

36.阳明热盛，症见壮热汗多，口渴饮冷，苔黄燥，脉洪数，治宜清热泻火。（　　　）

37.暑温后期，暑湿伤气证，可用王氏清暑益气汤治疗。（　　　）

38.春温病出现神志昏乱，都属于热闭心包证。（　　　）

39.热在心营，下移小肠证的治疗符合"治暑之法，清心利小便最好"的治疗大法。（　　　）

40.身热夜甚，心烦不寐，口干但不甚渴饮，小便短赤热痛，舌绛，脉细数，应治以清营利尿。（　　　）

41.春温热盛动血证，治疗当清热凉血、滋养阴血、消散瘀血三者结合。（　　　）

42.气营两燔与气营同病的概念相同。（　　　）

43.加减玉女煎是由张景岳的玉女煎去熟地、牛膝，加生地黄、玄参而成。（　　　）

44.春温热与血结证用桃核承气汤。（　　　）

42.风温临床以发病急、病情重及初起里热较甚为主要表现。（　　　）

46.春温出现神倦、耳聋、手足蠕动等症状，提示病在中焦。（　　　）

47.春温阴虚火炽证的病因是邪热久羁而耗伤肾阴，心火亢盛。（　　　）

48. "以大寒之剂易为清补之方"指的是竹叶石膏汤。（　　　）

49. 风温胃热阴伤，气阴耗伤较重者，可用西洋参代替原方中人参以补益气阴。（　　　）

三、填空题

1. 风温病病变过程主要传变形式有____和____。

2. 风温是感受_____所引起的，初起以发热、微恶风寒等_____为其特征，多发于冬春两季的外感热病。

3. 对风温病的病因、病机和证治作较系统论述的温病专书是____的《_____》。

4. 叶天士说："温邪上受，_____，_____。"明确地指出了风温初起的病变所在和传变规律。

5. 陈平伯云："风温为病，春月与冬季居多，或恶风或不恶风，必____，_____，_____，此为风温证之提纲也。"

6. 风热病邪属____邪，其性_____，多从口鼻而入。

7. 春温发病的内因是_____，外因是_____侵袭，外因通过内因的共同作用而发病。

8. 传统认为，春温是一种由于冬季感受_____，而发于春季的伏气温病。

9. 春温的治疗原则是_____，并注意_____、_____。

10. 暑温的发病是由于_____，外感_____所致。

11. 暑性火热，极易导致____、____、____等危重病证。

12. 张凤逵说："暑病首用____，继用____，再用_____。"

13. 王纶说："治暑之法，_____最好。"

14. 暑为____之气，叶天士说"_____"是暑温的发病特点。

15. _____最先提出暑温概属新感；_____确立了暑温病名。

16. 秋燥的病变重心在____。

17. 秋燥初、中、末三期的治疗大法是"_____，_____，下燥治血"。

18. 俞根初在《通俗伤寒论》中，指出秋燥伤阴的特点是："先伤____，次伤____，终伤_____。"

19. 秋燥一般分为____、____两类，温病学中秋燥多为____病邪为患。

20. 燥病有内燥证、外燥证之分：内燥证多指_____；外燥证系_____。

21. 我国医学史上首创"秋燥"病名的医家是_____，试述秋燥病的第一部专篇是《_____》。

22. 刘河间提出燥邪致病的病机是"_____，_____，皆属于燥"。

23. 《素问·阴阳应象大论》指出燥邪为病的特点是"_____"；《素问·至真要大论》指出燥邪为病的治疗原则是"_____"。

24. 银翘散与桑菊饮同样适用于风温初起邪袭肺卫证，但银翘散_____较强，桑菊饮_____之功较优。

25. 风温邪袭肺卫，兼项肿咽痛者，可用银翘散加_____、_____以解毒消肿。

26. 桑杏汤由桑叶、杏仁、____、____、____、____、____组成。

27. 王氏清暑益气汤具有_____功效，主治_____证。

28. 宣白承气汤由生石膏、生大黄、_____、_____4味药组成。

29. 潮热便秘，喘促不宁，痰涎壅盛，苔黄滑，脉右寸实大。治法为_____；方选_____。

30. 身热心烦，尿黄，口渴自汗，气短而促，肢倦神疲，苔黄干燥，脉虚无力，治宜选方____。

31. 温病症见壮热汗多，口渴心烦，头痛且晕，面赤气粗，背微恶寒，苔黄燥，脉洪大而芤，治方宜选用_____。

32. 病人咳嗽不爽而多痰，胸满腹胀，大便秘结，舌红而干。其治法宜_____；方选_____。

33. 热陷心包特征性症候是_____、_____、舌蹇肢厥。

34. "三宝"中，安宫牛黄丸长于_____，紫雪丹兼能_____，至宝丹长于_____。

35. 风温病热入心包兼有阳明腑实证与邪在气分之热结肠腑证鉴别的关键是_____有无。

36. 习惯称_____、_____、_____为"三宝"，它们均是_____之剂。

37. 热盛动血证病机涉及____、____、____三个方面，治疗当_____、_____、_____三者结合。

38. 加减玉女煎因其泻火解毒之力较弱，主要用于_____者；化斑汤主要用于_____者；清瘟败毒饮大清气血，适用于_____。

39. 清瘟败毒饮由_____、_____、_____、_____组合而成，具有大清气营血分热毒的功效。

40. 桃仁承气汤具有_____功效，主治_____证。

41. 桃仁承气汤是由《伤寒论》桃核承气汤去____、____，加____、____、当归而成。

42. 风温病一年四季均可见到，但以____与____居多。

43. 暑温是感受_____病邪而发生的_____。

44. 连梅汤证以_____、_____为主要病机。

45. 《温病条辨》曰："热邪深入，或在____，或在____，均宜复脉"。

46. 救逆汤是在加减复脉汤的基础上，去麻仁，加____、____而成。

47. 凉开三宝是指_____、_____、_____。

48. 春温后期，邪留阴分者，治以_____、_____，用_____。

49. 春温初起发于气分者，治以_____；发于营分者，治以_____。

50. 风温病与秋燥病初起多侵犯_____。

51.《温病条辨》曰："少阴温病，真阴欲竭，壮火复炽，心中烦，不得卧者，_____主之。

四、名词解释

1. 风温
2. 伏邪自发
3. 新感引发
4. 春温
5. 暑秽
6. 冒暑
7. 暑温
8. 秋燥
9. 上燥治气
10. 中燥增液
11. 下燥治血
12. 辛凉轻剂
13. 辛凉平剂
14. 目不了了
15. 撮空
16. 热闭心包
17. 暑厥
18. 暑痫
19. 中暑
20. 舌蹇
21. 逆传心包
22. 热深厥深
23. 气营（血）两燔
24. 夜热早凉
25. 泄南补北
26. 酸泄酸敛

五、问答题

1. 风温病的传变形式有哪几种？如何理解这些传变形式？
2. 风温病病变过程，如何体现以肺为中心？
3. 风温病的诊断要点有哪些？
4. 风温病各阶段治疗大法如何？

5. 试述风温的病机特点。

6. 试述春温的病机演变特点。

7. 简述春温的治疗要点。

8. 试述暑温的病机演变特点。

9. 如何辨暑温的初起证候？

10. 如何辨暑热伤正的程度？

11. 如何理解叶天士的"夏暑发自阳明"？

12. 简述暑温本病的病机变化？

13. 暑温兼湿有何病机特点？

14. 秋燥的辨病依据是什么？

15. 试述秋燥的病候特点和主要治疗原则？

16. 试述秋燥与风温的异同。

17. 治燥与治火有何不同？

18. 如何理解"上燥治气，中燥增液，下燥治血"？

19. 风温病初起如何区别应用银翘散和桑菊饮？

20. 桑杏汤、清燥救肺汤临床运用有何异同

21. 燥热伤肺证为什么会出现胸满胁痛？

22. 燥干清窍证的病机和治疗为何？

23. 燥热伤肺证的病机和证治为何？

24. 秋燥燥热伤肺证与风温邪热壅肺证，其证治有何异同？

25. 肺燥肠热证和肺燥肠闭证的病机、证候表现、治疗有什么不同？

26. 风温病阳明热结腑实已成为何不首选大承气汤而用调胃承气汤？

27. 如何理解吴鞠通提出的"白虎四禁"？

28. "热结旁流"纯利稀水与"肺热移肠"之下利二者病机、证候及治法有何不同？

29. 如何辨证治疗风温痰热结胸证？

30. 如何辨证治疗春温热结肠腑及其兼夹证？

31. 温病热郁胆腑证与伤寒邪在少阳证有何区别？

32. 试述暑温区别运用白虎加人参汤和王氏清暑益气汤？

33. 肺燥肠热证和肺燥肠闭证的病机、证候表现、治疗有什么不同？

34. 肺燥肠闭与腑实阴伤均有腹满便秘，其病机、证治有何不同？

35. 肺燥津伤当干咳少痰，为什么肺燥肠闭证反见咳嗽痰多？

36. 试述秋燥肺燥肠闭证的证候、治法和用药方剂名与药物组成。

37. 风温病"热入心包，阳明腑实"如何辨治？

38. 试述春温热灼营阴的证治特点。

39. 简述暑入心营的主要途径。

40. 气营（血）两燔证如何辨治？

41. 试述风温病胃热阴伤证的临床表现，并结合病机进行分析？

42. 春温热灼真阴证有哪些证型，如何辨证？

43. 温病后期肝肾阴虚证和邪在血分证，其病机与证候有何不同？

六、病案分析题

1. 张某，男，2 岁。2000 年 3 月 26 日入院。

患者发病 3 天，目前症状发热，咳嗽，微喘，口微渴，舌尖红，舌苔微黄，脉浮数。

要求：通过辨证分析，做出诊断和治疗（包括：病名、证型、治则、方药）。

2. 陈某，男，16 岁。1977 年 3 月 28 日下午 4 时入院。

患者 4 天前因饱食赶路，当晚即起恶寒发热，头痛，脘胀，呕吐，寒热持续，汗出而热不退，继则又增咳嗽、胸痛。现症见恶寒发热，汗出，头胀痛，左胸疼痛，咳嗽，痰吐淡黄而黏，或有少量铁锈色痰，脘部胀满，大便不行，口干喜凉饮，舌苔薄白微黄，舌边尖偏红，脉浮滑数。检查：体温 40.1℃，脉搏 115 次 / 分，白细胞计数：总数 18.00，中性 91%，淋巴 9%。痰培养：肺炎球菌。胸透：左下肺可见炎性病灶，呈片状模糊阴影。

要求：通过辨证分析，做出诊断和治疗（包括：病名、证型、治则、方药）。

3. 王某，男，41 岁，2002 年 10 月 3 日入院。

发热，头痛，干咳 3 天，伴有咽喉干痛，口鼻干燥，胸闷，胁痛，咳甚则喘急，心烦，脉细弦数，苔薄白而干，舌边尖红赤。

要求：通过辨证分析，做出诊断和治疗（包括：病名、证型、治则、方药）。

4. 汪某，男，54 岁，于 1971 年 7 月 12 日初诊。

患者因感冒发热入院，在治疗中身热逐步上升，7 月 14 日达 38℃ 以上。高热，口渴，汗出，咽微痛，舌苔薄黄，脉象浮大。

要求：通过辨证分析，做出诊断和治疗（包括：病名、证型、治则、方药）。

5. 郭女，2 岁，因发热 4 天伴气促于 1994 年 8 月 10 日入院。

患儿 4 天前开始发热，咳嗽，口渴，烦躁不安，经用"抗菌素"治疗不见好转，而入院。入院时体温 39℃，口渴，汗出，咳声低微，略见喘促，疲乏神倦，睡时露睛，啼哭时涕泪俱少，四肢欠温，尿黄短而臭，舌苔燥黄而干，指纹淡紫，脉细数无力。

要求：通过辨证分析，做出诊断和治疗（包括：病名、证型、治则、方药）。

6. 王某，男，54 岁，发热 2 天于 2001 年 2 月 2 日初诊。

患者 2 天前突见发热，来诊时见体温 39.5℃，口苦口渴，干呕心烦，小便短赤，胸胁不舒，舌红苔黄，脉弦数。

要求：通过辨证分析，做出诊断和治疗（包括：病名、证型、治则、方药）。

7. 某，男性，16 岁，发热、头痛、便秘、尿赤痛 5 天于 1994 年 2 月 24 日初诊。

患者 5 天前出现发热，体温 39℃，头痛，心烦，尿黄。服凉茶不见效果而求诊。诊时见发热 39.2℃，头痛，烦热，口渴咽燥，腹胀满，腹痛拒按，小便短赤涩痛，大便 5 天未解，舌红苔焦，脉弦数。

要求：通过辨证分析，做出诊断和治疗（包括：病名、证型、治则、方药）。

8. 李某，男性，48 岁。

患者于 1987 年 3 月 20 日，因出差返穗，旅途疲劳，回家当晚开始发热，微恶寒，头痛，咳嗽，自服复方感冒灵，未见好转。3 月 22 日来诊，发热，体温 39℃，头痛面赤，汗出，咳嗽频频，口渴欲饮，痰黄稠，难以咳出，呼吸短促，右胸疼痛，大便 3 天未解，小便短赤，舌红苔黄而干，脉滑数。右下肺可见炎性病灶，呈片状模糊阴影，诊为：右下肺炎。

要求：通过辨证分析，做出诊断和治疗（包括：病名、证型、治则、方药）。

9. 王某，男，54 岁，因发热 2 天于 2001 年 2 月 2 日初诊。

患者 2 天前突见发热，来诊时见体温 39.5℃，口苦口渴，干呕心烦，小便短赤，胸胁不舒，舌红苔黄，脉弦数。

要求：通过辨证分析，做出诊断和治疗（包括：病名、证型、治则、方药）。

10. 刘某，10 月初因恶寒发热就诊。

出差途中出现恶寒发热，咳嗽少痰，口鼻干燥，次日病情加重而来求医。就诊时见发热，口渴咽痛，耳鸣目赤，苔黄而干，脉数。

要求：通过辨证分析，做出诊断和治疗（包括：病名、证型、治则、方药）。

11. 王某，男，于 2000 年 9 月 25 日就诊。

出差次日即发热恶寒，咳嗽少痰，咽干鼻燥。在出差地诊治，病情好转，5 天后回原住地时身热已退，但仍干咳，口鼻、咽、唇干燥乏津，口渴，舌干红少苔，脉细数。

要求：通过辨证分析，做出诊断和治疗（包括：病名、证型、治则、方药）。

12. 叶某，男，19 岁，1996 年 8 月 8 日因发热 10 小时伴神志异常 1 小时收入院。

因患者 8 月 7 日午后在烈日下游泳，傍晚自诉头痛乏力，全身酸痛，恶心呕吐，随即发热。上半夜汗出甚多，午夜后已不出汗，但胸腹灼热，气促，口干不多饮，烦躁不安，渐而嗜睡，溲少色黄，入院 1 小时前偶发谵语。

体温 40℃，脉搏 112 次 / 分，呼吸 24 次 / 分，血压 16/10KPa。嗜睡，呼之能醒，面红气粗，颈项强直，四肢厥冷，心率 112 次 / 分，律齐，无杂音，双肺无啰音，腹平软无压痛，肝脾不大，舌红绛，苔薄黄而干，脉细数。脑膜刺激征阳性，未引出病理征，肌力、肌张力正常。实验室检查：血、尿、粪常规正常，肝肾功能正常，脑脊液白细胞数及蛋白质量轻度增高。

要求：通过辨证分析，做出诊断和治疗（包括：病名、证型、治则、方药）。

13. 张某，男性，48 岁。

患者于 1996 年 2 月 13 日起病，开始见发热，恶寒，头痛咽痛，伴呕吐两次，呕吐物为胃内容物，舌边尖红，苔薄白，脉浮略数。2 月 18 日发热增高，体温达 39.5℃，并见心烦，口渴，便秘，尿黄，舌质红，苔薄黄而干，脉弦数。2 月 21 日发现神识不清，间有烦躁不安，发热 37.8 ～ 38.5℃，以下午及夜间增高，舌绛，苔少，脉弦细数。

要求：通过辨证分析，做出诊断和治疗（包括：病名、证型、治则、方药）。

14. 某男，16 岁，学生。因高热、头痛、呕吐 1 天于 1995 年 2 月 18 日初诊。

患者于本月 16 日，外出受凉后出现发热、头痛、微恶寒、口渴、心烦等，自服感冒药治疗未见好转，今起诸症加重，头痛如劈，呕吐频频、有力，由其家人送来急诊。接诊时体温 40℃，神情烦躁，面色红赤，头痛难忍，汗出湿衣，肌肤斑点，颈项强直，呼吸气粗，口渴欲饮，呕吐时作；查克氏征（＋），布氏征（＋），脑脊液混浊，血象白细胞总数及中性粒细胞明显增高；舌红，苔黄干，脉洪数。

要求：通过辨证分析，做出诊断和治疗（包括：病名、证型、治则、方药）。

15. 蔡某，女，16 岁，学生，2009 年 3 月 5 日诊。

病始于发热微恶风寒、头痛等 1 天，经口服"速效感冒胶囊""康泰克"等药后恶寒消失，但翌日发热益甚达 39.5℃，口渴欲凉饮，汗出，烦躁不安，胸背部见有 3×4cm 及 2×3.5cm 大小的斑块，色紫红类鸡冠。今晨吐血两口（约 30mL），色鲜红，故急诊入院。

T39.8℃，BP16/9KPa，R30 次 / 分，P110 次 / 分。急性发热面容，呼吸气粗，神志不清，时有谵语，呻吟，两肺呼吸音粗糙，未闻及干、湿性啰音，心率加快，节律尚齐，肝脾未触及，腹平软，未扪及包块，浅表淋巴结（－），颈项强硬，克氏征（＋）、布氏征（＋），舌深绛，苔少色黄，脉数。

血常规：白细胞总数 20.5×109/L，中性粒细胞 82%。血培养＋药敏测定未报告。腰穿见脑脊液外观澄清，滴速明显增快，脑脊液培养致病菌未报告。生化检查未报告。

要求：通过辨证分析，做出诊断和治疗（包括：病名、证型、治则、方药）。

16. 莫某，女，11 岁，因发热，伴咳嗽气促、咯血痰于 2003 年 8 月 4 日入院。

缘患儿突发热，咳嗽气促，咯血痰，头目不清，烦渴，小便黄短，舌红，苔薄黄，脉弦数遂来我院求诊。入院时见发热（体温 38℃），汗出，咳嗽，伴气喘，口渴引饮，双肺听诊有干湿性啰音，舌红赤，脉细数。

要求：通过辨证分析，做出诊断和治疗（包括：病名、证型、治则、方药）。

17. 林某，男，45 岁，主诉发热 3 天于 1998 年 8 月 8 日急诊入院。

患者 3 天前突发高热，头痛乏力，口干口渴，全身酸痛，汗出甚多，胸腹灼热，气促，烦躁不安，经治疗 5 天发热略减，但仍烦躁不安，消渴不已，溲少色黄，左下肢麻痹；舌红绛，苔黄黑干燥，脉细数。

要求：通过辨证分析，做出诊断和治疗（包括：病名、证型、治则、方药）。

18. 黄某，女，40 岁，主诉高热 15 天于 2001 年 2 月 3 日初诊

患者近 15 天高热不退，热甚微寒，口渴心烦，曾用西医多种抗感染治疗无效，每天体温均高达 39℃以上，靠退热药维持。曾用补中益气、清胃泄热等法治疗不效而求治。诊时见高热 39.5℃，夜间热甚，晨起热退，无汗，口干不欲下咽，困倦懒言，纳可，大便软，小便略赤，舌红少津，苔薄黄而干，脉细略数。

要求：通过辨证分析，做出诊断和治疗（包括：病名、证型、治则、方药）。

参考答案

一、选择题

（一）单选题

1. C　2. B　3. B　4. C　5. E　6. C　7. D　8. E　9. E　10. D　11. C　12. D　13. A
14. B　15. A　16. C　17. D　18. E　19. A　20. D　21. A　22. B　23. C　24. C　25. B
26. C　27. C　28. D　29. D　30. E　31. B　32. D　33. D　34. C　35. B　36. B　37. D
38. B　39. C　40. D　41. D　42. E　43. C　44. E　45. C　46. E　47. C　48. E　49. C
50. D　51. C　52. D　53. D　54. D　55. C　56. C　57. D　58. C　59. A　60. C　61. A
62. D　63. C　64. E　65. A　66. B　67. D　68. A　69. D　70. A　71. E　72. C　73. B
74. D　75. C　76. A　77. C　78. E　79. B　80. C　81. A　82. E　83. A　84. D　85. D
86. D　87. B　88. D　89. D　90. C　91. B　92. C　93. D　94. B　95. C　96. C　97. D
98. D　99. C　100. D　101. C　102. A　103. D　104. C　105. B　106. C　107. C
108. C　109. E　110. B　111. C　112. E　113. C　114. B　115. D　116. D　117. E
118. E　119. B　120. D　121. D　122. C　123. A　124. D　125. C　126. B　127. B
128. C　129. A　130. C　131. B　132. D　133. E　134. D　135. C　136. A　137. D
138. D　139. B　140. B　141. D　142. A　143. B　144. E　145. E　146. A　147. C

（二）配伍选择题

1. B　2. A　3. E　4. A　5. D　6. C　7. A　8. B　9. E　10. B　11. A　12. C　13. B
14. D　15. E　16. C　17. E　18. B　19. A　20. B　21. D　22. C　23. A　24. A　25. A
26. D　27. A　28. D　29. B　30. A　31. D　32. C　33. A　34. C　35. B　36. B　37. E
38. C　39. D　40. D　41. C　42. C　43. D　44. C　45. D　46. E　47. C　48. D　49. E
50. A　51. D　52. D　53. A　54. C　55. D　56. C　57. E　58. B　59. D　60. D　61. E
62. B　63. E　64. A　65. C　66. D　67. A　68. E　69. B　70. A　71. C　72. E　73. B
74. D　75. A　76. B　77. A　78. E　79. C　80. C　81. D　82. E　83. A　84. B　85. A
86. C　57. B　88. E

（三）多选题

1. ABCD　2. ABCD　3. BCD　4. DE　5. BD　6. BD　7. CE　8. AB　9. BD
10. CDE　11. ACE　12. BCD　13. ACD　14. ABCE　15. ABDE　16. ABCDE
17. ABCD　18. BD　19. BCDE　20. ABC　21. DE　22. ABC　23. BD　24. BD　25. CE
26. DE　27. ACDE　28. DE　29. BCD　30. ABCE　31. ABCE　32. ABC　33. CD
34. AC　35. ABCDE　36. ABD　37. ACDE　38. BD　39. ABCD　40. ACE　41. ACE

42. AC　43. AD　44. AC　45. ABE　46. ACE　47. ABCDE　48. CD　49. AE　50. BCE
51. BDE　52. ABD　53. CE　54. ACD　55. ABC　56. CD　57. BC　58. BDE　59. ABD
60. ABCDE　61. ABC　62. ABCD　63. CD　64. ABCD

二、判断题

　1. 非　2. 是　3. 非　4. 非　5. 非　6. 是　7. 非　8. 非　9. 是　10. 是　11. 非
12. 非　13. 非　14. 是　15. 是　16. 非　17. 非　18. 非　19. 非　20. 非　21. 是　22. 非
23. 非　24. 非　25. 非　26. 非　27. 是　28. 非　29. 非　30. 非　31. 非　32. 非　33. 非
34. 非　35. 非　36. 非　37. 非　38. 非　39. 是　40. 非　41. 是　42. 非　43. 是　44. 非
45. 非　46. 非　47. 是　48. 是　49. 是

三、填空题

1. 顺传　逆传

2. 风热病邪　肺卫症状

3. 陈平伯　外感温病篇

4. 首先犯肺　逆传心包

5. 身热　咳嗽　烦渴

6. 阳　升散疏泄

7. 阴精先亏、正气不足　温热病邪

8. 寒邪郁伏化热

9. 清泄里热　透邪外出　顾护阴液

10. 元气亏虚　暑热病邪

11. 闭窍　动风　动血

12. 辛凉　甘寒　酸泄酸敛

13. 清心利小便

14. 火热　夏暑发自阳明

15. 喻嘉言　吴鞠通

16. 肺

17. 上燥治气　中燥增液

18. 肺津　胃液　肝血肾阴

19. 温燥　凉燥　燥热

20. 体内津血干枯之证　秋季外感时令之气而致

21. 喻嘉言　秋燥论

22. 诸涩枯涸　干劲皲揭

23. 燥胜则干　燥者濡之（或燥者润之）

24. 辛散解表　宣肺止咳

25. 马勃　玄参

26. 沙参　象贝　香豉　栀皮　梨皮

27. 清热涤暑，益气生津　暑伤津气

28. 杏仁粉　瓜蒌皮

29. 宣肺化痰，泄热攻下　宣白承气汤

30. 王氏清暑益气汤

31. 白虎加人参汤

32. 肃肺化痰，润肠通便　五仁橘皮汤

33. 神昏谵语或昏愦不语　身体灼热

34. 清热解毒　息风定痉　芳香辟秽

35. 舌蹇而语言不利

36. 安宫牛黄丸　紫雪丹　至宝丹　清心开窍

37. 血热　血耗　血瘀　清热凉血　滋养阴血　消散瘀血

38. 气营两燔，热毒尚不甚　热毒炽盛于气营（血）分而斑疹显露　热毒亢盛至极的气血两燔及气营血俱燔之重症

39. 白虎汤　凉膈散　黄连解毒汤　犀角地黄汤

40. 泄热通结、活血逐瘀　热与血结

41. 桂枝　甘草　丹皮　芍药

42. 春季　冬季

43. 夏令暑热　急性外感热病

44. 肾水亏　心火旺

45. 少阴　厥阴

46. 龙骨　牡蛎

47. 安宫牛黄丸　紫雪丹　至宝丹

48. 滋阴清热　搜邪透络　青蒿鳖甲汤

49. 苦寒清里　清营泄热

50. 肺卫

51. 黄连阿胶汤

四、名词解释

1. 风温，病名。是感受风热病邪所引起的以肺卫表热证为初起证候的急性外感热病，多发于冬春两季。

2. 伏邪自发指伏气温病初起但见里热炽盛的表现，为里邪郁极而外发所致。

3. 新感引发指伏气温病初起除了见里热炽盛的表现外，兼有恶寒、头痛等卫表症状，为外感时令之邪引动内伏之邪而发病。

4. 春温是感受温热病邪所引起的急性外感热病。初起以气分或营分里热证候为主要特征，症见高热、心烦、口渴、舌红、苔黄，甚则神昏、痉厥、斑疹等。一般起病急骤，病发于里，病情严重，变化较多。本病多发生于春季。

5. 暑秽指暑湿秽浊之气，蒙蔽清窍所致，以猝然闷乱、烦躁为特征的病症。

6. 冒暑即夏月感冒。为暑湿病邪侵袭肺卫，或兼有寒邪束表所致，以卫表见症为主要临床表现。

7. 暑温是指发于夏季，由暑热病邪引起的一类急性热病，初起即见气分热盛证候，传变迅速，易伤津耗气，多闭窍动风动血之变。

8. 秋燥为感受燥热病邪引起的一种急性外感热病。初起病在肺卫并同时具有津液不足表现为特征。一般病情较轻，病程较短，传变较少，易于痊愈，极少数病例可传入下焦肝肾。本病发生在秋季，尤以初秋多见。

9. 上燥治气为秋燥病初期的治疗大法。燥邪上受，首犯肺卫，肺主气，肺津为燥邪所伤，则肺气宣肃失司，治宜辛以宣肺透邪，润以制燥保肺。

10. 中燥增液为秋燥病中期的治疗大法之一。燥热病邪由上焦而至中焦，损伤肺胃津液，治当甘凉濡润，以复其津。

11. 下燥治血为秋燥病末期的治疗大法。若少数病例最终演变为燥热损伤下焦肝肾精血者，治用甘咸柔润，以补肾填精，故"治血"之意实指滋补肾阴。

12. 辛凉轻剂即在辛凉解表剂中，选用辛凉轻清宣透之品、药量较轻而组成的方剂，解表之力较轻，吴鞠通称之为辛凉轻剂，如桑菊饮。

13. 辛凉平剂在辛凉解表剂中，以辛凉为主，稍佐辛温之品，以增强表散之力，吴鞠通称之为辛凉平剂，如银翘散。

14. 目不了了形容视物模糊不清，由于阳明腑热过盛，津液受伤，邪热上蒸所引起的症状。

15. 撮空指患者意识不清，两手伸向空间，像要拿东西的症状，是病重元气大衰的表现。

16. 热闭心包指温病极其阶段，邪热炽盛，传入心包，扰乱神明，而致神昏谵语，或昏愦不语，身热肢厥，舌謇等危重证候。

17. 暑厥指暑热病邪直入心营，内闭心包所致，以猝然昏厥为特征的病症。

18. 暑痫指暑热病邪直入厥阴，引动肝风所致，以猝然痉厥为特征的病症。

19. 中暑指暑热之邪直入心包致突然昏倒的病证。

20. 舌謇指舌体卷缩，转动迟钝，或强硬语言不利。多因邪热内闭心包所致。

21. 逆传心包指肺卫之邪热直接内陷心包，出现神昏谵语、舌謇、肢厥等证候，这种传变形式是与肺卫之邪顺传阳明的病机相比较而言。

22. 热深厥深是一种病理现象。温病过程中，由于邪热内伏，阳气被邪热闭郁于内，不能外达四肢，出现身体灼热而手足厥冷的证候，热邪愈深伏，手足厥冷越甚。

23. 气营（血）两燔是指气分和营（血）分邪热俱盛的病证。症见壮热，烦渴，头痛，神昏谵语，肌肤发斑，甚或吐血、衄血，舌绛苔黄脉数。

24. 夜热早凉指入夜发热，天明时则热退身凉，但热退无汗，为温病后期余邪留于阴分之象。

25. 泻南补北出自叶天士《温热论》，是对肾阴枯竭而心火亢盛的治疗方法，即泻南方心火，滋北方肾水之治法。代表方如黄连阿胶汤。

25.酸泄酸敛是暑温病的治疗大法之一，暑热病邪大势已去而津气大伤，甚至气阴欲脱者，以酸甘之品益气敛阴、酸苦之品泄热保津。

五、问答题

1.风温肺卫之邪不解，则其发展趋向有两种情况：一是顺传于气分，二是逆传心包。凡邪热由卫传气，属于风温常规的传变过程，故称"顺传"。大多出现邪热侵犯肺脏，肺经邪热亢盛，肺气壅滞，宣降失常的病理改变，常有身热、咳喘、胸痛等临床表现；也可表现为阳明邪热炽盛之证，出现大热、大渴、大汗等临床表现。所谓"逆传"是相对顺传而言，指肺卫之邪未传入阳明气分，而直接内陷心包，闭阻心窍，出现神昏谵语、肢厥舌蹇等危重证候，因其属病情的急剧变化，骤然加重，故称之为"逆传心包"。所以叶天士说："温邪上受，首先犯肺，逆传心包。"

2.风温是感受风热病邪所引起的急性外感热病。初起以发热、微恶风寒、咳嗽、口微渴等肺卫表证为特征。风温的病理变化以肺经为病变重心。风热病邪由口鼻而入，初起多有肺卫见症；继则表证解而肺热渐炽，出现邪热壅肺，肺失宣降之证；热郁于肺，炼液为痰，可致痰热阻肺；或痰热互结于上焦，气机失于通降而成痰热结胸之证；肺热不解，波及营分，窜入血络可致肺热发疹；肺与大肠相表里，肺热下移大肠，既可致肠腑气机不行，燥热内结而便秘，也可因肺热移肠，大肠传导失司而泄泻；邪热在肺，易于耗伤肺胃之阴液，故风温病后期，多呈肺胃阴伤之象。

3.风温病的诊断要点为：①本病虽一年四季均可发生，但以春季及冬季为多。②发病急骤，初起即见发热、恶风寒、咳嗽、口微渴、舌苔薄白、舌边尖红、脉浮数等肺卫见症，继则出现邪热壅肺等气分症状，后期多呈现肺胃阴伤证候。③部分病例可出现神昏谵语、舌蹇肢厥等热陷心包症状。

4.风温初期治当辛凉透表。中期辛寒清热，苦寒攻下，清心开窍。后期则当滋养肺胃阴液。

5.①发病较急，初起必有肺卫见证。②传变较速，易见逆传心包证候。③易见动风痉厥，气急痰鸣。

6.春温的发病由于邪热伏藏体内，或温热病邪致病迅速，直接侵犯于里，故起病即见里热炽盛的表现。根据初起的临床表现，可分为两种发病类型：一是初起但见里热炽盛证候，无明显表证，为在里之邪外发所致，称为"伏邪自发"；二是初起兼有恶寒、头痛等卫表症状，为外感时令之邪，引动内伏之邪而发，称为"新感引发"。由于感邪轻重、体质情况的不同，春温的发病有病发于气分和病发于营分之别。一般说来，初起发于气分者，邪气虽盛，但正气未衰，病情相对较轻，若治疗及时，邪气多可外透而解；若病情进一步发展，则可深入营血分。初起发于营分者，邪热炽盛，阴精亏虚，病情相对较重，热郁营分若治疗及时，正气恢复亦可透邪外达，促使营热转出气分而解；若治疗不及时，邪热郁而化毒，进一步耗损气阴，可使邪热深入血分，或耗伤肝肾之阴。本病里热炽盛，邪热易内闭心包、引动肝风、迫血妄行，而发生神昏谵语、手足抽搐、各种出血证候。病变后期，多见肝肾阴伤，邪少虚多，或真阴耗伤，虚风内动，或余邪留滞阴分等证候；少数患者可留有后遗症。总之，春温以郁热内伏，热势亢盛，易伤阴耗液，易致闭窍、动风、动血为病理特点。

7. 春温治疗应以清泄里热为主，并须注意透邪外出，顾护阴液。在整个治疗过程中，除注重使用清（热）、养（阴）、透（邪）三法外，尚需根据病情，及时运用咸寒攻下、清心开窍、息风止痉、回阳固脱等法。

8. 暑温发病急骤，传变极速，侵袭人体多径入阳明，初起即见壮热、汗多、口渴、脉洪大等阳明气分热盛证候，一般没有明显的卫分过程。暑热盛于气分，内蒸外迫，病程中极易伤津耗气，甚至出现津气欲脱的危候。同时，暑气通于心，暑热之邪最易内陷心营，或煎熬津液为痰，痰热互结而闭阻心窍；暑热易化火引动肝风，易燔灼营血，损伤脉络，迫血妄行；故病程中常出现各种危、急、重症。若暑热炽盛时，适逢人体正气虚弱，暑热可直中心包而猝然神昏肢厥，名曰"暑厥"；暑热直入肝经而突发痉厥，名曰"暑风"，亦称"暑痫"；暑热犯肺，伤及肺络而骤然咯血、咳嗽、气促，名曰"暑瘵"。暑温后期，暑热渐退而津气未复，多见暑伤心肾、气阴亏虚，以及余邪兼痰夹瘀留滞等正虚邪恋证候；部分患者因在病程中有较长时间的神昏、痉厥，后期可因邪热痰瘀留滞经络、阻塞机窍而出现各种后遗症。

9. 暑温初起以壮热、烦渴、大汗、脉洪大等阳明气分热盛为典型表现；若在高热的同时见有背微恶寒者，为暑热炽盛逼津外泄，汗多而阳气随津外泄所致，并非邪在卫表之征。若初起兼有发热恶寒、头痛身痛、脉浮数等卫表症状者，大多兼夹其他病邪为患，但一般卫分证候短暂，随即传入阳明而见气分热盛之象。暑邪若兼夹湿邪为患，可有明显的表证，易误诊为一般暑月感冒；若夹湿兼寒，又可见暑湿内阻兼外寒束表的表现，临床当认真辨证加以鉴别。

10. 暑温最易伤津耗气，导致多种凶险危证，临床上对气阴耗伤程度应予以高度重视。凡见口渴引饮、咽干舌燥提示津伤；神疲倦怠、脉虚提示气耗；二者同见即为津伤气耗。若出现消渴不已、舌干绛、脉细数，则为肝肾真阴耗伤；兼见咯血，则为肺阴灼伤，脉络受损；兼有心烦失眠，则为心肾阴虚，水火不济；若汗出淋漓，喘促脉散，则为津气欲脱之危候；若见四肢逆冷，汗出淋漓，神疲倦卧，面色苍白，舌淡而润，脉微细欲绝者，则属温病过程中阳气暴脱之证。

11. 叶天士所说"夏暑发自阳明"揭示了两方面内容：其一，暑邪的致病特点。暑为火热之气，其性酷烈，传变极速，侵袭人体多径入阳明气分，一般没有明显的卫分过程；其二，暑温病初起证候特点，暑温初起即见壮热、汗多、口渴、脉洪大等阳明气分热盛证候。

12. 暑温本病指的是暑热病邪侵入阳明气分所导致的一系列里热炽盛、伤津耗气的病机变化。初起暑入阳明气分，邪正剧争，里热蒸腾，伤津耗液；暑热亢盛，灼伤津气，蒸迫津液，汗出太过，则致津气两伤；若津气耗伤过甚，则可致津气欲脱的危重证候。

13. 暑温兼湿是指暑热夹湿即暑湿病邪入侵人体，病机特点是既有暑伤津气又有湿热困阻气机。初起以暑湿困阻中焦，热重湿轻为主要病机；若在夏暑之季，饮冷太过或贪凉露宿而夹湿兼寒者，初起则有暑湿内阻而寒邪外束的病机变化；病程中暑湿交蒸、弥漫三焦，则病势缠绵难解；若湿邪化热、化燥，其病机演变与暑温无异。

14.秋燥的辨病依据为：①发病季节：多发于秋令燥热偏盛的时节。②临床特点：初起除见肺卫表热证外，必伴有口、鼻咽、唇等津液干燥征象。③病变中心在肺，多呈肺经的病理变化。④病情轻浅，传变较少，以伤肺胃之有者为多，较少传入下焦肝肾。⑤注意与风温的区别。

15.秋燥的主要病候特点：初起除有肺卫见证外，必伴有口鼻、咽、唇等津液干燥征象。以肺为病变重心，病情较轻浅，一般传变较少。治疗初起宜辛凉甘润，主用甘寒之法。

16.秋燥与风温，初起病变中心都在肺卫，不同的是，秋燥发于秋季，初起除有肺卫见证外，还有口鼻咽唇及皮毛干燥、咳嗽少痰等症状，且秋燥少见逆传心包变化。风温多发于冬、春两季，初起津液干燥症状不明显。

17.燥性虽近于火，而又不同于火，所以治燥不同于治火。一般温病在化热化火之后，常用苦寒清热泻火之法，重在直折火势以救阴；而燥证则喜柔润，最忌苦寒，因苦寒有化燥伤阴之弊。因此治火可用苦寒，治燥必用甘寒；火郁可以发，燥胜必用润；火可以直折，燥必用濡养。

18."上燥治气，中燥增液，下燥治血"的治法，即是针对秋燥初、中、末三期不同阶段治疗大法的高度概括。初期邪在肺卫，肺气宣肃失司，治宜辛凉宣肺透邪，润以甘寒养肺阴，肺气得宣，则肺可布津，燥可自解，"治气"即为"治肺"。病至中期，燥热已炽，津伤尤甚，以胃肠津液耗伤为主，治宜"增液"，以甘寒之品，补养胃阴，滋润肠液，清养并施。"下燥治血"是指病至后期，由于燥热久羁，往往易伤肝肾真阴，治宜甘寒、酸寒、咸寒之品滋养肝肾阴液，此处"治血"之意实非滋补阴血。

19.银翘散与桑菊饮均为辛凉解表方剂，适用于风热侵犯肺卫之证。但银翘散中有荆芥、豆豉等辛散透表之品合于辛凉药物中，其解表之力较胜，故称为"辛凉平剂"，且金银花、连翘用量较大，并配竹叶，清热作用较强；桑菊饮多为辛凉之品，力轻平和，其解表之力逊于银翘散，为"辛凉轻剂"，但方中有杏仁肃降肺气，其止咳作用较银翘散为优。所以风热病邪侵袭肺卫，偏于表热较重，以发热、微恶风寒、咽痛等为主要表现者，宜选用银翘散；偏于肺失宣降，表证较轻，以咳嗽为主症者，宜用桑菊饮。

20.桑杏汤为辛凉甘润，轻透肺卫之剂；清燥救肺汤为清肺润燥养阴之剂。两者都有宣肺止咳、养阴润燥之功。

前者用于邪在肺卫，以肺卫表热证为主兼津液干燥，病邪浅，病情轻，症见发热，微恶风寒，头痛，少汗，咳嗽少痰，咽干鼻燥，口渴，舌红苔白，脉浮数。后者为邪在气分，肺经燥热化火，耗伤阴液，病较前者为重，症见身热，干咳无痰，气逆而喘，咽喉干燥，鼻燥，齿燥，胸满胁痛，心烦口渴，苔薄白而燥或薄黄干燥，舌边尖红。

21.燥热伤肺证出现胸满胁痛的机理：一是燥热壅肺，气机失畅，致肺气壅滞故胸满；二是燥热伤肺，金囚木旺，致肝络受伤。

22. 燥干清窍证是上焦气分燥热扰及清窍所致。症见发热，口渴，耳鸣，目赤，龈肿，咽痛，苔薄黄而干，脉数。治疗当轻清宣透，以清宣上焦燥热为主。翘荷汤内连翘、薄荷、栀皮、桔梗等的应用即突出了本证治疗的重点在于祛除燥热邪气而不在滋润津液。

23. 肺经燥热化火耗伤津液，肺为热灼，其气失于清肃而致肺气上逆，气机不畅。临床见身热，干咳无痰，气逆而喘，咽喉干燥，鼻燥，齿燥，胸满胁痛，心烦口渴，苔薄而干或薄黄而干，舌边尖红赤等。治以清肺润燥养阴为主，兼以宣畅肺气，可用清燥救肺汤。本方既有辛寒清泄肺中燥热之品，又有甘寒滋肺养液之品，又佐以益气生津、泄肺中燥热、滋养肺胃之阴，还调整气机，是治疗燥热伤肺的重要方剂。

24. 秋燥燥热伤肺证与风温邪热壅肺证相同之处在于同属气分证，病位都在肺，均属邪热灼肺，肃降功能失常，都有身热、喘咳、口渴、心烦等症。

两证不同之处：燥热伤肺证因肺经燥热化火，耗伤津液所致，故有干咳无痰、咽干鼻炽等症，治宜清燥救肺汤，清肺润燥养阴；邪热壅肺证为肺热壅盛，肺气失宣，故有汗出、咳痰黏稠不爽、胸痛等症，故宜用麻杏石甘汤清热、宣肺、平喘。

25. 肺燥肠热证，因燥热伤肺，气机失畅，肺之输布失职，津液停聚为痰，故见咳嗽不爽而多痰；肺热下移大肠，故又见胸腹灼热，大便泄泻。治宜清热止血，润肺清肠，方用黄连阿胶汤。

肺燥肠闭证，因燥热伤肺，气机失畅，肺之输布失职，津液停聚为痰，故见咳嗽不爽而多痰；肺不布津，大肠失于濡润，传导失常，故又见胸满胀痛，便秘。治宜肃肺化痰，润肠通便，方用五仁橘皮汤。

26. 风温病阳明热结腑实已成，治当攻下泄热，当用承气汤。调胃承气汤以大黄苦寒攻下泄热；芒硝咸寒软坚泄热润燥，助大黄泻下腑实；甘草以缓硝黄之峻，使其留中缓下。本方不仅能攻下大肠热结，还有泄胃中积热以调胃气之功。而大承气汤则由大黄、芒硝、枳实、厚朴组成，攻下破气力量较强，但枳实、厚朴二味药性偏于温燥，津伤甚者自当慎用。而风温为感受风热之邪而致病，病程中津液损伤较甚，因此用药时不首选大承气汤，而用药性更为合拍的调胃承气汤。当然，如患者出现"痞，满，燥，坚"俱甚者，仍可用大承气汤。

27. 吴鞠通提出用白虎汤有"四禁"，即"脉浮弦而细者，不可与也；脉沉者，不可与也；不渴者，不可与也；汗不出者，不可与也"。是指邪在肌表、少阳及阴伤者不可用；里虚者不可用，阳明腑实或阴寒内结者不可用；里热不盛及热势不浮盛者不可用。但在临床上也不必完全拘泥于此"四禁"，大凡掌握表证未解者当慎用，里热未盛，或病非阳明邪热浮盛，或属阳明腑实，或属里虚证者，多在禁用之例。

28. "热结旁流"多由肺经邪热不解，传入胃肠，与肠中积滞糟粕相结，若是燥屎内阻，粪水从旁流下，则可表现为利下纯水。其所下之水必恶臭异常，且肛门有灼热感。燥屎内结，腑气壅滞不通，所以腹部胀满硬痛，按之痛甚；热结于内，里热熏蒸，腑热上扰神明，则时有谵语；苔黄燥或灰黑而燥，脉沉实有力，均为里热成实之象。治当软坚攻下泄热，方用调胃承气汤。

"肺热移肠"即肺胃邪热下移大肠。肺与大肠相表里，肺热不解，邪热下迫大肠，传导失司，故下利色黄热臭，肛门灼热，伴见身热、咳嗽、口渴，苔黄，脉数。治当苦寒清热止利，方用葛根黄芩黄连汤。

29. 痰热结胸证为邪热入里，与痰搏结于胸脘，气机失于通降所致。临床表现为身热面赤，渴欲凉饮，饮不解渴，得水则呕，胸脘痞满，按之疼痛，便秘，苔黄滑，脉滑数有力。治当清热化痰开结，方用小陷胸加枳实汤。临床治疗时，如呕恶较甚，可加竹茹、生姜汁以和胃降逆；如胸脘胀痛而涉及两胁者，加柴胡、黄芩。

30. 春温里热炽盛，伤津耗液较重，故阳明热盛，燥屎内结时，损伤阴津的情况较为严重，常见身热，腹满便秘，口干唇裂，舌苔焦燥，脉细数等，治宜攻下腑实，滋阴增液，方选增液承气汤；若热结腑实，治疗不及时，可致使气液两虚，兼见口干咽燥，唇裂舌焦，倦怠少气，撮空摸床，目不了了，脉沉弱或沉细等，治宜攻下腑实，补益气阴，方选新加黄龙汤。由于里热炽盛，腑实内结，常兼小肠热盛，下注膀胱，可见小便涓滴不畅，溺时疼痛，尿色红赤等，治宜攻下腑实，清泄小肠邪热，方选导赤承气汤。若热结肠腑，邪热无外出机，热闭心包，兼见神昏谵语，舌蹇者，治宜攻下腑实，清心开窍，方选牛黄承气汤。

31. 温病热郁胆腑证，为温热病邪郁发于少阳胆腑气分所致；热郁气分，胆火上扰，胆热犯胃，胃失和降为主要病机，症见身热，口苦而渴，干呕，心烦，小便短赤，胸胁不舒，舌红苔黄，脉弦数等。伤寒邪在少阳证，属少阳经证，邪在半表半里，故以寒热往来、胸胁苦满为主症。

32. 白虎加人参汤和王氏清暑益气汤均为清热解暑、益气生津之剂。白虎加人参汤清泄暑热之力较胜而益气生津之力较弱，适应证为暑入阳明兼津气受伤，症见壮热汗多，口渴心烦，头痛且晕，面赤气粗，背微恶寒，舌苔黄燥，脉洪大而芤。王氏清暑益气汤清泄暑热之力较弱而养阴生津益气之力较强，适用于暑伤津气证，症见身热心烦，溺黄，口渴自汗，气短而促，肢倦神疲，苔黄干燥，脉虚无力。

33. 肺燥肠热证，因燥热伤肺，气机失畅，肺之输布失职，津液停聚为痰，故见咳嗽不爽而多痰；肺热下移大肠，故又见胸腹灼热，大便泄泻。治宜清热止血、润肺清肠，方用黄连阿胶汤。

肺燥肠闭证，因燥热伤肺，气机失畅，肺之输布失职，津液停聚为痰，故见咳嗽不爽而多痰；肺不布津，大肠失于濡润，传导失常，故又见胸满胀痛，便秘。治宜肃肺化痰，润肠通便，方用五仁橘皮汤。

34. 肺燥肠闭证为燥热伤肺，肺不布津，大肠失润，肺肠同病的证候。燥热伤肺，肺失宣降，津液失布，凝聚成痰，故咳嗽不爽而痰多；肺不布津，大肠失于濡润，传导失常，糟粕停滞故见腹满便秘。苔白而干，舌红为燥热伤津之征。治宜肃肺化痰、润肠通便，方用五仁橘皮汤。

腑实阴伤证为燥热内结于阳明，阴液大伤之候。燥结阳明故见身热，腹胀满，便秘；肠腑燥热上扰神明，则或见谵语；口干唇燥，苔黑干燥，脉沉细，为阴津亏损之征。本证为阳明燥结消烁肾液，已成土实水虚之势，证情较重。故治宜滋阴润燥，通腑泄热，方用调胃承气汤加鲜首乌、鲜生地、鲜石斛。

35.肺燥津伤，干咳少痰，乃病之常。当肺受燥热壅迫，气机失于宣畅，肺之宣发输布失职，津液停聚为痰，故有咳嗽不爽而痰多表现。

36.证候：咳嗽不爽而多痰，胸腹胀满，大便秘结，舌红而干。

治法：肃肺化痰，润肠通便。

方药：五仁橘皮汤。甜杏仁（研细）三钱、松子仁三钱、郁李仁（杵）四钱、原桃仁（杵）二钱、柏子仁（杵）二钱、橘皮（蜜炙）一钱半。

水煎服，日1剂。

37.风温病"热入心包，阳明腑实"为手厥阴心包与手阳明大肠俱病之证，可见身热，神昏，舌蹇，肢厥，便秘，腹部按之硬痛，舌绛，苔黄燥，脉数沉实。治当清心开窍、攻下腑实，方用牛黄承气汤。如燥结津伤甚者，可加入芒硝、玄参等以软坚生津；如心包见症严重而燥结不甚者，可先予清心开窍而后再行攻下。

38.春温病见热灼营阴证有两种情况：一是发病初期，多为营阴素虚而温热病邪直犯营分所致；二是见于病程中，因气分邪热不解深入营分者而成。临床表现可见身热夜甚，心烦躁扰，甚或时有谵语，斑点隐隐，咽干口燥反不甚渴饮，舌红绛，苔薄或无苔，脉细数。治宜清营泄热，代表方为清营汤。临床上以清营汤为基本方，根据病情需要灵活运用清热解毒、轻清透热之品，配合凉营、活血药物，促使营热外达，透出气分而解。体现叶天士"入营犹可透热转气"的治疗法则。

39.暑为火热之邪，心属火脏，"暑气通于心"，故暑热之邪极易内陷心营。暑入心营证候，可从气分证发展而来，也可因暑热之邪直入心营而内闭心包，以起病即猝然昏厥为特征，临床称之为"中暑"或"暑厥"。

40.气营（血）两燔证见于温病极期阶段，为气分邪热未解，营血分热毒又盛，形成里热燔灼的现象。临床症见壮热，目赤，头痛，口渴饮冷，心烦躁扰，甚或谵语，斑点隐隐；甚或大渴引饮，头痛如劈，骨节烦痛，烦躁不安，甚则昏狂谵妄，或发斑吐衄，舌绛或深绛，苔黄燥，脉滑数、弦数或洪大有力。治宜气营（血）两清，方选加减玉女煎，或化斑汤，或清瘟败毒饮化裁。以上三方皆为气营（血）两清之剂。加减玉女煎因其泻火解毒之力较弱，主要用于气营两燔，热毒尚不甚者；化斑汤主要用于热毒炽盛于气营（血）分而斑疹显露者；清瘟败毒饮大清气血，适用于热毒亢盛至极的气血两燔及气营血俱燔之重症。

41.证候：身热自汗，面赤，口舌干燥而渴，虚烦不眠，气短神疲，身重难以转侧，时时泛恶，纳谷不馨，舌红而干，苔黄而燥，脉细数。

分析：本证为胃热津伤之证。邪热入胃，胃热炽盛，邪正剧争则身热；阳明之脉起于鼻而绕于颜面，胃热上扰则面赤；胃热炽盛，逼津外泄则汗出；胃津已伤，则口舌干燥而渴；胃热内扰则虚烦不眠；气虚未复，则气短神疲；气随津泄则气机失运，故身重难以转侧；胃之气阴两伤，失于和降，故时时泛恶，纳谷不馨；舌红苔黄、脉细数是邪热未解而阴液已伤之象。

42.真阴亏损证，症见身热不甚，日久不退，手足心热甚于手足背，口干咽燥，齿黑，舌质干绛或枯萎，甚则紫晦，或神倦，耳聋，脉虚软或结代。

阴虚动风证，症见低热，手足蠕动，甚或瘛疭，两目上视或斜视，筋惕肉瞤，心悸或心中憺憺大动，甚则心中作痛，时时欲脱，形消神倦，齿黑唇裂，舌干绛或光绛无苔，脉虚细无力。

阴虚火炽证，症见身热不甚，心烦不得卧，舌红，苔黄或薄黑而干，脉细数。

43. 肝肾阴虚病机是温病后期，邪热深入下焦，损伤肝肾之阴，为邪少虚多之候，属虚证。其中足少阴肾的病变，其病机为热邪久留，肾阴耗损，症见身热颧红，手足心热甚于手足背，口燥咽干，脉虚神倦等。足厥阴肝的病变，其病机为水不涵木，虚风内动，症见手指蠕动，甚或瘛疭，神倦肢厥，心中憺憺大动，舌干绛而萎，脉虚弱等。

邪在血分，属实证。病机为热盛动血，热瘀交结。症见身热，吐血，衄血，便血，尿血，斑疹密布，神昏谵狂，躁扰不安，舌深绛。

六、病案分析题

1. 辨证分析：①本病发于春季（3月）；②病程较短，发病3天；③目前症状发热，咳嗽，微喘，口微渴，舌尖红，舌苔微黄，脉浮数，为风热犯肺之象。诊断如下：

病名：风温。

证型：风热初起，袭于卫表，肺气失宣。

治法：辛凉解表，宣肺泄热。

方药：桑菊饮加减。桑叶10g，菊花10g，杏仁10g，连翘10g，薄荷（后下）6g，苦桔梗6g，生甘草4g，芦根10g。

2. 病名：风温。

证型：邪袭肺卫兼肺热食滞。

诊断依据：春季发病；起病急骤，初起即见发热、恶寒、头痛、咳嗽、舌边红、苔薄白、脉浮数等肺卫表热证候；有咳吐淡黄痰、苔微黄、口干渴饮的肺热证候；有饱食赶路的病史及腹胀不舒食滞中阻的症状；实验室检查提示：肺部炎症。

辨证分析：患者于春季饱食赶路，感受风热病邪发为风温病。春季风木当令，气候温暖多风，故风热之邪多见，且患者热甚，汗出，口渴，舌边尖红，脉浮数，符合风热病邪袭人初起的特征。与风寒袭表之恶寒无汗、头身痛、苔白、脉浮紧、口中和显然有别。

风热病邪，其性升散、疏泄，易犯肺卫，故风温初起，即见肺卫之证，风热病邪侵袭肺卫，正邪交争则发热，卫气被郁则畏寒；开合失司则汗出；头为诸阳之会，风热袭卫，经脉不利则头痛；卫气被郁致肺气失宣则咳嗽；胸为肺居之地，肺热气滞，脉络失和则胸痛；肺热炼液为痰则咳吐淡黄黏稠之痰；肺热络伤则咳痰铁锈色；风热伤津则口干渴饮；食滞中焦，气机不畅则胃脘胀满不舒；肺与大肠相表里，肺气不宣，腑气不降则大便不行。舌苔薄白微黄，舌边尖红，脉浮滑而数，均为风热袭于肺卫之征。

治则：辛凉解表，宣肺泄热，佐以导滞。

方药：银翘散加减。金银花10g，连翘10g，桑叶10g，薄荷6g，牛蒡子10g，芦根 10g，杏仁 10g，桔梗 6g，瓜蒌 15g，黄芩 10g，鱼腥草 20g，枳实 10g，神曲 12g，生甘草 3g，枇杷叶 10g。

2 剂，水煎服，日 1 剂。

银翘散以解除卫表风热；杏仁、瓜蒌、粑叶、黄芩、鱼腥草以清除肺热；少佐枳实、神曲以消食导滞祛除食积。

3. 辨证分析：病发于秋季（10 月）；发病初起有发热、头痛、干咳等肺卫症状；目前症状见发热，头痛，干咳，咽喉干痛，口鼻干燥，胸闷，胁痛，咳甚则喘急，心烦，脉细弦数，苔薄白而干，舌边尖红赤。诊断如下：

病名：秋燥。

证型：燥热伤肺。

治法：清肺泄热，养阴润燥。

方药：清燥救肺汤加减。煅石膏（先煎）20g，冬桑叶 10g，真阿胶（烊化）10g，南沙参 10g，麦冬 10g，杏仁 10g，枇杷叶 10g，甘草 5g。

4. 辨证分析：本病始于感冒发热入某医院，在治疗中身热逐步上升，旋退旋起，8 天后仍持续发热达 38.8℃。此乃暑热未炽，暑入阳明之轻症，因治疗未能清除暑热，故发热反复，且越来越高。症见高热，口渴，汗出，咽微痛，舌苔薄黄，脉象浮大，仍为阳明热盛之候。诊断如下：

病名：暑温。

证型：暑入阳明，胃热炽盛。

治则：清泄胃热。

方药：白虎汤加减。生石膏 60g，知母 12g，粳米 12g，炙甘草 9g，鲜茅根（后入）30g，鲜芦根 30g，连翘 12g。

水煎，米熟汤成，温服。下午及夜间连续服用 2 剂。

5. 病名：暑温。

证型：暑伤津气。

辨证分析：患儿病于盛夏暑天，感受暑热病邪而发暑温病。暑热犯肺燔灼气分，故见高热、口渴、汗出、小便黄短、苔薄黄干燥、脉数等气分邪热之象；热郁于肺，肺失肃降而肺气上逆，则咳嗽、气喘；暑热易伤津耗气，而致气阴两伤，神疲、咳声低微、睡时露睛、四肢欠温、指纹淡紫、脉无力等，皆是气虚之候，而啼哭时涕泪俱少、口渴舌干、脉细数等，乃是阴津耗伤之候。患儿年幼体弱，感受暑热病邪，更易导致津气耗伤，本证属暑伤津气。

治则：清热涤暑，益气生津。

方药：王氏清暑益气汤加减。太子参 10g，石斛 10g，麦冬 10g，知母 10g，生石膏 15g，花粉 12g，芦根 15g，沙参 12g，竹叶 10g，茯苓 10g。

6. 病名：春温。

证型：热郁少阳。

辨证分析：病发于春季，初起即见里热证候，符合春温的发病特点。诊时见一派病发气分，热郁少阳，胆腑邪热郁蒸外泄。症见体温 39.5℃，口苦口渴，干呕心烦，小便短赤，胸胁不舒，舌红苔黄，脉弦数等。

治则：苦寒清热，养阴透邪。

方药：黄芩汤加豆豉、玄参方加减。

黄芩 15g，黄连 6g，柴胡 10g，赤芍 15g，玄参 15g，郁金 10g，竹茹 10g，黄柏 15g，甘草 6g。

7. 病名：春温。

证型：热结肠腑，兼小肠热盛。

辨证分析：病发于春季，初起即见里热证候，符合春温的发病特点，故可诊断为春温。诊时见烦热，头痛，口渴咽燥，腹胀满，腹痛拒按，大便 5 天未解，舌红苔焦，脉弦数等阳明腑实证，兼见小便短赤涩痛等小肠热盛证，故可辨证为热结肠腑，兼小肠热盛。

治则：攻下泄热兼清小肠之热。

方药：导赤承气汤加减。赤芍 12g，生地黄 15g，生大黄（后下）9g，黄连 6g，黄柏 15g，芒硝（冲）6g，玄参 15g，麦冬 10g，车前草 30g，甘草 6g。

8. 病名：风温。

证型：肺热腑实。

辨证分析：本病发于春季，初起见肺卫表证，继则出现高热，头痛面赤，汗出，口渴欲饮，苔黄，脉数的气分证。因邪热壅肺，肺气不宣，故见咳嗽，胸痛气促，咳痰黄稠等症。肺与大肠互为表里，邪壅于肺，肺气不降，则腑气不通，传导失司，致大便三日未解。

治法：清热宣肺，化痰止咳，佐以通腑。

方药：麻杏石甘汤合宣白承气汤、千金苇茎汤加减。麻黄（后下）6g，北杏仁 10g，生石膏 30g，生大黄（后下）6g，苇茎 30g，冬瓜仁 30g，瓜蒌仁 10g，生薏仁 30g，桔梗 10g，黄芩 15g，鱼腥草 30g，甘草 6g。

9. 诊断：春温。

证型：热郁少阳。

辨证分析：病发于春季，初起即见里热证候，符合春温的发病特点。诊时见一派病发气分，热郁少阳，胆腑邪热郁蒸外泄见证：体温 39.5℃，口苦口渴，干呕心烦，小便短赤，胸胁不疏，舌红苔黄，脉弦数等。

治法：苦寒清热，养阴透邪。

方药：黄芩汤加豆豉、玄参方加减。

黄芩 15g，黄连 6g，柴胡 10g，赤芍 15g，玄参 15g，郁金 10g，竹茹 10g，黄柏 15g，甘草 6g。

10. 诊断：秋燥。

证型：燥干清窍。

辨证分析：病发于秋季，一派燥热上干头面清窍表现，即口渴咽痛、耳鸣目赤等。

治法：清宣气热，润燥利窍。

方药：翘荷汤加减。连翘 12g，薄荷（后下）6g，山栀皮 15g，桔梗 12g，绿豆皮 12g，生甘草 5g，芦根 15g，菊花 12g。

11. 诊断：秋燥。

证型：肺胃阴伤。

辨证分析：发病于秋季，初起时邪在肺卫，后期为一派肺胃阴伤表现，故本例诊断为秋燥。

治法：滋养肺胃之阴。

方药：沙参麦冬汤加减。北沙参 15g，玉竹 15g，桑叶 10g，麦冬 15g，天花粉 15g，北杏仁 10g，苇根 15g，甘草 5g。

12. 辨证分析：①本病发于暑天，始于午后在烈日下游泳。感受暑热病邪后即见头痛乏力，全身酸痛，恶心呕吐，随即发热，且上半夜汗出甚多等暑入阳明之候；午夜后已不出汗，但胸腹灼热，气促，口干不多饮，烦躁不安，渐而嗜睡，溲少色黄，说明暑热病邪内郁不解，前后 9 个小时即见高热、神昏等暑热内陷心包的危重证候。②体检见体温 40℃，脉搏 112 次 / 分，呼吸 24 次 / 分，血压 16/10KPa。嗜睡，呼之能醒，面红气粗，颈项强直，四肢厥冷，心率 112 次 / 分，律齐，无杂音，双肺无啰音，腹平软无压痛，肝脾不大，舌红绛，苔薄黄而干，脉细数。脑膜刺激征阳性，未引出病理征。实验室检查：血、尿、粪常规正常，肝肾功能正常，脑脊液白细胞数及蛋白质量轻度增高。支持暑热炽盛，内闭心包的诊断。

病名：暑温。

证型：暑入心营。

治则：凉营泄热，清心开窍。

方药：清营汤加味合安宫牛黄丸。生地黄 25g，玄参 25g，竹叶心 12g，麦冬 15g，丹参 12g，黄连 9g，金银花 15g，连翘 12g，生石膏（先煎)30g，水牛角（刨片，先煎）30g，大青叶 20g，甘草 6g。

水煎服，每日 2 剂。安宫牛黄丸 1 粒，凉开水化开服用，每日 1 次。

13. 病名：风温。

证型：由卫分进入气分，深入营分。

辨证分析：患者发病于 2 月 13 日，正是风温病好发季节，为感受风热病邪而致病。本病例可分三个阶段进行分析。第一阶段：2 月 13 日～ 18 日为邪在卫分。第二阶段：2 月 18 日～ 21 日为邪入气分，其病位以肺胃为主，兼手阳明大肠。第三阶段：2 月 21 日以后，风热病邪由气分进入营分，热灼营阴，心神被扰。

治法：清营泄热，清心开窍。

方药：可选用清营汤，酌用安宫牛黄丸或紫雪丹或至宝丹。水牛角（先煎）30g，生地黄 15g，玄参 15 克竹叶心 15 克麦冬 10 克丹参 15 克黄连 6 克银花 15 克连翘 15 克

另取安宫牛黄丸一丸，融化鼻饲。

14. 病名：春温。

证型：气分胃热炽盛，内迫营血，且有动风之势。

辨证分析：患者发病于春季，初起表里同病，因治疗不当，病情发展，见高热、面色红赤、头痛难忍、汗出湿衣、口渴欲饮、脉洪数等阳明胃热盛的表现，符合春温起病的特点，初起即见里热证，发展迅速等。又因热盛津伤，邪热内迫营血，故见肌肤发斑，颈项强直可知有动风之势；面色红赤、头痛难忍、舌红苔黄均为胃热炽盛之征象。

治法：清气泄热，凉血化斑，佐以息风。

方药：化斑汤加减。水牛角（先煎）30g，玄参15g，生石膏（先煎）30g，知母12g，大青叶30g，葛根30g，芦根15g，钩藤（后下）12g，重楼15g，地龙10g，姜竹茹10g，甘草6g。

清水800mL，煎取200mL，分2次温服，每日2剂。

15. 辨证分析：①本病发于春季（3月），始于发热微恶风寒、头痛等1天，后即见发热益甚达39.5℃，口渴欲凉饮，汗出，烦躁不安，胸背部见紫红色斑块类鸡冠，并出现吐血。说明病情急重，且初起有卫表证候，此乃春温，新感引发伏邪。②体检见高热T39.8℃，急性发热面容，呼吸气粗，苔少色黄，脉数，为热炽气分；神志不清，时有谵语，神经反射异常，舌深绛，乃热盛营分，属于气营（血）两燔证。

病名：春温。

证型：气营（血）两燔。

治则：气营（血）两清。

方药：清瘟败毒饮合安宫牛黄丸化裁。生石膏60g，生地30g，水牛角30g，黄连10g，玄参15g，知母10g，黄芩10g，丹皮10g，赤芍10g，连翘10g，竹叶10g，甘草6g。

水煎服，送服安宫牛黄丸1丸。

16. 病名：暑瘵。

证型：暑热犯肺，气血两燔。

辨证分析：患儿起病于8月初，为盛夏暑天，感受暑热病邪而发暑瘵，暑热犯肺燔灼气血，故见发热（体温38℃），汗出，咳嗽，伴气喘，口渴引饮，双肺听诊有干湿性啰音，舌红赤，脉细数。本证属暑瘵暑热犯肺，气血两燔。

治法：清络宣肺，凉血解毒。

方药：犀角地黄汤合银翘散加减。水牛角（先煎）30g，生地黄15g，赤芍12g，丹皮10g，金银花15g，连翘15g，北杏10g，丝瓜络15g，茜根10g，侧柏叶12g，桔梗12g，甘草6g。

17. 辨证分析：本病发于夏季（8月）；3天前突发高热，经治疗5天后发热略减；目前症状烦躁不安，消渴不已，溲少色黄，左下肢麻痹为暑热久羁，耗伤肾阴，致水火不济之候，多见于暑温的后期；舌红绛，苔黄黑干燥，脉细数，为阴虚里热之征象。诊断如下：

病名：暑温。

证型：暑温后期，暑伤心肾证。

治法：清心泻火，滋肾养液。

方药：连梅汤加减。黄连 6g，乌梅 10g，阿胶 6g，麦冬 10g，生地黄 10g。

18.辨证分析：本病发于春季（3 月）。患者近 15 天高热不退，热甚微寒。目前症状夜间热甚，晨起热退，无汗，口干不欲下咽，困倦懒言，纳可，大便软，小便略赤为阴液亏损，邪伏阴分之候，多见于春温后期。舌红少津，苔薄黄而干，脉细而数，为阴精亏损之征象。诊断如下：

病名：春温。

证型：春温后期，邪留阴分证。

治法：滋阴清热，搜邪透络。

方药：青蒿鳖甲汤加减。青蒿 6g，鳖甲 15g，生地黄 12g，知母 6g，丹皮 10g。

第九章　**湿热类温病** ▷▷▷▷

习 题

一、选择题

（一）单选题

1. 湿温病病名首见于（　　　）
   　A.《黄帝内经》　　　　　　B.《温热论》　　　　　　C.《温病条辨》
   　D.《难经》　　　　　　　　E.《温疫论》

2. 湿热郁蒸蒙蔽于上，清窍壅塞，不会引起的症状是（　　　）
   　A. 头晕　　　　　　　　B. 鼻塞　　　　　　　C. 神志昏昧
   　D. 胸闷　　　　　　　　E. 以上都不是

3. 对湿温病的发展变化，下列哪项提法欠妥（　　　）
   　A. 初起湿中蕴热，卫气同病
   　B. 病变以脾胃为中心
   　C. 湿热酿痰蒙蔽心窍则见昏谵或昏愦
   　D. 湿热郁蒸于肌肤，则外发白㾦
   　E. 湿困日久，可致阳气损伤

4. 针对湿温发病，提出"太阴内伤，湿饮停聚，客邪再至，内外相引，故病湿热"医家是（　　　）
   　A. 叶天士　　　　　　　　B. 薛生白　　　　　　　C. 王孟英
   　D. 吴鞠通　　　　　　　　E. 陈平伯

5. 湿温初起一般的治疗原则为（　　　）
   　A. 宣肺解表 B. 解表利湿 C. 透湿泄热 D. 芳香宣化 E. 以上都不是

6. 鉴别暑湿和湿温的主要依据是（　　　）
   　A. 起病之缓急　　　　　　B. 发病季节　　　　　　C. 体质状况
   　D. 是否出现㾦　　　　　　E. 是否有后遗症

7. 湿温留连气分，外达肌腠易发：（　　　）
   　A. 斑疹　　　　　　　　B. 疮痈　　　　　　　C. 白㾦

　　D. 湿疹　　　　　　　　　　E. 疔毒

8. 下列哪项不符合湿温病的临床特点（　　　）

　　A. 发病缓，传变慢　　　　B. 病势缠绵，病程长　　　　C. 病变以气分为主
　　D. 初起以邪遏卫气为主　　E. 病程中只见湿盛困阻伤阳

9. 下列哪种提法是错误的（　　　）

　　A. 风温初起病位在肺经

　　B. 暑温初起病位在阳明

　　C. 湿温病变始终以脾胃为中心

　　D. 秋燥以肺经为病变中心

　　E. 烂喉痧肺胃首先受病

10. 湿温病的诊断，下列哪项欠妥（　　　）

　　A. 夏秋季节多见　　　　　　B. 起病缓，病程长　　　　C. 易发白痦
　　D. 易内闭心包　　　　　　　E. 后期易出现大便下血

11. 决定湿温病，湿热转化的主要因素是（　　　）

　　A. 邪气的盛衰　　　　　　　B. 元气的盛衰　　　　　　C. 中气的盛衰
　　D. 肾气的盛衰　　　　　　　E. 以上都不是

12. 提出"中气实则病在阳明，中气虚则病在太阴"的医家是（　　　）

　　A. 叶天士　　　　　　　　　B. 薛生白　　　　　　　　C. 吴鞠通
　　D. 王孟英　　　　　　　　　E. 陈平伯

13. 决定湿温病湿热孰轻孰重的主要因素是（　　　）

　　A. 邪气的盛衰　　　　　　　B. 元气的盛衰　　　　　　C. 中气的盛衰
　　D. 肾气的盛衰　　　　　　　E. 宗气的盛衰

14. "长夏受暑，过夏而发者，名曰伏暑"是哪位医家所说（　　　）

　　A. 叶天士　　　　　　　　　B. 薛生白　　　　　　　　C. 雷少逸
　　D. 吴鞠通　　　　　　　　　E. 章虚谷

15. 以下哪个是伏暑的致病原因（　　　）

　　A. 温热病邪　　　　　　　　B. 湿热病邪　　　　　　　C. 燥热病邪
　　D. 暑湿病邪　　　　　　　　E. 以上都不是

16. 伏暑之名首见于（　　　）

　　A.《三时伏气外感篇》　　　B.《时病论》　　　　　　C.《太平惠民和剂局方》
　　D.《黄帝内经》　　　　　　E.《温病条辨》

17. 发病初起为表里同病，里热有在气在营之分，且有暑湿郁蒸的温病是（　　　）

　　A. 春温　　　　　　　　　　B. 暑温　　　　　　　　　C. 湿温
　　D. 风温　　　　　　　　　　E. 以上都不是

18. 在伏暑的诊断依据中，下列哪项是错误的（　　　）

　　A. 伏暑多发于秋冬两季

　　B. 本病起病急骤，一病即见暑湿或暑热内伏证候

C. 若发于气分者，初类似感冒，继而可见阳明热盛证候

D. 若见但热不寒，入夜尤甚，天明得汗稍减，而胸腹之热不除，便溏不爽者，多为暑湿夹滞，郁结肠道之候

E. 病程中部分患者可迅速出现尿少、尿闭等危重证候。

19. 称"伏暑、暑温、湿温，证本一源，前后互参，不可偏执"的医家是（　　　）

A. 叶天士 　　　　　　 B. 吴鞠通 　　　　　　 C. 俞根初

D. 薛生白 　　　　　　 E. 王孟英

20. 伏暑初起卫气同病、卫营同病最有鉴别意义的症状为（　　　）

A. 发热恶寒 　　　　　 B. 头身疼痛 　　　　　 C. 心烦口渴

D. 脘痞苔腻 　　　　　 E. 以上都不是

21. 伏暑病初期的治疗原则是（　　　）

A. 疏表清里 　　　　　 B. 清暑化湿 　　　　　 C. 解表清营

D. 清泄里热 　　　　　 E. 养阴透邪

22. "夏伤于暑，被湿所遏而蕴伏，至深秋霜降及立冬前后，为外寒搏动而触发"语出（　　　）

A.《温热论》 　　　　　 B.《温病条辨》 　　　　 C.《通俗伤寒论》

D.《时病论》 　　　　　 E《温热暑疫全书》

23. 有关伏暑的病机演变，下列哪一项是错误的（　　　）

A. 伏暑因感邪性质与体质的差异，暑邪内伏有在气、在营之不同

B. 伏暑初起无论是发于气分还是发于营分，均兼有秋冬时令之邪在表

C. 伏暑病情轻重与发病时间的迟早有关

D. 伏暑发于气分者，初起类似感冒，继则表现为阳明热盛证

E. 伏暑病程中可见气阴两伤，出现尿少、尿闭之气阴欲脱证

24. 伏暑的好发季节为（　　　）

A. 秋冬 　　　　　　　 B. 春夏 　　　　　　　 C. 夏秋

D. 春秋 　　　　　　　 E. 冬春

25. 湿温初起，一般的治疗原则为（　　　）

A. 宣肺解表 　　　　　 B. 解表利湿 　　　　　 C. 透湿泄热

D. 芳香宣化 　　　　　 E. 以上均不宜

26. 下列哪一项症状不属于湿温邪遏卫气证的表现（　　　）

A. 寒甚热微，身痛有汗 　 B. 身热不扬，午后较显 　 C. 胸脘痞闷

D. 头重如裹 　　　　　 E. 苔白腻，脉濡缓

27. 用其轻开肺气，使气化则湿亦化的处方是（　　　）

A. 雷氏芳香化浊法 　　 B. 三仁汤 　　　　　　 C. 王氏连朴饮

D. 菖蒲郁金汤 　　　　 E. 薛氏五叶芦根汤

28. 论治湿温，下列哪项提法不当（　　　）

A. 初起卫气同病，宜解表清气

B. 表解以后，宜宣化气分湿邪，佐以清热

C. 湿热俱盛，宜苦辛通降，化湿清热

D. 热重于湿时，当以清热为主，兼以化湿

E. 病至后期，余湿未尽，胃气不舒，脾气未醒，治宜轻清芳化，涤除余邪

29. 藿朴夏苓汤和三仁汤均能宣表化湿，但三仁汤较适用于（   ）

　　A. 表湿偏重者　　　　　　B. 湿邪偏重，湿中蕴热者　　C. 湿热并重者

　　D. 外有表寒，内有湿滞者　E. 以上均不是

30. 湿温身热不扬，脘痞腹胀，大便溏泻，小便混浊，苔白腻，脉濡缓，治宜（   ）

　　A. 清热化湿　　　　　　　B. 疏利透达　　　　　　　C. 燥湿化浊

　　D. 芳香宣化　　　　　　　E. 分利湿浊

31. 恶寒少汗，身热不扬，午后热象较显，头重如裹，身重肢倦，胸闷脘痞，苔白腻，脉缓，宜选用（   ）

　　A. 化湿清热　　　　　　　B. 芳香宣化　　　　　　　C. 分消走泄

　　D. 清气化湿　　　　　　　E. 燥湿化浊

32. 恶寒少汗，身热不扬，午后热象较显，头重如裹，身重肢倦，胸闷脘痞，苔白腻，脉濡缓，治宜（   ）

　　A. 藿香正气散　　　　　　B. 藿朴夏苓汤　　　　　　C. 雷氏清凉涤暑法

　　D. 雷氏宣透膜原法　　　　E. 新加香薷饮

33. 女性，9岁，发热3天，2011年8月28日来诊。3天前因调摄不慎致发热，伴有恶寒，头痛，周身酸痛，无汗。现症见恶寒少汗，身热不扬，午后热象较显，头重如裹，身重肢倦，胸闷脘痞，苔白腻，脉濡缓，治宜（   ）

　　A. 藿香正气散　　　　　　B. 藿朴夏苓汤　　　　　　C. 雷氏清凉涤暑法

　　D. 雷氏宣透膜原法　　　　E. 新加香薷饮

34. 新加香薷饮组方中哪一项是错误的（   ）

　　A. 银花　　　　　　　　　B. 扁豆花　　　　　　　　C. 厚朴

　　D. 连翘　　　　　　　　　E. 薄荷

35. 暑湿在卫，症见发热无汗，恶寒，甚则寒战，身形拘急，胸脘痞闷，心中烦，时有呕恶，苔薄腻，脉浮弦。治宜（   ）

　　A. 卫分宣湿饮　　　　　　B. 新加香薷饮　　　　　　C. 三仁汤

　　D. 藿香正气散　　　　　　E. 雷氏清凉涤暑法

36. 暑湿在卫，症见身热恶寒无汗，头痛胀重，胸中痞闷，心烦呕恶，应用新加香薷饮。若尿黄赤短而少者，可加入（   ）

　　A. 茯苓、陈皮　　　　　　B. 瞿麦、茯苓、泽泻　　　C. 泽泻、茯苓、猪苓

　　D. 藿香、佩兰、滑石、通草　　　　　　　　　　　　E. 荷叶、青蒿、西瓜翠衣

37. 伏暑头痛无汗，恶寒发热，全身酸痛，胸闷脘痞，心烦口渴，小便短赤，舌尖边红，苔白腻，脉濡数。治宜（   ）

　　A. 三仁汤

B. 藿朴夏苓汤

C. 银翘散去豆豉加细生地、丹皮、大青叶，倍玄参方

D. 银翘散去牛蒡子、玄参加杏仁、滑石方

E. 以上都不宜

38. 女性，6 岁，发热 3 天，2011 年 10 月 28 日来诊。3 天前因调摄不慎致发热，伴有恶寒，头痛，周身酸痛，无汗，口干渴，小便短赤，时心烦，纳呆，胸脘痞满，舌苔腻，脉濡数。正确选方是（　　　）

A. 银翘散去牛蒡子、玄参加杏仁、滑石方

B. 银翘散

C. 银翘散加生地、丹皮、赤芍、麦冬方

D. 银翘散去豆豉加细生地、丹皮、大青叶，倍玄参方

E. 三仁汤

39. 决定湿温病湿热转化的主要因素是（　　　）

A. 邪气盛衰　　　　　B. 中气盛衰　　　　　C. 肾气盛衰

D. 元气盛衰　　　　　E. 以上均不是

40. 湿热交蒸，内阻中焦，首选方剂是（　　　）

A. 三仁汤　　　　　B. 王氏连朴饮　　　　　C. 雷氏芳香化浊法

D. 白虎加苍术汤　　　　　E. 三石汤

41. 湿温身热不扬，脘痞腹胀，大便溏泄，小便混浊，苔白腻，脉濡缓，治宜（　　　）

A. 清热化湿　　　　　B. 疏利透达　　　　　C. 燥湿化浊

D. 芳香宣化　　　　　E. 分利湿浊

42. 湿温，寒甚热微，身痛有汗，手足沉重，呕逆胀满，舌苔白厚腻浊，脉缓等，其病机为（　　　）

A. 湿热秽浊，郁伏膜原　　B. 湿邪外侵，郁遏卫阳　　C. 湿邪留恋，损伤阳气

D. 湿邪蕴阻中焦脾胃　　E. 湿热俱盛，相互交蒸

43. 湿温病邪在膜原的见症是（　　　）

A. 身痛无汗　　　　　B. 呕逆腹痛　　　　　C. 寒甚热微

D. 大便溏泄　　　　　E. 舌苔黄腻

44. 寒热往来，寒甚热微，身痛有汗，手足沉重，呕逆胀满，舌苔白厚腻浊，病机为（　　　）

A. 邪遏卫气，湿重于热

B. 湿热秽浊郁伏膜原，阻遏阳气

C. 湿浊困阻中焦

D. 湿邪久恋，损伤阳气

E. 以上都不是

45. 以下哪项不符合湿温病湿浊上蒙、泌别失职证必见的证候（　　　）

A. 热蒸头胀   B. 呕逆神迷   C. 小便不通

D. 渴不多饮   E. 舌苔黄腻

46. 治疗湿浊上蒙、泌别失职证，其开窍方药应选用（   ）

A. 至宝丹   B. 安宫牛黄丸   C. 玉枢丹

D. 苏合香丸   E. 行军散

47. 温病热蒸头胀，呕逆神迷，小便不通，渴不多饮，舌苔白腻，治宜（   ）

A. 先予安宫牛黄丸，继服茯苓皮汤

B. 菖蒲郁金汤送服苏合香丸

C. 先予苏合香丸，继服茯苓皮汤

D. 菖蒲郁金汤送服至宝丹

E. 安宫牛黄丸

48. 湿阻肠道，传导失司证，其治法是（   ）

A. 导滞通便   B. 通腑泄热   C. 宣清导浊

D. 通瘀破结   E. 分消走泄

49. 湿温，症见神识如蒙，少腹硬满，大便不通，苔垢腻，其治疗处方是（   ）

A. 枳实导滞汤   B. 桃仁承气汤   C. 宣清导浊汤

D. 调胃承气汤   E. 小承气汤

50. 湿热俱盛，郁阻中焦，可见（   ）

A. 小便混浊   B. 小便短赤   C. 小便不通

D. 小便涓滴不畅   E. 小便淡黄

51. 湿温病在中焦，温热俱盛，相互交蒸，其首选的方剂是（   ）

A. 雷氏芳香化浊法   B. 王氏连朴饮   C. 藿朴夏苓汤

D. 白虎加苍术汤   E. 菖蒲郁金汤

52. 王氏连朴饮中淡豆豉的作用是（   ）

A. 辛散表邪   B. 宣透湿中蕴热   C. 宣透胸膈郁热

D. 疏表化湿   E. 透达伏热，领邪外出

53. 发热，汗出不解，口渴不欲多饮，脘痞呕恶，心中烦闷，便溏色黄，小溲短赤，苔黄滑腻，脉象濡数。其病机是（   ）

A. 湿困中焦，脾胃升降失司

B. 阳明热炽，兼太阴脾湿

C. 湿热弥漫三焦

D. 湿热交蒸，酿成热毒，充斥气分

E. 湿热俱盛，交蒸脾胃

54. 女性，43 岁，发病 9 日，初诊日期：2010 年 8 月 23 日。现症发热汗出不解，口渴不欲多饮，脘痞呕恶，心中烦闷，便溏色黄，小便短赤，苔黄腻，脉濡数。正确治法为（   ）

A. 辛开苦降，清热燥湿   B. 清热化湿，解毒利咽   C. 宣通气机，清化湿浊

D. 芳香化浊，燥湿理气　　E. 芳香辛散，宣气化湿

55. 男性，30 岁，发热 3 天，2009 年 8 月 15 日来诊。患者素有嗜食肥甘和饮酒史，发热以午后、夜晚加重，热重时有寒热往来如疟之象，身重肢倦，头重痛，口不渴，面色淡黄，胸脘痞满，苔白厚腻，脉象濡缓。正确的治法是（　　　）

　　A. 清泄少阳，和解化湿　　B. 和解少阳，清泄里热　　C. 清暑化湿，辛凉解表

　　D. 芳香辛散，宣气化湿　　E. 疏利透达膜原湿浊

56. 湿温发热口渴，胸痞腹胀，肢酸倦怠，咽肿溺赤，苔黄腻，其病机为（　　　）

　　A. 湿热交蒸脾胃　　　　　B. 湿浊困阻中焦　　　　　C. 温热兼湿困阻中焦

　　D. 湿邪阻遏卫气　　　　　E. 湿热交蒸，酿毒上泛

57. 湿温湿热酿痰蒙闭心包证，治宜（　　　）

　　A. 清热利湿，芳香开窍　　B. 淡渗利湿，清心开窍　　C. 清心凉营，化痰开窍

　　D. 清热化湿，豁痰开窍　　E. 芳香宣化，佐以开窍

58. 温病，见发热口渴，胸痞腹胀，肢酸倦怠，咽肿溺赤，苔黄而腻，最适合的方剂是（　　　）

　　A. 三仁汤　　　　　　　　B. 甘露消毒丹　　　　　　C. 王氏连朴饮

　　D. 雷氏芳香化浊法　　　　E. 银翘散加马勃、玄参

59. 湿温病湿热蕴毒证，其治疗处方是（　　　）

　　A. 普济消毒饮　　　　　　B. 清瘟败毒饮　　　　　　C. 甘露消毒丹

　　D. 神犀丹　　　　　　　　E. 以上都不是

60. 湿痰蒙闭心窍出现神志异常的特征是（　　　）

　　A. 其人如狂　　　　　　　B. 昏愦不语　　　　　　　C. 呕逆神迷

　　D. 时清时昧　　　　　　　E. 神昏谵语

61. 湿热郁蒸酿痰蒙蔽心包，其病变在（　　　）

　　A. 气分　　　　　　　　　B. 营分　　　　　　　　　C. 血分

　　D. 气营　　　　　　　　　E. 营血

62. 身热不退，入暮尤甚，神识昏蒙，时或谵语，舌苔黄腻，脉濡滑而数。其治则应为（　　　）

　　A. 芳香开窍，淡渗利湿　　B. 芳香宣化，佐以开窍　　C. 清热利湿，疏利透达

　　D. 清心凉营，化痰辟秽　　E. 清热化湿，豁痰开窍

63. 身热不退，朝轻暮重，神识昏蒙，似清似昧或时清时昧，时或谵语，舌苔黄腻，脉濡滑而数。其治疗处方是（　　　）

　　A. 通关散、玉枢丹、藿香正气散

　　B. 神犀丹、安宫牛黄丸

　　C. 苏合香丸、菖蒲郁金汤

　　D. 苏合香丸、茯苓皮汤

　　E. 清营汤、安宫牛黄丸

64. 温病热盛阳明，郁而化火，津伤未甚，兼太阴脾湿未化。治宜（　　　）

A. 白虎加人参汤

B. 白虎加苍术汤

C. 白虎汤加金银花、鲜石斛、芦根

D. 白虎汤加苍术、黄连、黄芩

E. 三石汤

65. 暑湿夹滞，郁结肠道，在使用下法时，下列哪项提法是错误的（　　）

A. 非一次攻下即能尽邪

B. 下之剂量宜重

C. 下后不久，热势复作，大便复溏，仍宜再下

D. 以暑湿夹滞之证消失为度

E. 大便硬不可再下

66. 身热稽留，胸腹灼热，呕恶，便溏不爽，色黄如酱，苔黄垢腻，脉濡数。治宜（　　）

A. 王氏连朴饮　　　　　B. 枳实导滞汤　　　　　C. 葛根黄芩黄连汤

D. 黄芩汤　　　　　E. 以上均不宜

67. 伏暑，暑湿夹滞，阻结肠道，其大便性状是（　　）

A. 便溏不爽，色黄如酱

B. 纯利稀水，肛门灼热

C. 初硬后溏

D. 下利色黄热臭，肛门灼热

E. 大便色黑而易解

68. 下列哪项不是蒿芩清胆汤的组成（　　）

A. 枳壳、陈皮　　　　　B. 茯苓、青黛　　　　　C. 半夏、竹茹

D. 柴胡、白芍　　　　　E. 青蒿、黄芩

69. 伏暑症见寒热如疟，午后热甚，入暮尤剧，天明得汗诸症稍减，但胸腹灼热不除，心烦口渴，脘痞，苔黄白而腻，脉弦数。其最佳治疗方剂是（　　）

A. 蒿芩清胆汤　　　　　B. 黄芩汤　　　　　C. 黄连温胆汤

D. 枳实导滞汤　　　　　E. 王氏连朴饮

70. 症见壮热烦渴，汗多溺短，脘痞身重，舌红苔薄黄，脉洪大。治宜（　　）

A. 清热解毒　　　　　B. 清热化湿　　　　　C. 清热涤暑

D. 清热化痰　　　　　E. 清宣气热

71. 症见发热，寒战，肢体肿胀疼痛，脘痞便溏，面色淡黄而暗，舌暗苔黄腻，脉濡数。治宜（　　）

A. 白虎加苍术汤　　　　　B. 宣痹汤　　　　　C. 蠲痹汤

D. 三仁汤　　　　　E. 桂芍知母汤

72. 薛生白所谓"阳明太阴湿热内郁，郁甚则少火皆成壮火"，"病在二经之表者，多兼少阳三焦"之变局。临床可见证候是（　　）

　　A.热郁少阳，枢机不利　　　B.暑湿弥漫三焦　　　　　　C.湿热遏阻膜原

　　D.暑湿郁阻少阳　　　　　　E.湿热内留，木火上逆

73.湿热蕴阻经络证的特征性症状是（　　　）

　　A.咽肿溺赤，或身目发黄　B.神识昏蒙　　　　　　　　C.关节烦痛或重着或肿

　　D.便溏不爽，色黄如酱　　E.寒热似疟，身热午后较甚

74.症见：胸胁苦满，脘痞嘈杂，时隐痛不欲食，呕吐清水或痰涎，口干苦，目眩耳鸣，舌红苔黄腻，脉弦滑数。治宜（　　　）

　　A.清泄少阳，分消湿热　　B.清热利湿，宣通三焦　　　C.清热利湿，宣通经络

　　D.清胆降逆，涤痰化浊　　E.清热化湿，解毒利咽

75.姚某，男，37岁。两天前无明显诱因出现发热，伴畏寒，腹泻，大便呈水样，每日2～3次，头痛，恶心。入院时症见持续高热，微恶寒，咽痛，口渴，腹泻，水样便，恶心欲呕，头痛身楚。腹稍胀无压痛，肝脾肋下未扪及，双肾区无叩击痛。舌质红，苔黄腻，脉数。最佳治疗选方是（　　　）

　　A.三仁汤　　　　　　　　　B.茯苓皮汤　　　　　　　　C.藿香正气散

　　D.甘露消毒丹　　　　　　　E.葛根黄芩黄连汤

76.患者男性，30岁，发热3天，2009年10月15日来诊。患者素有嗜食肥甘和饮酒史，发热以午后、夜晚加重，天明稍减，热重时有恶寒如疟之象，伴有口渴心烦，胸脘痞满，舌苔黄腻，脉象弦数。正确的治法是（　　　）

　　A.清泄少阳，和解化湿　　B.和解少阳，清泄里热　　　C.清暑化湿，辛凉解表

　　D.清营泄热，疏解表邪　　E.养阴清热，和解少阳

77.男性，55岁，发热伴有大便溏泄2天，2011年10月6日初诊。患者2天前因饮食不节致发热，并有呕吐、脘腹不适，泄下物如败酱，大便虽溏但不爽而黏滞，自觉胸腹灼热，舌苔黄腻，脉滑数。此病证为（　　　）

　　A.风温，肺热移肠证

　　B.湿温，湿热阻中证

　　C.伏暑，暑湿夹滞、阻结肠道证

　　D.暑温，热结肠腑证

　　E.秋燥，肺燥肠热、络伤咯血证

78.患者发热有汗不解，口渴不欲多饮，胸闷气粗，入夜烦躁，梦语如谵，恶心呕吐，小溲短赤，舌苔黄腻，脉濡数。辨证属于（　　　）

　　A.暑湿交蒸　　　　　　　　B.暑湿闭窍　　　　　　　　C.暑湿中阻

　　D.暑湿下蕴　　　　　　　　E.暑湿弥漫三焦

79.王某，女性，36岁，见身热，面赤耳聋，胸闷脘痞，下利稀水，小便短赤，咳痰带血，不甚渴饮，舌红赤苔黄滑，治宜（　　　）

　　A.清肺化饮，泻热止利　　B.清热涤暑，兼化湿邪　　　C.清热化湿

　　D.清热利湿，宣通三焦　　E.透邪达表，涤暑化湿

80.患者女性，72岁，症见身热，面赤耳聋，胸闷脘痞，下利稀水，小便短赤，咳

痰带血，不甚渴饮，舌红赤，苔黄滑，治宜（　　　）

    A. 麻杏石甘汤加蒲黄、侧柏叶

    B. 白虎加苍术汤

    C. 麻杏石甘汤合葛根芩连汤

    D. 三石汤

    E. 新加香薷饮

  81. 王某，男性，56 岁，见身热，口苦咽干，呕吐痰涎，目眩耳鸣，胸满脘痞，舌红苔黄腻，脉弦滑数。治宜（　　　）

    A. 小柴胡汤

    B. 蒿芩清胆汤

    C. 温胆汤加瓜蒌、碧玉散

    D. 三石汤

    E. 大柴胡汤

  82. 暑湿症见灼热烦躁，目合耳聋，神识不清，时有谵语，或四肢抽搐，舌绛苔黄或黄腻，脉滑数。治宜（　　　）

    A. 犀地清络饮   B. 清营汤和六一散   C. 神犀丹

    D. 茯苓皮汤   E. 黄土汤

  83. 暑湿内陷心营治宜（　　　）

    A. 辛凉解表   B. 开闭通窍   C. 芳香宣化

    D. 清营泄热   E. 解表化湿

  84. 湿温病，症见灼热烦躁，便下鲜血，舌质红绛，治宜（　　　）

    A. 犀地清络饮   B. 犀角地黄汤合银翘散   C. 神犀丹

    D. 犀角地黄汤   E. 黄土汤

  85. 湿温病，湿邪化燥，症见灼热烦躁，便下鲜血，舌质红绛，治宜（　　　）

    A. 先服独参汤、继用黄土汤

    B. 甘露消毒丹加地榆炭、侧柏炭

    C. 犀地清络饮

    D. 犀角地黄汤

    E. 葛根黄芩黄连汤加地榆、侧柏炭

  86. 湿温病身热不退，脘中微闷，知饥不食，苔薄腻，其病机为（　　　）

    A. 余邪未尽，肺胃阴伤   B. 邪热留伏阴分   C. 余邪未清，气阴未复

    D. 邪热羁留，肝肾阴伤   E. 余湿未净，胃气不舒

  87. 薛氏"五叶芦根汤"适应证为（　　　）

    A. 风温病后期，余邪未尽，肺胃阴伤证

    B. 春湿病后期，邪留阴分证

    C. 暑温病后期，余邪未清，气阴未复证

    D. 湿温病后期，余邪未尽证

E.烂喉痧后期，余毒伤阴证

88.暑病后期，低热未除，头目不清，昏眩微胀，口渴不甚，苔薄腻，脉濡。其病机是（　　　）

    A.暑湿未净，蒙扰清阳　　B.邪热留伏阴分　　　　C.余邪未尽，气阴两伤

    D.暑热扰心　　　　　　　E.邪阻膜原

89.温病后期，低热，口渴唇燥，神思不清，倦怠少食，舌红苔少，脉虚数，多见于（　　　）

    A.余邪未净，蒙扰清阳　　B.湿邪困阻气机　　　　C.湿邪阻膜原

    D.余邪未尽，气阴两伤　　E.邪扰心神

90.东垣清暑益气汤适用于（　　　）

    A.暑伤心营　　　　　　　B.暑湿弥漫三焦　　　　C.暑湿化燥

    D.余邪留扰，气阴两伤　　E.暑湿伤气

（二）配伍选择题

    A.白㾦　　　　　　　　　B.黄疸　　　　　　　　C.神识昏迷

    D.斑疹　　　　　　　　　E.大便下血

1.湿热郁蒸肌腠可发生（　　　）

2.湿热化燥，侵入血分者，尤易发生（　　　）

3.湿热蕴毒，内聚肝胆，则发（　　　）

    A.恶寒发热　　　　　　　B.身热不扬　　　　　　C.夜热早凉

    D.壮热　　　　　　　　　E.日晡潮热

4.湿重于热者（　　　）

5.热重于湿者（　　　）

    A.叶天士　　　　　　　　B.吴鞠通　　　　　　　C.薛生白

    D.王孟英　　　　　　　　E.章虚谷

6.（　　　）认为湿热之邪，由表伤者十之一二，由口鼻而入者，十之八九。

7.（　　　）提出："湿土之气同类相召，故湿热之邪始虽外受，终归脾胃。"

    A.身热不扬　　　　　　　B.大便下血　　　　　　C.知饥不食

    D.脘痞呕恶　　　　　　　E.身冷汗泄

8.湿温初期可见（　　　）

9.湿温后期可有（　　　）

10.湿温恢复期多表现（　　　）

    A.伏暑初发，卫气同病　　B.伏暑初发，卫营同病　　C.暑湿之邪，郁阻少阳

D. 热闭心包，血络瘀滞　　E. 热在心营，下移小肠

11. 身热夜甚，心烦不寐，口干但不欲饮，小便短赤热痛，舌绛，脉细数。病机为（　　）

12. 发热恶寒，头痛，全身酸痛，无汗，心烦口渴，小便短赤，脘痞，苔腻，脉濡数。病机为（　　）

　　A. 叶天士　　　　　　　B. 王肯堂　　　　　　　C. 薛生白
　　D. 王孟英　　　　　　　E. 吴鞠通

13. 提出"暑邪久伏而发者，名曰伏暑"者是（　　）

14. 提出"霜未降而发者少轻，霜既降而发者则重，冬日发者尤重"者是（　　）

　　A. 邪袭肺卫　　　　　　B. 阳明热盛　　　　　　C. 卫营同病
　　D. 热郁胆腑　　　　　　E. 湿遏卫气

15. 伏暑初发的病证类型可见（　　）

16. 湿温初发的病证类型可见（　　）

17. 春温初发的病证类型可见（　　）

　　A. 伏邪自发　　　　　　B. 新感引发　　　　　　C. 邪犯肺卫
　　D. 直中阳明　　　　　　E. 邪犯中焦

18. 伏暑的发病多由于（　　）

19. 风温的发病多由于（　　）

20. 暑温的发病多由于（　　）

　　A. 发生于秋冬季　　　　B. 发生于冬春季　　　　C. 发于夏季
　　D. 发于春季　　　　　　E. 一年四季均可发生

21. 伏暑的好发季节是（　　）

22. 暑温的好发季节是（　　）

　　A. 表里同病　　　　　　B. 气分受病　　　　　　C. 肺卫受病
　　D. 脾胃受病　　　　　　E. 三焦受病

23. 伏暑初发，病证类型多见（　　）

24. 暑温初发，病证类型多见（　　）

　　A. 气虚　　　　　　　　B. 阴虚　　　　　　　　C. 血虚
　　D. 阳虚　　　　　　　　E. 以上都不是

25. 伏暑发病的内因主要为（　　）

26. 春温发病的内因主要为（　　）

　　A. 叶天士　　　　　　　　B. 王孟英　　　　　　　　C. 吴鞠通

　　D. 俞根初　　　　　　　　E. 雷丰

27. "夏伤于暑，被湿所遏而蕴伏，至深秋霜降及立冬前后，为外寒搏动而触发"语出（　　　）

28. "伏暑、暑温、湿温，证本一源，前后互参，不可偏执"语出（　　　）

　　A. 卫气同病，湿热并重　　B. 邪遏卫气，湿重于热　　C. 邪困中焦，湿重于热

　　D. 邪困中焦，湿热并重　　E. 湿热弥漫三焦，热重于湿

29. 身热不扬，午后较重，恶寒无汗，头重肢倦，胸闷脘痞，苔白腻，脉濡缓。其病机为（　　　）

30. 身热不解，午后热重，渴不多饮，脘痞呕恶，心中烦闷，便溏色黄，小便短赤，苔黄滑腻，脉滑数。其病机为（　　　）

31. 身热不扬，脘痞腹胀，恶心欲吐，渴不欲饮，大便溏泄，小便浑浊，苔白腻，脉缓。其病机为（　　　）

　　A. 藿朴夏苓汤　　　　　　B. 连朴饮　　　　　　　　C. 雷氏芳香化浊法

　　D. 藿香正气散　　　　　　E. 菖蒲郁金汤

32. 湿温病初起，邪遏卫气的治疗处方是（　　　）

33. 湿温病湿邪困脾的治疗处方是（　　　）

34. 湿温病湿热中阻的治疗处方是（　　　）

　　A. 雷氏清宣温化法　　　　B. 雷氏宣疏表湿法　　　　C. 黄连香薷饮

　　D. 新加香薷饮　　　　　　E. 银翘散加杏仁、滑石、苡仁、通草

35. 适用于暑湿，表证较轻，而热象较显者，选用（　　　）

36. 适用于暑湿，表寒较甚里有暑湿，且暑热较甚而口渴、心烦较显著者，选用（　　　）

　　A. 银翘散加马勃、玄参

　　B. 银翘散去牛蒡子、玄参加杏仁、滑石方

　　C. 银翘散去豆豉加生地、丹皮、赤芍

　　D. 银翘散加生地、丹皮、赤芍、麦冬方

　　E. 银翘散去豆豉加细生地、丹皮、大青叶，倍玄参方

37. 伏暑卫气同病，治宜选用（　　　）

38. 伏暑卫营同病，治宜选用（　　　）

　　A. 小便短赤　　　　　　　B. 小便混浊　　　　　　　C. 小便不通

　　D. 小便灼痛　　　　　　　E. 小便淡黄

39. 湿温湿浊蒙上，泌别失职可见（　　　）

40. 湿温湿重于热，困阻中焦可见（　　　）

    A. 神昏谵语　　　　　　　B. 神识昏蒙　　　　　　　C. 心烦不寐

    D. 呕逆神迷　　　　　　　E. 灼热烦躁

41. 湿温湿热酿痰蒙蔽心包可见（　　　）

42. 湿温湿浊上蒙泌别失职则见（　　　）

    A. 湿中蕴热　　　　　　　B. 表湿偏重　　　　　　　C. 湿阻中焦

    D. 湿热蕴毒　　　　　　　E. 湿胜阳微

43. 湿温初期，身热不扬，或午后较甚，胸闷脘痞者，多属（　　　）

44. 湿温身热不扬，胸闷腹胀，恶心欲吐，大便溏者，多属（　　　）

45. 湿温发热口渴，胸闷脘痞，肢酸倦怠，咽肿溺赤或身目发黄者，多属（　　　）

    A. 热蒸头胀，呕逆神迷，小便不通

    B. 神识如蒙，少腹硬满，大便不通

    C. 神志如狂，少腹坚满，大便色黑

    D. 身热烦渴，小便涓滴不畅，大便不通

    E. 潮热谵语，腹胀满硬痛，大便秘结

46. 宣清导浊汤主治的病症可见（　　　）

47. 茯苓皮汤主治的病症可见（　　　）

    A. 王氏连朴饮　　　　　　B. 甘露消毒丹　　　　　　C. 霍朴夏苓汤

    D. 雷氏芳香化浊法　　　　E. 薛氏五叶芦冬汤

48. 湿温湿热郁阻中焦，症见发热汗出不解，口渴不欲多饮，心中烦闷，脘痞呕恶，便溏色黄，小便短赤，苔黄滑腻，脉象滑数。选用（　　　）

49. 湿温湿热蕴毒，症见发热口渴，脘痞腹胀，肢酸倦怠，咽肿尿赤，身目发黄苔黄而腻。选用（　　　）

50. 湿温湿困中焦，症见身热不扬，脘痞腹胀，恶心欲吐，口不渴，大便溏泄，小便混浊，苔白腻，脉濡缓。选用（　　　）

    A. 神志狂躁　　　　　　　B. 大便不通　　　　　　　C. 呕逆神迷

    D. 热结旁流　　　　　　　E. 苔黄燥

51. 湿浊上蒙，泌别失职的临床表现有（　　　）

52. 湿阻肠道，传导失司的临床表现有（　　　）

    A. 豁痰开窍　　　　　　　B. 芳香开窍　　　　　　　C. 清心开窍

D. 通腑开窍　　　　　　　E. 导赤开窍

53. 湿温，湿浊上蒙、泌别失职证的治疗宜（　　　）

54. 湿热酿痰蒙蔽心包证的治疗宜（　　　）

　　A. 至宝丹　　　　　　　B. 紫雪丹　　　　　　　C. 安宫牛黄丸

　　D. 清宫汤　　　　　　　E. 宣清导浊汤

55. 湿温湿热酿痰蒙蔽心包证可用（　　　）

56. 湿温湿阻肠道、传导失司证可用（　　　）

　　A. 王氏连朴饮　　　　　B. 雷氏芳香化浊法　　　C. 白虎加苍术汤

　　D. 藿朴夏苓汤　　　　　E. 三仁汤

57. 湿困中焦，湿重热轻证的主治方是（　　　）

58. 热盛阳明，兼湿蕴太阴证的主治方是（　　　）

　　A. 白虎加苍术汤　　　　B. 白虎加人参汤　　　　C. 白虎加桂枝汤

　　D. 白虎承气汤　　　　　E. 白虎汤

59. 治疗壮热汗多，口渴心烦，背微恶寒，舌红苔黄燥，脉洪大而芤者，方选
（　　　）

60. 治疗壮热汗多，口渴心烦，面赤气粗，头痛且晕，舌红苔黄，脉洪数者，方选
（　　　）

61. 治疗壮热烦渴，汗多溺短，脘痞身重，舌红苔薄腻，脉洪大者，方选（　　　）

　　A. 三石汤　　　　　　　B. 三仁汤　　　　　　　C. 新加香薷饮

　　D. 白虎加苍术汤　　　　E. 藿香正气散

62. 暑湿困阻中焦证，其首选的方剂为（　　　）

63. 暑湿弥漫三焦证，其首选的方剂为（　　　）

　　A. 薛氏扶阳逐湿汤

　　B. 薛氏五叶芦根汤

　　C. 薛氏参麦汤

　　D. 东垣清暑益气汤

　　E. 清络饮

64. 湿温病恢复期，余邪未净，脾气未醒，胃气不舒，可以选方剂（　　　）

65. 暑湿未净，蒙扰清阳，可选用的方剂是（　　　）

66. 余邪留扰，气阴两伤可选用的方剂是（　　　）

67. 暑温夹湿证日久，暑湿犹盛，耗伤元气，可选用的方剂是（　　　）

68. 湿温病过程中出现湿从寒化，可选择方剂为（　　　）

（三）多选题

1. 湿温主要证候特点是（   ）

    A. 起病较缓

    B. 易于内陷心包，出现痰热闭窍

    C. 以脾胃为主要病变部位

    D. 后期多表现为肝肾阴伤

    E. 病程中易发生白痦、便血

2. 湿温病的特点是（   ）

    A. 起病较缓，传变较慢

    B. 病势缠绵，病程较长

    C. 初起以邪遏卫气为主要临床表现

    D. 病变始终以脾胃为中心

    E. 多发于夏秋季节

3. 对湿温病辨证时，应注意的主要环节有（   ）

    A. 辨湿热的轻重程度

    B. 辨湿温发病季度

    C. 辨湿热在三焦的所属部位

    D. 辨明证候的虚实

    E 辨病情较轻重变化

4. 治疗湿温，可根据湿邪所在部位分别采用（   ）

    A. 清泄   B. 芳化   C. 苦燥

    D. 淡渗   E. 理气

5. 湿病初起的治疗禁忌有（   ）

    A. 辛温发汗   B. 芳香辛散   C. 苦寒攻下

    D. 滋养阴液   E. 疏利透达

6. 发病初起可表现为表里同病，里热有在气在营的温病是（   ）

    A. 春温   B. 暑温   C. 湿温

    D. 伏暑   E. 风温

7. 伏暑病可出现（   ）

    A. 表里同病   B. 湿热积滞阻于肠道   C. 暑湿郁蒸

    D. 腠理暑邪内闭   E. 暑湿化燥

8. 伏暑初发，其证型多为（   ）

    A. 气分证   B. 卫气同病   C. 营分证

    D. 卫营同病   E. 卫分证

9. 症见发热微恶寒，头痛，少汗，口干不渴，心烦，舌赤少苔，脉浮细而数，治当
（   ）

A. 辛凉解表   B. 辛温解表   C. 芳香宣化

D. 清营泄热   E. 解表化湿

10. 治疗伏暑卫营同病当用银翘散加（　　　　）

A. 犀角   B. 玄参   C. 丹皮

D. 生地   E. 麦冬

11. 湿温初起的主要症状有（　　　　）

A. 身热不扬   B. 胸脘痞闷   C. 身重肢倦

D. 舌苔黄腻   E. 脉濡数

12. 下列方剂中含有半夏的有（　　　　）

A. 三仁汤   B. 王氏连朴饮   C. 枳实导滞汤

D. 藿朴夏苓汤   E. 蒿芩清胆汤

13. 湿温病，湿热蕴毒证可见（　　　　）

A. 身热不扬   B. 咽喉肿痛   C. 小便黄赤

D. 恶心呕吐   E. 身目俱黄

14. 湿温病邪在气分时的治法是（　　　　）

A. 化湿   B. 燥湿   C. 利湿

D. 滋阴   E. 清热

15. 暑湿郁蒸气分，积滞阻于肠道的治疗，应遵循下列原则（　　　　）

A. 重剂猛攻

B. 轻法频下

C. 大便溏为邪已尽不可再下

D. 大便溏为邪未尽，必大便硬，慎不可再攻也

E. 清热化湿

16. 暑湿积滞搏结肠腑，其症可见（　　　　）

A. 苔黄白而腻   B. 大便色黄如酱 C. 肛门灼热

D. 便溏不爽   E. 脉滑数

17. 暑湿郁阻少阳，其症可见（　　　　）

A. 寒热似疟   B. 脉洪数   C. 胸腹灼热

D. 口渴心烦   E. 汗多

18. 湿温病湿热化燥入血证临床常可选犀角地黄汤和黄连解毒汤加减，除此以外还可以选择以下哪些药物（　　　　）

A. 紫珠草   B. 茜草根   C. 葛根

D. 地榆炭   E. 白芷

19. 湿温病后期，湿从寒化，寒湿重伤脾肾阳气，可见以下表现（　　　　）

A. 身冷汗泄   B. 胸痞，口渴不欲饮 C. 苔白腻，脉细缓

D. 心悸头晕，面浮肢肿 E. 小便短少

20. 夏季暑湿伤气，可见如下表现（　　　　）

A. 身热自汗，心烦口渴　　B. 胸闷气短，四肢困倦　　　C. 舌苔腻，脉濡滑带数

D. 小便短赤　　　　　　　E. 大便溏薄

21. 薛氏扶阳逐湿汤的组成有（　　　　）

A. 人参、附子　　　　　　B. 黄芪、肉桂　　　　　　　C. 白术、茯苓

D. 益智仁　　　　　　　　E. 北杏、苡仁

二、判断题

1. 湿热并重者，以身热不扬、渴不欲饮、溲赤、苔黄腻、脉濡数为特点。（　　　　）

2. 湿温病见神志异常，都属湿热酿痰蒙蔽心包。（　　　　）

3. 决定湿温病湿热转化的主要因素是中气的盛衰。（　　　　）

4. 湿温病病位重心始终在中焦脾胃。（　　　　）。

5. 阻滞肠道则见大便溏薄、腹满、下利黏垢等。（　　　　）

6. 湿热留恋日久，损伤阳气，致湿从寒化，甚则湿胜阳微。（　　　　）

7. 湿温中期湿热蕴蒸，湿邪偏重者，治以化湿为主，稍佐泄热。（　　　　）

8. 薛生白提出在阳旺之躯，胃湿恒多；在阴盛之体，脾湿亦不少，然其化热则一。
（　　　　）

9. 因暑邪有发自阳明的特点，所以伏暑病初起出现阳明热盛证。（　　　　）

10. 古人认为伏暑病"继而形似疟疾"，是因为伏暑可出现类似疟疾的表现。（　　　　）

11. 对湿热积滞胶结肠道之证的治疗，不能使用大黄攻下。（　　　　）

12. 伏暑初发，卫气同病，其解表不得用辛温之品。（　　　　）

13. 伏暑病发病越晚者病情越重，原因主要是因为邪气伏藏太久之故。（　　　　）

14. 伏暑病的病因虽多夹湿，但其起病急骤。（　　　　）

15. 伏暑是由暑热或暑湿病邪引起的新感温病。（　　　　）

16. 伏暑初发只表现为表证。（　　　　）

17. 吴鞠通提出湿温初起当禁用辛温发汗、苦寒攻下和滋养阴液。

18. 湿热酿痰蒙蔽心包证，病变部位仍在气分。（　　　　）

19. 湿温病见神志异常，都属湿热酿痰蒙蔽心包。（　　　　）

20. 湿温病治疗不可再用攻下之法。（　　　　）

21. 治疗湿热酿痰蒙蔽心包的主方是苏合香丸。（　　　　）

22. 伏暑有暑湿夹滞阻结肠道者，主方为调胃承气汤。（　　　　）

23. 湿温病，湿重于热者，病变重心偏于胃，热重于湿者，病变重心偏于脾。（　　　　）

24. 湿温病，湿浊蒙上，泌别失职可见小便混浊。（　　　　）

25. 湿温病，湿阻肠道，传导失司可见大便溏泄。（　　　　）

26. 暑湿内陷心营之证可以选用清营汤合六一散，送服苏合香丸。（　　　　）

27. 邪气已衰，忌用重剂克伐，否则易伤中气。（　　　　）

28. 暑湿余邪留滞气分，可见低热起伏。（　　　　）

29. 薛氏参麦汤可清泄余热，扶中益虚。（　　　　）

30. 东垣清暑益气汤与王孟英之清暑益气汤同治暑病气阴两伤之证。(　　　)

31. 湿温病后期，湿从寒化，可伤及肝肾阳气。(　　　)

三、填空题

1. 王叔和《脉经》首先提出湿温的病因证治，谓其病因是"常伤于湿，因而＿＿＿＿，＿＿＿＿＿＿相搏，则为湿温"。

2. 刘河间认为湿为土之气，因热而怫郁，不得宣行而化热化火，提出了＿＿＿＿＿＿＿的观点，他在《素问病机气宜保命集·病机论》中提出："治湿之法，＿＿＿＿＿＿＿，非其治也。"并以＿＿＿＿＿＿开清热利湿法之先河。

3. 薛生白云："热得湿而愈炽，湿得热而愈横，＿＿＿＿＿＿＿，其病轻而缓，＿＿＿＿＿＿＿，其病重而速。"

4. 湿热病邪郁蒸气分，以＿＿＿＿＿＿＿病变为主，但因湿热有＿＿＿＿＿＿＿的特性，故可见湿热弥漫三焦，波及其他脏腑，导致较为复杂的病症。

5. 湿温辨治，根据湿热所在部位的不同，在上焦者宜＿＿＿＿＿＿，在中焦者宜＿＿＿＿＿＿，在下焦者宜＿＿＿＿＿＿＿。

6. 吴鞠通提出的："＿＿＿＿＿＿则神昏耳聋，甚则目瞑、不欲言；＿＿＿＿＿＿则洞泄不止，＿＿则病深不解。"

7. 伏暑是夏月感受＿＿＿＿＿＿或暑热病邪，发于＿＿＿＿＿＿季节的一种急性外感热病。

8. 伏暑为患，阳虚之体易感受＿＿＿＿＿＿病邪，邪易内伏而病发于＿＿＿＿＿＿；阴虚之体易感受＿＿＿＿＿＿病邪，邪易内伏而病发于＿＿＿＿＿＿。

9. 伏暑初起为表里同病，表现为＿＿＿＿＿＿＿＿或＿＿＿＿＿＿＿＿。

10. 伏暑初起治则为＿＿＿＿＿＿＿＿，重在清泄在里之＿＿＿＿。

11. 对于伏暑，吴鞠通认为："＿＿＿＿＿＿＿＿而发者少轻，＿＿＿＿＿＿＿＿而发者则重，＿＿＿＿＿＿发者尤重。"

12. 藿朴夏苓汤与三仁汤两方组成相似，均有开上、畅中、渗下的作用，但藿朴夏苓汤用于＿＿＿＿偏于卫表而化热不明显者；而三仁汤用于＿＿＿＿＿＿＿＿＿＿＿＿＿＿＿＿＿＿＿。

13. 湿温初起常见的热型是＿＿＿＿＿＿＿＿。

14. 湿热郁蒸气分，外发肌肤，常见体征是＿＿＿＿。

15. 湿温病程中稽留时间最长的是＿＿＿＿分阶段。

16. 暑湿夹滞，阻结肠道证，治当用下法，但宜＿＿＿＿＿＿＿＿，禁用大剂＿＿＿＿＿＿＿＿，方用＿＿＿＿＿＿＿＿＿＿＿。

17. 伏暑暑湿郁阻少阳，治法为＿＿＿＿＿＿＿＿＿＿＿＿＿＿＿＿，方用＿＿＿＿＿＿＿＿。

18. 伏暑病暑湿夹滞，阻结肠道证，其大便特点是＿＿＿＿＿＿＿＿、＿＿＿＿＿＿＿＿。

19. 三石汤具有＿＿＿＿＿＿＿＿＿＿＿＿＿＿＿功效，主治＿＿＿＿＿＿＿＿＿＿＿＿证。

20. 薛生白说："大进凉血解毒之剂，以救阴而泄邪，邪解而血自止矣。"故药用犀角地黄汤＿＿＿＿＿＿＿＿；黄连解毒汤＿＿＿＿＿＿＿＿＿＿＿＿。

21. 薛氏五叶芦根汤，药物组成中五叶是：＿＿＿＿＿＿、＿＿＿＿＿＿、＿＿＿＿＿＿、＿＿＿＿＿＿、＿＿

_____。

22. 清络饮出自_____。

四、名词解释

1. 实则阳明，虚则太阴
2. 湿随气化
3. 湿遏热伏
4. 苦辛开降
5. 湿土之气同类相召
6. 湿热化燥
7. 蒙上流下
8. 伏暑
9. 伏暑秋发
10. 冬月伏暑
11. 辛温复辛凉法
12. 蒙上流下
13. 辛开苦降
14. 轻法频下
15. 湿热化燥入血
16. 湿胜阳微

五、问答题

1. 简述湿温的治则及主要治法。
2. "治湿之法，不利小便，非其治也"在湿温病的治疗中有何意义？
3. 试述湿温病的病机特点。
4. 伏暑卫气同病与卫营同病，其病机、证候表现有何异同？
5. 伏暑病的治疗原则和治疗大法是什么？
6. 伏暑的成因与病候特点是怎样的？
7. 伏暑与暑温、湿温如何区别？
8. 试述伏暑的病机演变。
9. 伏暑初起为什么有发于气分和发于营分之别？
10. 简述藿朴夏苓汤和三仁汤的异同。
11. 简述卫分宣湿饮和新加香薷饮两方的异同。
12. 试述湿温病的湿重于热、湿热并重与热重于湿的异同？如何鉴别？
13. 湿温过程中有哪些证候可以出现神志变化？它们的病因病机有何意义？
14. 湿温病湿热并重常见哪些证型？如何治疗？
15. 治疗湿热酿痰蒙蔽心包证，如何区别运用至宝丹与用苏合香丸？

16. 湿热痰浊蒙蔽心包证与热闭心包证的治疗有何异同？

17. 湿邪蒙上流下与湿热酿痰蒙蔽心包的临床表现和治疗方法有何不同？

18. 伏暑病暑湿夹滞，阻结肠道为什么提倡"轻法频下"？

19. 湿温邪阻膜原与伏暑暑湿郁阻少阳两者的辨治异同。

20. 伏暑邪结肠腑证治有何特点？与伤寒热结肠腑证治有何异同？

21. 伏暑邪在气分的证治。

22. 暑湿弥漫三焦证如何辨证治疗？

23. 简述暑湿内陷心营的病机。

24. 简述王氏清暑益气汤与李氏清暑益气汤的异同。

六、病案分析题

1. 刘某，女，35 岁。2010 年 6 月 6 日诊。

患者半月前出现发热恶寒，头痛呕吐。当地医生杂投中西药无效，又用抗生素、抗病毒、激素等静滴 6 天，诸症不减，随来我处就诊。查患者发热恶寒，午后益甚（午后体温 39.7℃），头身疼痛，脘闷欲吐，食欲全无，面黄肌瘦，口不甚渴。舌苔白腻而干，脉濡细数。

要求：通过辨证分析，做出诊断和治疗（包括病名、证型、治则、方药）。

2. 李某，男，74 岁，离休干部。因发热 10 天，于 2010 年 5 月 16 日住院。

患者 10 天前（2010 年 5 月 6 日）洗澡着凉后出现发热，体温 38℃左右，以晚间发热为主，伴鼻塞流涕，自行口服感冒药及头孢克洛分散片，鼻塞流涕消失但发热未减，化验血常规白细胞增高，具体不详；在诊所输注头孢唑啉钠每天 5g，2 天，不效，发热未降体温反高达 39.4℃；加用阿奇霉素每天 0.5g，静脉滴注治疗，仍不效，故收住入院。

入院症见：发热，体温波动在 37.6～39.8℃，发热以下午至晚间为著，凌晨体温逐渐下降，汗出多而热不解，恶寒轻，伴咽部不适，偶咳嗽，无痰，精神差，纳食差，偶有恶心，饮水多，大小便正常。舌淡苔薄黄腻，脉濡滑。

要求：通过辨证分析，做出诊断和治疗（包括病名、证型、治则、方药）。

3. 杨某，男，41 岁。2010 年 7 月 2 日就诊。

患者 1 周前下田劳累后，始觉周身困重，随即发热，经治无效，热势渐增，一身尽痛。在某医院诊为感冒，用大剂头孢三嗪、病毒唑、地塞米松等静滴，并用银翘散、白虎汤、黄连解毒汤之类，如此 6 日，不见寸功。细诊患者其热甚则汗出，汗出则热退，旋即复起，反复不已，体温始终徘徊于 38～41℃，患者头疼如蒙，一身困重，胸脘痞闷，口渴干腻。舌苔黄厚而腻，脉濡数。

要求：通过辨证分析，做出诊断和治疗（包括病名、证型、治则、方药）。

4. 刘某，女，36 岁。2004 年 11 月 25 日初诊。

咽喉疼痛 3 个月。约 3 个月之前因感冒咽喉疼痛，曾服用银翘散、半夏厚朴汤等方均不见效。现症见咽喉疼痛，进食或大声说话则痛甚，时痒，自觉有物堵塞感，偶有发热，胸脘痞满，四肢酸楚，疲乏倦怠，小便黄赤，舌苔黄腻，脉沉滑而数。

要求：通过辨证分析，做出诊断和治疗（包括病名、证型、治则、方药）。

5. 刘某，男，76岁，退休工人。2003年11月26日入院。

患者5天前晨练时，因外出过早而受凉，感恶寒发热，脘腹不适，纳食减少。近2天来，身热渐甚，胸腹灼热，呕恶，便溏，日3～4次，排便不爽，形如败酱。舌苔黄腻，脉滑数。

要求：通过辨证分析，做出诊断和治疗（包括病名、证型、治则、方药）。

6. 张某，男，22岁。2009年11月12日因持续发热1周入院。

患者11月5日下午游泳回家后，即觉疲乏，纳呆，当晚渐见发热，伴有恶寒，无汗，头身疼痛，胸闷欲呕，无咽痛、咳嗽等。起病后多次门诊就医，诊为"感冒"，予抗感冒药治疗未见明显好转。近2天来发热日渐增高，以下午及入夜为甚，体温高达39～40℃，恶寒呈阵发性，发热前有恶寒现象，病人自述如疟状。伴有口渴，心烦，脘痞，胸腹灼热，天明得汗稍减。11月12日由门诊拟"高热待查"收入院诊治。来诊时，体温40℃，余证同前，舌质红，苔黄腻，脉弦数。

要求：通过辨证分析，做出诊断和治疗（包括病名、证型、治则、方药）。

7. 王某，男，42岁，2011年7月20日初诊。既往有胃溃疡病史，昨日因朋友宴请小酌几杯，半夜突然出现腹痛，大便下血，色鲜红。随由120送至我院。刻下症见身灼热，烦躁，腹痛，便下鲜血一次，舌质深红绛而干，脉细略数。

要求：通过辨证分析，做出诊断和治疗（包括病名、证型、治则、方药）。

8. 陈某，男，21岁，于2008年8月23日来诊。

患者一周前外出旅游回家后，次日开始怕冷发热，脘痞腹胀，头重肢倦，汗出不多，周身酸痛。即在某医院就医，经10多天治疗，身热渐退，但仍有低热，伴脘中微闷，知饥不食，苔薄腻，脉缓。

要求：通过辨证分析，做出诊断和治疗（包括病名、证型、治则、方药）。

参考答案

一、选择题

（一）单选题

1. D　2. B　3. C　4. B　5. D　6. A　7. C　8. E　9. C　10. D　11. A　12. B　13. C
14. D　15. D　16. C　17. E　18. C　19. B　20. D　21. A　22. C　23. D　24. A　25. D
26. A　27. B　28. A　29. B　30. C　31. B　32. B　33. B　34. E　35. B　36. E　37. D
38. A　39. B　40. B　41. C　42. A　43. C　44. B　45. E　46. D　47. C　48. C　49. C
50. B　51. B　52. B　53. E　54. A　55. B　56. E　57. D　58. B　59. C　60. D　61. A
62. E　63. C　64. B　65. B　66. B　67. A　68. D　69. A　70. B　71. B　72. E　73. C

74. D　75. D　76. A　77. C　78. E　79. D　80. D　81. C　82. B　83. B　84. D　85. D
86. E　87. D　88. A　89. D　90. E

（二）配伍选择题

1. A　2. E　3. B　4. B　5. D　6. C　7. E　8. A　9. B　10. C　11. E　12. A　13. B
14. E　15. C　16. E　17. D　18. B　19. C　20. D　21. A　22. C　23. A　24. B　25. A
26. B　27. D　28. C　29. B　30. D　31. C　32. A　33. C　34. B　35. E　36. C　37. B
38. D　39. C　40. B　41. B　42. D　43A　44. C　45. D　46. B　47. A　48. A　49. B
50. D　51. C　52. B　53. B　54. A　55. A　56. E　57. B　58. C　59. B　60. E　61. A
62. D　63. A　64. B　65. E　66. C　67. D　68. A

（三）多选题

1. ACE　2. ABCE　3. ACD　4. BCD　5. ACD　6. AD　7. ABCE　8. BD　9. AD
10. CDE　11. BD　12. ABC　13. ABDE　14. BCE　15. ABCE　16. BDE　17. BCDE
18. ACD　19. ABD　20. ABCDE　21. ABCDE　22. ACD

二、判断题

1. 非　2. 非　3. 是　4. 非　5. 非　6. 是　7. 是　8. 非　9. 非　10. 是　11. 非
12. 非　13. 非　14. 是　15. 非　16. 非　17. 是　18. 是　19. 非　20. 非　21. 非　22非
23. 非　24. 非　25. 非　26. 非　27. 是　28. 是　29. 是　30. 是　31. 非

三、填空题

1. 中暍　湿热

2. 因热致湿　不利小便　六一散

3. 湿热两分　湿热两合

4. 中焦脾胃　蒙上流下

5. 芳化　苦燥　淡渗

6. 汗之　下之　润之

7. 暑湿　秋冬

8. 暑湿　气分　暑热　营分

9. 卫气同病　卫营同病

10. 疏表清里　伏邪

11. 霜未降　霜既降　冬日

12. 湿邪　湿渐化热或里湿蕴热

13. 身热不扬

14. 白㾦

15. 气

16. 轻法频下　苦寒攻下　枳实导滞汤
17. 清泄少阳，分消湿热　蒿芩清胆汤
18. 便溏不爽　色黄如酱
19. 清热利湿，宣通三焦　暑湿弥漫三焦证
20. 凉血止血　清热泻火解毒
21. 藿香叶　佩兰叶　鲜荷叶　枇杷叶　薄荷叶
22.《温病条辨》

四、名词解释

1. 实则阳明，虚则太阴指湿热侵犯中焦后的两种转归：中气盛者多热重于湿，病变重心在胃；中气虚者多为湿重于热，病变重心在脾。

2. 湿随气化是指肺主一身之气，如轻开上焦肺气，气化功能恢复，湿邪即随之而解。

3. 湿遏热伏是指湿邪阻遏而热邪郁伏于里的病理状态，多见于湿温病初起。

4. 苦辛开降是指用苦泄之品以泄里热，辛味开泄湿邪，以治疗湿热并重之证。

5. 湿土之气同类相召是指脾属土，主湿，位于中焦，湿邪犯人易于直接袭于中焦，故说湿土之气同类相召。

6. 湿热化燥又称燥化，湿温病中热重于湿，湿热交争，化燥伤阴，湿邪化尽，转为热邪，深入营血。

7. 蒙上流下是指指湿邪的特性，湿热之气可上蒸而蒙闭清窍致头胀昏重，亦可下注而致泌别失职小便不利，在湿温病中可表现为湿浊蒙上，泌别失职。

8. 伏暑是由暑邪伏藏，为秋冬时令之邪所诱发的一种急性外感热病。

9. 伏暑秋发是指秋季而发的伏暑。

10. 冬月伏暑是指冬日而发的伏暑。

11. 辛温复辛凉法是指新加香薷饮中香薷芳香可透在表之暑湿，辛温以解在表之寒，虑其寒湿之性入里而难散，故用厚朴燥湿和中，再合金银花、扁豆花、连翘以辛凉清热涤暑。吴鞠通称此法为辛温复辛凉法。

12. 蒙上流下指湿邪的特性，湿热之气即可上蒸而蒙闭清窍致头胀昏重，亦可下注而致泌别失职小便不利，在湿温病中可表现为湿浊蒙上，泌别失职。

13. 辛开苦降是指用苦泄之品以泄里热，辛味开泄湿邪，以治疗湿热并重之证。

14. 轻法频下是指暑湿夹滞，阻结肠道，非一次重剂猛攻即能使病邪排尽，须轻剂连续攻下，因势利导，方如枳实导滞汤。

15. 湿热化燥入血是指湿热化燥化火，深入血分，络伤动血而出现的各种出血证。

16. 湿胜阳微是指湿为阴邪，易伤人体阳气，如湿邪为患，湿困日久，临床可出现阳虚病证。特别是素体阳气不足者，再感湿邪，易出现湿邪偏胜，阳气衰微的证候。

五、问答题

1. 湿温的治疗以清热化湿为基本原则。

应视其病位所在及湿热之轻重选择不同治法。邪在卫表，以湿为主者，宜用芳香宣化。邪在中焦，应视湿热之偏重而确定治法：湿邪偏盛，脾气受困者，宜燥湿化浊，理气运脾；湿热俱重，阻滞中焦者，宜辛开苦降，燥湿泄热；热邪偏盛，湿热熏蒸者，则清热为主，化湿为辅；湿热与肠腑积滞搏结，腹胀便垢不爽者，宜导滞通便，轻法频下；湿流下焦，泌别失司，以通阳渗利为法。

湿温病入营血与一般温病治法基本一致，投以清营凉血解毒之剂。一旦出现便血过多由实转虚，则当益气摄血或固脱救逆。若因湿郁过久，致阳气受损，或素体阳不足，导致"湿胜阳微"则当温运脾阳，燥湿理气，或温阳化湿利水。

病后余邪未净，当轻清芳化，涤除余邪，醒脾调胃。

2. 湿温病是感受湿热病所致，通过利小便可祛除湿邪。所以在湿温病中利小便，使湿邪随小便而去。

湿与热相合，则氤氲难解。故通过利小便可使湿热分离，湿去则热孤，以便于热邪的清除。

利小便多用淡渗分利之品，此法既可单独使用，也可与其他祛湿法配合。在湿温病的治疗中无论湿热在上、中、下焦，均可酌情使用淡渗利尿之品，以加强其祛湿的作用。

3. 湿温的病机特点，由其病邪之湿热和病变之中心在脾胃所决定。

本病初起，以湿遏卫气，表里同病为主要病理变化。

表解后，病机以湿温郁蒸气分为主，病位重心在中焦脾胃。中气的盛衰决定湿热的转化，或在阳明胃，或在太阴脾，或湿重于热，或热重于湿，或湿热并重。湿热病邪如蒙上流下，或充斥三焦，会出现更为复杂的病证。病至恢复期，则现余邪未净。

湿热郁蒸过久，可因湿热化燥而伤阴，或形成阳明腑实，或深入营血，可见斑疹下血；也可因湿盛困阳，致湿浊内停，阳气衰微。

临床表现有湿热两个方面的证候，初起以湿为主；病程中有湿化、热化；后期可出现寒化、燥化。热化、燥化伤阴，湿化、寒化伤阳。

4. 相同点：都见于伏暑初期，皆属表里同病。

不同点：卫气同病为暑湿内阻气分，临床表现是发热，恶风寒，头痛，周身酸痛，无汗或少汗，心烦口渴，小便短赤，脘痞，苔腻，脉濡数。

卫营同病为暑热内蕴营分，临床表现是发热，微恶风寒，头痛，无汗或少汗，心烦不寐，口干不甚渴饮，或见斑疹隐隐，舌绛少苔，脉浮细数。

5. 清泄伏邪即清暑化湿或清暑泄热为其基本治疗原则。初起表里同病，当疏表清里，但重在清泄在里之伏邪。卫气同病，宜解表清暑化湿，卫营同病，则解表清营泄热。表证消失后，邪在气分阶段，若暑湿郁阻少阳，治宜清泄少阳，分消湿热；若暑湿积滞阻滞肠道，治宜导滞通下，清热化湿；注意兼顾暑与湿的多寡。邪在营血，清营凉血为主，但要注意有从湿热陷入与从温热陷入的不同。注意结合小便异常及出血、斑疹等对症辨治。小便短少不利，可见于气、营、血各阶段，气分热结阴伤，治宜滋阴生津，泻火解毒；心营热移小肠，治宜清心凉营，清泻火腑；后期小便频数量多，甚至遗尿，乃肾虚失固所致，治当益肾缩尿。斑疹多因血分热瘀交结，脉络损伤，迫血妄行所致，治以凉血化瘀；若热瘀较甚，或津气耗伤严重，或大量出血，导致脏腑衰竭，出现气阴两脱或阳气外脱，则应益气养阴或回阳固脱。

6. 伏暑的成因为先受暑湿病邪侵犯，郁伏于体内，至秋冬季节为时令之邪诱发。伏暑的病候特点是起病急骤，病情较重，初起即见暑湿或暑热内蕴的里热证候。暑湿发于气分可见高热、心烦口渴、脘痞、舌红，苔腻等；暑热发于营分可见高热、心烦、舌绛，甚至发斑。两者均可兼有卫表证候。

7. 暑温与伏暑：暑温发病有严格的季节性，发于夏暑当令之时，初起以阳明气分热盛为特征，病程中易伤津耗气、闭窍动风。伏暑则发于秋冬季节，发病之初即见暑湿内郁气分或暑热内舍营分证候，均兼秋冬时令之邪在表，呈现卫气同病或卫营同病。

湿温与伏暑：湿温发于长夏初秋季节，初起以湿遏卫气分证为特征，起病缓慢，传变较慢，以中焦脾胃为病变中心。伏暑则常发于秋冬季节，起病急骤，初起虽有卫分表证，但以暑湿内郁气分或暑热内舍营分之里热证为主，病程中可深入营血，或致昏痉厥脱。

8. 伏暑初起无论是发于气分还是发于营分，均兼有秋冬时令之邪在表，从而表现为卫气同病或卫营同病。初起卫气同病者，表证解除后，暑湿之邪可郁阻少阳，出现如疟见症；暑湿亦可进一步与肠中积滞相互交结，阻于肠道；暑湿困阻中焦脾胃，由于暑与湿的偏重不同，人体胃阳、脾气的盛衰各异，病机演变可转化为不同的证候类型；若暑热较重或胃阳偏盛，或温燥太过，其病机演变亦可深入营血，化燥伤阴。初起卫营同病者，表证解除后，可发展为营分证、血分证，证治与其他温热类温病营血分证相同。或表现为心营热盛，下移小肠；或邪热深入血分，出现热闭心包，血络瘀滞。病变早期或病程中无论是发于气分或发于营分者，均可见骤然耗气伤阴，出现阴伤尿少、尿闭之气阴欲脱证；后期可见肾气大伤，下元亏虚，固摄失职。少数患者虽经救治，亦可留有痰瘀滞络，肾气难复之瘫痪、痴呆、震颤等终身后遗症。

9. 伏暑初起有发于气分和发于营分的不同，究其原因可能与以下方面有关：①与感受暑邪的性质有关，感受暑热病邪郁积体内者，则起病多发于营分；感受暑湿之邪郁伏者，则起病多发于气分。②与患者的体质因素有关，素体阴虚阳亢者易发于营分，偏于气虚者则易发于气分。③与发病的时间有关，发于秋季者，邪伏时间较短，以气分病变多见；发于冬季者，邪伏时间较长，则以营分病变多见。

10. 藿朴夏苓汤与三仁汤两方组成相似，均有开上、畅中、渗下的作用，能宣化表里之湿而用于湿温初起表里合邪、湿遏卫气之证。但藿朴夏苓汤用豆豉配藿香芳香透表，用薏苡仁、猪苓、泽泻淡渗利湿，故用于湿邪偏于卫表而化热不明显者；而三仁汤因有竹叶、滑石、通草能泻湿中之热，故用于湿渐化热者，或里湿蕴热者。

11. 卫分宣湿饮和新加香薷饮均可治疗暑湿在卫，但前方辛温合以甘淡，意在透邪达表而化湿，适用于暑热之象较轻者；后方辛温配伍辛凉，重在解表寒清暑湿，适用于寒邪外束而暑湿内郁之证。

12. 湿温病的湿重于热、湿热并重与热重于湿三种类型临床表现均有胸痞、身重、苔腻等湿性黏腻重浊特征的主症，同时均兼有程度不等的热象。

湿重于热者，以身热不扬、不渴、苔白腻、脉濡缓为特点；湿热并重者，以发热较甚、渴而不欲饮、溲赤、苔微黄而腻、脉濡数为特点；热重于湿者，以壮热、烦渴、溲短赤、苔黄腻、脉滑数为特点。

鉴别要点是以发热、汗出、口渴、神志、二便及脉舌表现加以判断。身热不扬，有汗不解，午后热甚为湿热之特殊热型。热高汗多为热偏盛，热低汗少为湿偏盛。口不渴，或渴不欲饮，或渴喜热饮为湿偏盛；神志昏蒙，谵语躁扰者为热偏盛。大便稀溏，溲短不利者为湿偏盛；大便秘结，小便短赤者为热偏盛。苔白腻，脉濡缓为湿偏盛；苔黄腻或燥，脉数者为热偏盛。

13. 湿温过程中可出现神志变化的证候有：①湿阻肠道，传导失司证。其病机是湿热浊邪郁结肠道，气机痹阻，传导失司，导致大便不通，邪无下行之路而上逆。其性质属湿重于热。②湿浊蒙上，泌别失职证。湿热病邪有蒙上流下的特性，热为湿邪所遏，可蒸郁而蒙蔽于上，清阳受阻、清窍被蒙而出现神志症状。同时，由于湿浊流注于下，泌别失职，又导致小便不通，湿无去路，又进而加重了神志的变化。此证的性质亦属湿重于热。③湿热酿痰，蒙蔽心包证。其病机是湿热酿蒸痰浊，蒙蔽心包络。其性质为湿热并重。

14. 湿温病湿热并重的常见证候是湿热困阻中焦、湿热蕴毒、湿热酿痰蒙蔽心包三证。

湿热困阻中焦证，临床表现可见发热汗出不解，口渴不欲多饮，脘痞呕恶，心中烦闷，便溏色黄，小便短赤，苔黄腻，脉濡数。治宜辛开苦降、清热燥湿，代表方剂为王氏连朴饮。

湿热蕴毒证，临床表现可见发热口渴，胸闷腹胀，肢瘦倦怠，咽喉肿痛，小便黄赤，或身目发黄，苔黄腻，脉滑数。治宜清热化湿、解毒利咽，代表方为甘露消毒丹。

湿热酿痰蒙蔽心包证，症见身热不退，朝轻暮重，神识昏蒙，似清似昧，或时清时昧，时或谵语，舌苔黄腻，脉濡滑数。治宜清热化湿、豁痰开窍，代表方为菖蒲郁金汤合苏合香丸或至宝丹。

15. 湿热酿痰蒙蔽心包证的病机是湿热酿蒸痰浊蒙窍，其临床表现以神识昏蒙，似清似昧或时清时昧，并伴有湿热内蕴之象为主症。因此，治疗应主以清热化湿、豁痰开窍，以菖蒲郁金汤为主方，并酌情配合至宝丹或苏合香丸。湿热往往有偏于湿、偏于热的不同，而至宝丹和苏合香丸的作用也有一定差异，前者长于清热，后者长于辟秽，所以一般痰热较重、邪热炽盛者，可加服至宝丹以清心化痰开窍；若湿浊偏盛而热势不著者，可送服苏合香丸化湿辟秽、芳香开窍。

16. 相同点：两证在治疗上均须应使用开窍法。

不同点：由于湿热酿痰蒙蔽心包证的病机是湿热酿蒸痰浊蒙蔽心包络，故治疗应主以清热化湿、豁痰开窍，用菖蒲郁金汤为主方；热闭心包证的病机是邪热内陷心窍闭阻，故治疗应主以清心凉营、泄热开窍，可用清宫汤送服安宫牛黄丸、紫雪丹、至宝丹等。

17. 薛生白说："湿多热少则蒙上流下。"故湿邪蒙上流下所致的湿浊蒙上、泌别失职证的病变性质属湿重于热。其临床表现的特点是热蒸头胀、呕逆神迷、小便不通、渴不多饮、舌苔白腻。治疗方法应先予苏合香丸芳香开窍，继进茯苓皮汤淡渗分利。

湿热酿痰、蒙闭心包证的病变性质属湿热并重，临床表现的特点是身热不退、神识昏蒙、似清似昧、时清时昧、舌苔黄腻。故治疗方法应主以清热化湿、豁痰开窍，方用菖蒲郁金汤合苏合香丸或至宝丹。

18. 伏暑病暑湿夹滞，阻结肠道，临床表现为身热稽留，胸腹灼热，呕恶，便溏不爽、色黄如酱，苔黄垢腻。暑湿夹滞之证，非阳明腑实，故不宜用三承气汤苦寒峻下或咸寒软坚。若误投承气峻下速下，不仅暑湿难以清化，且徒伤正气。又因本证为暑湿夹滞胶结肠道，非一次攻下所能奏效，每须连续攻下，故使用攻下之剂宜轻、宜缓，即所谓"轻法频下"。临床运用轻下之剂往往至热退苔净，便硬成形，湿热积滞尽去方止。

19. 两证在临床表现上均有寒热似疟的特点，但湿温邪阻膜原的病邪性质为湿浊偏盛，而伏暑邪郁阻少阳的病邪性质为暑重湿轻。故前者以寒甚热微，身痛有汗，手足沉重，苔白厚浊或如积粉垢腻，脉缓为特征，治以疏利透达膜原湿浊之邪，方用达原饮或雷氏宣透膜原法；后者则以口渴心烦，身热午后为甚，入暮尤剧，天明得汗诸症稍减，但胸腹灼热始终不除为特征，应治以清泄少阳、和解化湿，方用蒿芩清胆汤。

20. 伏暑邪结肠腑证为暑湿夹滞，阻结肠道，症见身热稽留，胸腹灼热，呕恶，便溏不爽，色黄如酱，舌苔垢腻，脉濡数，治当导滞通下、清热化湿，其下法属轻法频下。

本证与伤寒热结肠腑证不同，前者病机为湿热夹滞，交阻肠道，内无燥屎，后者病机为热灼胃津，燥结肠道，内有燥屎。二者治均当用下法，但前者宜轻下、缓下、频下，后者宜峻下、急下。前者本自大便溏垢不爽，若下后仍然如故，显然是湿热积滞未尽，故可再下。只有大便成形，方为湿热积滞已尽，不可再下。后者其本为燥屎内结，若下后大便转溏，此为燥屎已去，故不可再下，以免徒伤正气。

21. 伏暑邪在气分常见三种证候：①暑湿郁阻少阳证。表现为寒热如疟，身热午后热甚，入暮尤剧，天明得汗稍减，但胸腹灼热不除，口渴心烦，脘痞，舌苔黄白而腻，脉弦数。治宜清泄少阳，和解化湿。方选蒿芩清胆汤。②暑湿夹滞，阻结肠道证。表现为身热稽留，胸腹灼热，呕恶，便溏不爽，色黄如酱，苔黄垢腻，脉滑数。治宜导滞通下，清热化湿。方选枳实导滞汤。③热炽阴伤证。表现为高热不退，身体灼热，无汗，口渴饮冷，心烦躁扰，小便短少不利，舌干红，苔黄燥苍老，脉细数。治宜清热泻火，甘苦化阴。方选冬地三黄汤。

22. 暑湿弥漫三焦证为暑湿俱盛，湿热交蒸而弥漫三焦气分所致。临床见身热不退，面赤耳聋，咳痰带血，不甚渴饮，胸闷脘痞，恶心呕吐，小便短赤，下利稀水，舌质红赤，苔黄腻，脉滑数。治宜清热利湿、宣通三焦，代表方为三石汤。

23. 暑湿内陷心营之证。邪热亢盛则灼热烦躁；湿热熏蒸，壅塞清窍则目合耳聋；

闭阻心窍则神识不清，时有谵语；窜扰筋脉则四肢抽搐；舌绛乃心营热盛之征；苔黄腻说明部分湿热之邪仍滞留气分。

24. 李东垣清暑益气汤与王孟英之清暑益气汤同治暑病气阴两伤之证。后者清暑热之力较强，并在益气同时，注重养阴生津，宜于暑热亢盛而伤津耗气之证；而李氏清暑生津之力较逊，在益气培中的同时，侧重于健脾燥湿，治暑湿伤气或元气本虚，又感受暑湿者。

六、病案分析题

1. 辨证分析：①病起暑月（6月）。②发病半月，杂投中西药无效。③目前症状见发热恶寒，午后益甚（午后体温 39.7℃），头身疼痛，脘闷欲吐，食欲全无，面黄肌瘦，口不甚渴。舌苔白腻而干，脉濡细数。诊断如下：

病名：湿温。

证型：湿遏卫气。

治法：芳香辛散，宣气化湿

方药：三仁汤加减。杏仁、白蔻仁、竹叶、黄芩、厚朴、半夏、通草各 10g，滑石、薏苡仁、茯苓各 30g，芦根 15g，藿香、佩兰各 20g。

2. 辨证分析：①病起 10 天，病情发展缓慢。②发热，体温波动在 37.6～39.8℃，发热以下午至晚间为著，凌晨体温逐渐下降，汗出多而热不解。③观其舌脉，舌淡苔薄黄腻，脉濡滑，面色淡黄，患者虽饮水多，皆因发热强迫所为，实为口和不渴，发热午后上升，但热势不扬，汗出多，热势缠绵不解，反复不愈。诊断如下：

病名：湿温。

证型：湿热之邪留恋气分，邪在半表半里伏于膜原。

治法：疏利宣透膜原湿浊。

方药：雷氏宣透膜原法加减。柴胡 10g，黄芩 10g，姜半夏 10g，杏仁 10g，白蔻仁 9g，生薏苡仁 30g，陈皮 10g，茯苓 15g，厚朴花 9g，滑石 18g，青蒿 15g，姜竹茹 6g，桔梗 10g，焦三仙各 15g，豆豉 10g，薄荷后下 3g，甘草 4g，生姜 3 片，大枣 3 枚。

5 剂，水煎服，日服 1 剂，分 2 次饭后服。

3. 辨证分析：①病发于夏季（7月）。②在某医院诊为感冒，用大剂头孢三嗪、病毒唑、地塞米松等静滴，并用银翘散、白虎汤、黄连解毒汤之类，无效。③患者其热甚则汗出，汗出则热退，旋即复起，反复不已，体温始终徘徊于 38～41℃。④伴见头疼如蒙，一身困重，胸脘痞闷，口渴干腻，舌苔黄厚而腻，脉濡数。诊断如下：

病名：湿温。

证型：湿热困阻中焦。

治法：辛开苦降，清热燥湿。

方药：王氏连朴饮加减。川连 5g，制厚朴 10g，石菖蒲 10g，制半夏 10g，淡豆豉 10g，炒山栀 10g，芦根 10g，佩兰 10g。

4. 辨证分析：①病起长夏时节（8月）。②初起患外感而咽喉疼痛，曾服用银翘散、半夏厚朴汤等方均不见效，非风热上壅或痰气阻滞可知。③目前表现为咽喉疼痛，胸脘痞满，四肢酸楚，疲乏倦怠，小便黄赤，舌苔黄腻，脉沉滑而数。诊断如下：

病名：湿温。

证型：湿热蕴毒。

治法：清热化湿，解毒利咽。

方药：甘露消毒丹加减。滑石 15g，黄芩 10g，石菖蒲 10g，川贝母 10g，藿香 6g，射干 10g，连翘 10g，薄荷 6g，白豆蔻 6g，马勃 6g。

5. 辨证分析：①病起冬日（11 月）。②发病即见感恶寒发热、脘腹不适等表里同病，湿郁中焦之象。③目前表现为身热渐甚，胸腹灼热，呕恶，便溏，日 3~4 次，排便不爽，形如败酱，舌苔黄腻，脉滑数。诊断如下：

病名：伏暑。

证型：暑湿夹滞，阻结肠道。

治法：导滞通下，清暑化湿。

方药：枳实导滞汤加减。枳实 10g，生大黄 6g，山楂 10g，槟榔 10g，川朴 6g，川连 5g，六曲 10g，连翘 10g，制半夏 10g，车前草 10g，甘草 3g。

6. 辨证分析：①冬日发病（11 月）。②初起有发热，伴有恶寒，无汗，头身疼痛，胸闷欲呕，无咽痛、咳嗽等卫表症状，后热势渐高，体温高达 39 ～ 40℃。③目前患者发热日渐增高，以下午及入夜为甚，恶寒呈阵发性，发热前有恶寒现象，病人自述如疟状。④伴有口渴，心烦，脘痞，胸腹灼热，天明得汗稍减，舌质红，苔黄腻，脉弦数。诊断如下：

病名：伏暑。

证型：暑湿郁阻少阳。

治法：清泄少阳，和解化湿。

方药：蒿芩清胆汤加减。青蒿 10g，黄芩 10g，枳壳 10g，竹茹 10g，陈皮 6g，制半夏 10g，茯苓 10g，碧玉散（包）12g。

7. 辨证分析：①病起暑月（7 月）。②素有消化道溃疡病史，今发病急骤。③目前症状患者灼热烦躁，腹痛便下鲜血一次，舌质深红绛而干，脉细略数。诊断如下：

病名：湿温。

证型：湿热化燥入血。

治法：清火解毒，凉血止血。

方药：犀角地黄汤合黄连解毒汤加味。水牛角 45g，生地 30g，白芍 20g，黄连 10g，黄芩 10g，黄柏 6g，栀子 10g。

8. 辨证分析：8 月长夏之季发病，初起见怕冷发热，脘痞腹胀，头重肢倦，汗出不多，周身酸痛等湿邪郁遏卫气表现，因暑热症状不明显，故可诊断为湿温。经治疗，湿热之邪逐渐消退而余湿未净，而见脘中微闷，知饥不食；低热，苔薄腻，脉缓，乃湿热余邪未净的征象。本证见于湿温病之恢复期，为余湿未净，脾气不舒，胃气未醒，故该证辨为余湿留恋证。

病名：湿温。

证型：余邪未净。

治法：轻宣芳化，淡渗余湿。

方药：薛氏五叶芦根汤加味。藿香叶 10g，鲜荷叶 10g，枇杷叶 10g，佩兰叶 10g，薄荷叶 6g，芦根 20g，冬瓜仁 20g，白扁豆 15g，薏苡仁 20g。

水煎服，日 1 剂，分 2 次服用。

第十章　温毒类温病 ▷▷▷▷

习　题

一、选择题

(一) 单选题

1. 大头瘟多发生于（　　　）

　　A. 春　　　　　　　　　　B. 冬　　　　　　　　　C. 春夏
　　D. 冬春　　　　　　　　　E. 夏秋

2. 大头瘟临床基本特征是（　　　）

　　A. 但热不恶寒　　　　　　B. 发热恶寒　　　　　　C. 头面焮赤肿痛
　　D. 咽喉肿痛　　　　　　　E. 壮热烦躁

3. 西医中哪种疾病与大头瘟相类似（　　　）

　　A. 白喉　　　　　　　　　B. 颜面丹毒　　　　　　C. 急性扁桃体
　　D. 猩红热　　　　　　　　E. 单纯疱疹

4. 大头瘟初起，常见（　　　）

　　A. 卫分证　　　　　　　　B. 气分证　　　　　　　C. 卫气同病
　　D. 热炽阳明　　　　　　　E. 气营同病

5. 大头瘟的病因是感受（　　　）

　　A. 温热时毒　　　　　　　B. 风热时毒　　　　　　C. 风热病邪
　　D. 温热病邪　　　　　　　E. 戾气

6. 大头瘟毒盛肺胃，宜选用（　　　）

　　A. 清瘟败毒饮　　　　　　B. 甘露消毒丹　　　　　C. 普济消毒饮
　　D. 卫分宣湿饮　　　　　　E. 加减玉女煎

7. 大头瘟，下列提法不正确的是（　　　）

　　A. 由温热时毒引起
　　B. 邪从口鼻而入，先犯卫气分
　　C. 初起即见头面焮赤肿大
　　D. 多发于冬春季

E. 有一定的传染性和流行性

8. 创制普济消毒饮的医家是（　　　）

A. 孙思邈　　　　　　　B. 刘河间　　　　　　　C. 李东垣

D. 张景岳　　　　　　　E. 朱丹溪

9. 恶寒发热，头痛少汗，头面轻度红肿，全身酸楚，目赤咽痛，口渴，苔薄黄，脉浮数。治法是（　　　）

A. 疏风透表　　　　　　B. 宣肺利咽　　　　　　C. 清热解毒，疏风消肿

D. 清透热毒，疏风消肿　E. 疏风透表，宣肺利咽

10. 患者牛某，20岁，初起恶寒发热，头面红肿，治疗后热退，头面红肿消失，但有口渴欲饮，咽干，唇干红，舌红少苔而燥，脉细数。宜选何方治疗（　　　）

A. 增液汤　　　　　　　B. 加减复脉汤　　　　　C. 青蒿鳖甲汤

D. 七鲜育阴汤　　　　　E. 连梅汤

11. 大头瘟毒壅肺胃证除内服汤药，局部外敷宜选用（　　　）

A. 珠黄散　　　　　　　B. 金黄散　　　　　　　C. 碧玉散

D. 玉钥匙　　　　　　　E. 三黄二香散

12. 壮热口渴，烦躁不安，头面焮肿疼痛，咽喉疼痛加剧，舌红苔黄，脉数实。宜选何方治疗（　　　）

A. 黄芩汤　　　　　　　B. 黄连解毒汤　　　　　C. 清咽栀豉汤

D. 普济消毒饮　　　　　E. 银翘白虎汤

13. 大头瘟的病变脏腑在（　　　）

A. 肺　　　　　　　　　B. 胃　　　　　　　　　C. 肺胃

D. 肝肾　　　　　　　　E. 心包

14. 下列哪项不是大头瘟的诊断要点（　　　）

A. 多发于冬春季节　　　B. 起病急　　　　　　　C. 肌肤丹痧

D. 头面红肿　　　　　　E. 很少深入营血

15. 关于烂喉痧的病名记载，清代以前所述之为（　　　）

A. 阳毒　　　　　　　　B. 阴毒　　　　　　　　C. 阳斑

D. 阴斑　　　　　　　　E. 热毒

16. 本病首次较可靠的记录了治疗以咽痛、痧疹为主症的病案见于下列哪部医著（　　　）

A.《金匮要略》　　　　B.《诸病源候论》　　　C.《千金翼方》

D.《临证指南医案》　　E.《疫喉浅论》

17. 下列哪部医著指出"伤寒病……热毒乘虚出于皮肤，所以发斑疮隐疹如锦纹，重者喉口身体皆成疮也"（　　　）

A.《黄帝内经》　　　　B.《伤寒论》　　　　　C.《金匮要略》

D.《诸病源候论》　　　E.《疫痧草》

18. 烂喉痧的致病因素是（　　　）

A. 风热时毒　　　　　　B. 温热时毒　　　　　　C. 风热病邪

D. 温热病邪　　　　　　E. 疠气

19. 西医学中哪种疾病与烂喉痧相同（　　　）

A. 白喉　　　　　　　　B. 流行性腮腺炎　　　　C. 猩红热

D. 急性扁桃腺炎　　　　E. 百日咳

20. 烂喉痧的治疗原则以下列何法为重（　　　）

A. 疏风透表　　　　　　B. 凉营透疹　　　　　　C. 凉血活血

D. 清泄热毒　　　　　　E. 养阴攻下

21. 烂喉痧的病变脏腑主要是在（　　　）

A. 心肝　　　　　　　　B. 脾胃　　　　　　　　C. 肝胆

D. 肺胃　　　　　　　　E. 肝肾

22. 烂喉痧临床主要特征是（　　　）

A. 发热，头面红肿热痛

B. 发热，咽喉肿痛糜烂，肌肤丹痧密布

C. 高热，咽喉肿痛

D. 发热，咽喉肿痛，全身黄疸

E. 恶寒发热，咽喉肿痛，心烦溲赤

23. 烂喉痧发病的季节是（　　　）

A. 多发于冬春　　　　　B. 多发于春夏　　　　　C. 多发于夏秋

D. 多发于长夏　　　　　E. 多发于秋冬

24. 烂喉痧初起，咽喉疼痛时，可使用下列何方外敷（　　　）

A. 碧玉散　　　　　　　B. 金黄散　　　　　　　C. 玉钥匙

D. 锡类散　　　　　　　E. 珠黄散

25. 认为"治疫喉之关键，唯在善取其汗，有汗则生，无汗则死"的医家是（　　　）

A. 夏春农　　　　　　　B. 叶天士　　　　　　　C. 丁甘仁

D. 吴鞠通　　　　　　　E. 陈耕道

26. 认为"烂喉丹痧以畅汗为第一要义"的医家是（　　　）

A. 张仲景　　　　　　　B. 巢元方　　　　　　　C. 王孟英

D. 薛生白　　　　　　　E. 丁甘仁

27. 烂喉痧邪在气分的治疗禁忌为（　　　）

A. 禁辛温升散　　　　　B. 禁清泄热毒　　　　　C. 禁清热利咽

D. 禁清气解毒　　　　　E. 禁早用苦寒

28. 烂喉痧初起毒侵肺卫，若表郁较重者，使用清咽栀豉汤可酌情加入（　　　）

A. 荆芥、防风　　　　　B. 麻黄、桂枝　　　　　C. 金银花、连翘

D. 山栀、豆豉　　　　　E. 青果、土牛膝

29. 壮热，口渴烦躁，咽喉红肿糜烂，肌肤丹痧显露，舌红赤有珠状物突起，苔黄燥，脉洪数。其辨证是（　　　）

A. 卫营同病　　　　　　B. 邪在卫分，波及营分　　C. 气分热毒波及营分

D. 气血两燔　　　　　　E. 气营血证候俱全

30. 壮热，汗多，口渴，烦躁，咽喉红肿糜烂，气道阻塞，声哑气急，丹痧密布，赤紫成片，舌绛干燥，遍起芒刺，状如杨梅，脉细数，其治疗最适宜的处方是（　　　）

A. 普济消毒饮　　　　　B. 清咽栀豉汤　　　　　　C. 黄连解毒汤

D. 清瘟败毒饮　　　　　E. 凉营清气汤

31. 下列哪项不是烂喉痧后期证的症状（　　　）

A. 咽喉糜烂渐减　　　　B. 头面肿痛　　　　　　　C. 皮肤干燥脱屑

D. 午后低热，口干唇燥，E. 舌红而干，脉细数

32. 烂喉痧毒壅气分，热毒极盛者，使用余氏清心凉膈散可加入（　　　）

A. 生地黄、丹皮、赤芍　B. 川贝、蒲公英、赤芍　　C. 连翘、生栀子、大黄

D. 金银花、连翘、大青叶　E. 薄荷、桔梗、竹叶

33. 烂喉痧毒燔气营（血），兼有热毒内陷心包，使用凉营清气汤可加入（　　　）

A. 苏合香丸　　　　　　B. 安宫牛黄丸或紫雪丹　　C. 参附龙牡汤

D. 独参汤　　　　　　　E. 菖蒲郁金汤

34. 清咽养营汤适用于烂喉痧什么证型（　　　）

A. 毒燔气营　　　　　　B. 余毒伤阴　　　　　　　C. 毒壅气分

D. 毒侵肺卫　　　　　　E. 内闭外脱

35. 烂喉痧初起邪在肺卫，治疗原则是（　　　）

A. 透表泄热，清胃解毒　B. 透表泄热，清咽解毒　　C. 透表泄热，凉血解毒

D. 清热消肿，清咽解毒　E. 透表泄热，凉营透疹

36.《疫喉浅论》出自哪位医家（　　　）

A. 叶天士　　　　　　　B. 吴鞠通　　　　　　　　C. 王孟英

D. 夏春农　　　　　　　E. 丁甘仁

37.《疫痧草》的作者是（　　　）

A. 叶天士　　　　　　　B. 夏春农　　　　　　　　C. 何廉臣

D. 金保三　　　　　　　E. 陈耕道

38. 男性患者，5岁，初起憎寒发热，继而壮热烦渴，咽喉红肿疼痛，溃烂，肌肤丹痧隐隐，舌红绛起刺。其诊断为（　　　）

A. 大头瘟　　　　　　　B. 风温　　　　　　　　　C. 春温

D. 暑温　　　　　　　　E. 烂喉痧

39. 男性患者，3岁，咽喉红肿糜烂，气道阻塞，声哑气急，丹痧密布，红晕如斑，赤紫成片，壮热，汗多，口渴，烦躁，舌绛干燥，遍起芒刺，形如杨梅，脉细数，其诊断是（　　　）

A. 春温，气营（血）两燔

B. 风温，气血两燔

C. 烂喉痧，毒燔气营（血）

D. 烂喉痧，毒壅上焦

E. 大头瘟，毒盛肺胃

40. 女性患者，6 岁，初起憎寒发热，继而壮热烦渴，咽喉红肿疼痛溃烂，肌肤丹痧，经治疗后壮热已退，惟午后低热，口干唇燥，肌肤丹痧消退，而出现干燥皮屑，咽喉肿痛糜烂已渐减轻，舌红而干，脉细数。其诊断是（　　　）

　　A. 春温，邪留阴分　　　　B. 风温，肺胃阴伤　　　　C. 大头瘟，胃阴耗伤

　　D. 春温，肝肾阴虚　　　　E. 烂喉痧，余毒伤阴

41. 男性患者，26 岁，壮热，口渴，烦躁，咽喉红肿疼痛，甚则腐烂，肌肤丹痧显露，舌红赤有珠，苔黄燥，脉洪数。其诊断是（　　　）

　　A. 大头瘟，风热毒邪犯卫　B. 烂喉痧，毒燔气营（血）　C. 大头瘟，毒盛肺胃

　　D. 烂喉痧，温热毒邪犯卫　E. 烂喉痧，毒壅气分

42. 女性患者，6 岁，初起憎寒发热，继而壮热烦渴，咽喉红肿疼痛溃烂，肌肤丹痧，经治疗后壮热已退，惟午后低热，口干唇燥，肌肤丹痧消退，而出现干燥皮屑，咽喉肿疼糜烂已渐减轻，舌红而干，脉细数。其最佳内服方宜选用（　　　）

　　A. 沙参麦冬汤　　　　　　B. 增液汤　　　　　　　　C. 增液承气汤

　　D. 清咽养营汤　　　　　　E. 七鲜育阴汤

43. 男性患者，5 岁，初起憎寒发热，继而壮热烦渴，咽喉红肿疼痛，溃烂，肌肤丹痧隐隐，舌红绛起刺。其最佳内服方宜选用（　　　）

　　A. 普济消毒饮　　　　　　B. 凉营清气汤　　　　　　C. 增液承气汤

　　D. 银翘散　　　　　　　　E. 桑菊饮

44. 男性患者，3 岁，咽喉红肿糜烂，气道阻塞，声哑气急，丹痧密布，红晕如斑，赤紫成片，壮热，汗多，口渴，烦躁，舌绛干燥，遍起芒刺，形如杨梅，脉细数，其最佳内服方宜选用（　　　）

　　A. 犀角地黄汤　　　　　　B. 增液汤　　　　　　　　C. 凉营清气汤

　　D. 清咽养营汤　　　　　　E. 黄连解毒汤

45. 男性患者，26 岁，壮热，口渴，烦躁，咽喉红肿疼痛，甚则腐烂，肌肤丹痧显露，舌红赤有珠，苔黄燥，脉洪数。其最佳内服方宜选用（　　　）

　　A. 白虎汤　　　　　　　　B. 增液承气汤　　　　　　C. 凉营清气汤

　　D. 余氏清心凉膈散　　　　E. 清营汤

46. 身灼热，丹痧突然陷没，昏沉如迷，肢体厥冷，全身冷汗，气息微弱，脉沉伏证属（　　　）

　　A. 热陷心包　　　　　　　B. 卫营同病　　　　　　　C. 气营两燔

　　D. 内闭外脱　　　　　　　E. 阳气虚脱

47. 壮热烦躁，咽喉红肿腐烂，肌肤丹痧显露，可用何方吹喉（　　　）

　　A. 余氏清咽凉膈散　　　　B. 三黄二香散　　　　　　C. 玉钥匙

　　D. 锡类散　　　　　　　　E. 珠黄散

（二）配伍选择题

A.疏风透表，宣肺利咽 B.清热解毒，疏风消肿 C.清透热毒，攻下泄热
D.凉营透邪，解毒散结 E.滋养胃阴，清热解毒

1. 大头瘟邪犯肺卫的治法是（　　　）
2. 大头瘟毒壅肺胃的治法是（　　　）
3. 普济消毒饮的方义是（　　　）

A.《温病条辨》 B.《千金翼方》 C.《古今医案按》
D.《诸病源候论》 E.《景岳全书》

4. 将大头瘟归属于温毒范畴的是（　　　）
5. 首先提出"大头瘟"病名的是（　　　）

A. 叶天士 B. 夏春农 C. 陈耕道
D. 何廉臣 E. 丁甘仁

6. 认为"治疫喉之关键，惟在善取其汗，有汗则生，无汗则死"者是（　　　）
7. 认为"烂喉丹痧以畅汗为第一要义"者是（　　　）

A.《重订通俗伤寒论》 B.《疫喉浅论》 C.《喉痧丹痧辑要》
D.《疫痧草》 E.《喉痧证治概要》

8. 夏春农所著（　　　）
9. 陈耕道所著（　　　）

A. 三黄二香散 B. 金黄散 C. 玉钥匙
D. 锡类散 E. 珠黄散

10. 烂喉痧初起，咽喉红肿疼痛未糜烂者，外敷药使用哪种最为合适（　　　）
11. 烂喉痧毒壅气分，咽喉肿痛且破溃糜烂者，外敷药使用哪种最为合适（　　　）

A.普济消毒饮 B.余氏清心凉膈散 C.清咽栀豉汤
D.凉营清气汤 E.通圣消毒散

12. 咽喉红肿糜烂，甚则气道阻塞，声哑气急，丹痧密布，红晕如斑，赤紫成片，壮热，汗多，口渴，烦躁，舌绛干燥，遍起芒刺，状如杨梅，脉细数。宜选用（　　　）
13. 壮热，口渴烦躁，咽喉红肿糜烂，肌肤丹痧显露，舌红赤有珠状物突起，苔黄燥，脉洪数。宜选用（　　　）

A.清气解毒，凉营退疹
B.清气凉营（血），解毒救阴

C. 宣肺泄热，凉营透疹

D. 清胃解毒，凉血化斑

E. 透表泄热，清咽解毒。

14. 初起憎寒发热，继而壮热烦渴，咽喉红肿疼痛，溃烂，肌肤丹痧隐隐，舌红赤，可见珠状突起，苔白而干，脉浮数，其治疗方法是（　　　）

15. 壮热，汗多，口渴，烦躁，咽喉红肿糜烂，气道阻塞，声哑气急，丹痧密布，赤紫成片，舌绛干燥，遍起芒刺，壮如杨梅，脉细数，其治疗方法是（　　　）

A. 舌红，苔薄黄

B. 舌红，苔薄白

C. 舌绛干燥，遍起芒刺，状如杨梅

D. 舌红，苔黄腻

E. 舌红而干

16. 烂喉痧极期毒燔气营（血），其舌象可见（　　　）

17. 烂喉痧后期，余毒伤阴，其舌象可见（　　　）

A. 舌绛干燥，遍起红刺　　　B. 舌绛而枯萎　　　　　　C. 舌紫晦而干

D. 舌纯绛鲜泽　　　　　　　E. 舌红而干

18. 杨梅舌的特征（　　　）

19. 烂喉痧余毒伤阴的舌象（　　　）

A. 风热病邪　　　　　　　　B. 暑热病邪　　　　　　　C. 温热时毒

D. 风热时毒　　　　　　　　E. 湿热病邪

20. 大头瘟的病因是（　　　）

21. 烂喉痧的病因是（　　　）

（三）多选题

1. 大头瘟的治疗原则是（　　　）

A. 疏风清热　　　　　　　　B. 解毒散结　　　　　　　C. 清热解毒

D. 宣肺利咽　　　　　　　　E. 滋养胃阴

2. 三黄二香散中的"三黄"是（　　　）

A. 黄芩　　　　　　　　　　B. 黄连　　　　　　　　　C. 黄柏

D. 大黄　　　　　　　　　　E. 牛黄

3. 毒壅肺胃证大头瘟，选方是（　　　）

A. 普济消毒饮　　　　　　　B. 三黄二香散　　　　　　C. 葱豉桔梗汤

D. 通圣消毒散　　　　　　　E. 白虎汤

4. 大头瘟可见（　　　）

A. 憎寒发热　　　　　　　　B. 咽喉疼痛　　　　　　　C. 头面红肿

D. 脉数　　　　　　　　　　E. 斑疹密布

5. 烂喉痧的症状有（　　　）

A. 急性发热　　　　　　　　B. 咽喉肿痛糜烂　　　　　C. 肌肤丹痧密布

D. 苔白腻，脉濡缓　　　　　E. 舌焦紫起刺如杨梅

6. 烂喉痧与大头瘟在初起症状上的共同点有（　　　）

A. 咽喉疼痛　　　　　　　　B. 发热恶寒　　　　　　　C. 口渴

D. 头面红肿　　　　　　　　E. 肌肤丹痧

7. 烂喉痧肌肤丹痧可出现于（　　　）

A. 气分证　　　　　　　　　B. 气血两燔证　　　　　　C. 营分证

D. 毒侵肺卫证　　　　　　　E. 余毒伤阴证

8. 烂喉痧的诊断要点有（　　　）

A. 多发于冬春季节　　　　　B. 多有与烂喉痧病人接触史　C. 咽喉肿痛糜烂

D. 需与白喉、麻疹鉴别　　　E. 皮肤丹痧密布

9. 烂喉痧的基本病机是（　　　）

A. 热毒蕴伏肺胃　　　　　　B. 燔灼气营（血）　　　　C. 内外充斥

D. 余毒伤阴　　　　　　　　E. 肉腐血败

二、判断题

1. 大头瘟的病因是风热病邪。（　　　）

2. 吴鞠通治疗大头瘟初起用普济消毒饮去柴胡、升麻主之。（　　　）

3. 大头瘟的治疗应内治与外治相结合。（　　　）

4. 大头瘟为风热壅结气血所致，故疏风清热、解毒散结为本病的治疗原则。（　　　）

5. 大头瘟的病变脏腑在肺。（　　　）

6. 烂喉痧的病因是温热病邪。（　　　）

7. 烂喉痧病名在清代之前的著作中未见记载。（　　　）

8. 温热时毒又称痧毒。（　　　）

9. 烂喉痧毒侵肺卫的内服方剂是余氏清心凉膈散。（　　　）

10. 烂喉痧的病变脏腑在胃。（　　　）

三、填空题

1. 大头瘟是感受_____所致，以_____为特征的急性外感热病。

2. 大头瘟的致病因素是_____，其从____而入，先犯____分。

3. 大头瘟的治疗以_____为主，大头瘟毒盛肺胃，治宜_____
_____，代表方为_____。

4. 大头瘟治疗中应注意的事项包括_____、_____、_____。

5. 烂喉痧的致病主因是_____。

6. 丁甘仁提出"烂喉丹痧以_____为第一要义"。

7. 烂喉痧病变过程一般初期见毒侵肺卫证,中期为_____和_____,末期为余毒伤阴。

8. 烂喉痧多发生于____二季,发病前每有与_____患者接触史。

9. 烂喉痧感受温热时毒为患,局部以_____,_____为特征。

10. 烂喉痧毒燔气营(血)的典型舌象为_____。

11. 烂喉痧初起咽喉红肿而未糜烂者,可用_____吹喉。

12. 锡类散具有_____之作用,适宜烂喉痧之_____者。

13. 对烂喉痧的治疗时,除按卫气营血辨证施治外,尤须强调_____法的运用,且在内服药治疗同时,配合_____法。

四、名词解释

1. 大头瘟
2. 痄腮
3. 烂喉痧
4. 肌肤丹痧
5. 畅汗
6. 烂喉痧顺证

五、问答题

1. 简述大头瘟的临床特点及治则治法。

2. 简述大头瘟邪犯肺卫的临床表现、治法和方药。

3. 简述普济消毒饮的组成及适应证。

4. 试述大头瘟的临床表现及其病理变化。

5. 试述大头瘟的病因病机及辨证要点。

6. 吴鞠通认为普济消毒饮治疗大头瘟"去柴胡,升麻主之,初起一二日,再去芩、连,三四日加之佳",你如何理解?

7. 烂喉痧的诊断要点是什么?

8. 简述烂喉痧皮疹特征。

9. 怎样鉴别烂喉痧与白喉?

10. 凉营清气汤由哪几首方化裁而成?适用于何证?

11. 烂喉痧的基本治疗原则是什么?病程中具体治法有何不同?

12. 烂喉痧治疗禁忌有哪些?

13. 如何判断烂喉痧的顺逆?

14. 请述玉钥匙、锡类散的临床运用。

15. 试述烂喉痧毒燔气营(血)的病机,并说明如何辨证、治疗。

16. 如何理解"烂喉丹痧以畅汗为第一要义"?

17.烂喉痧恢复期有哪些临床表现？其病机要点是什么？怎样治疗？

18.试述清咽栀豉汤适应证的主要临床表现。

六、病案分析题

1.刘某，男性，9岁，1月4日突然出现恶寒发热，头面微红肿，咽痛。症状日渐加重，1月7日来诊时发热（T39.2℃）无恶寒，口渴烦躁，头面焮肿疼痛，咽喉疼痛加甚，身无红疹，舌红，苔黄，脉数。

要求：通过辨证分析，做出诊断和治疗（包括病名、证型、治则、方药）。

2.王某，男性，7岁，2月6日晚突然出现憎寒发热，咽痛，2月7日晨来诊时高热（T39.2℃）烦渴，咽喉红肿疼痛，甚或溃烂，肌肤丹痧隐约，舌红赤，或有珠状突起，苔薄白欠润，脉浮数。

要求：通过辨证分析，做出诊断和治疗（包括病名、证型、治则、方药）。

3.张某，女性，8岁。1月4日来诊时，高热（T39.3℃），汗多，口渴欲饮，烦躁不安，咽喉红肿糜烂，气道阻塞，声哑气急，间见喉间痰鸣，肌肤丹痧密布，赤紫成片，舌绛干燥，遍起芒刺，状若杨梅，脉细数。

要求：通过辨证分析，做出诊断和治疗（包括病名、证型、治则、方药）。

4.杨某，男，25岁，1998年3月26日诊。患者发热1天，胸部腹部、四肢见针尖样皮疹半天。自觉咽喉疼痛，头晕，心急烦躁，不能入睡，大便二日未行，诊见周身皮肤红晕，口周略显苍白，唇焦破裂流血。查体温39.5℃，扁桃体Ⅱ肿大，化脓有白腐，白细胞总数为$15×10^9$／L，中性0.72，淋巴0.25，舌质红绛，脉数。

要求：通过辨证分析，做出诊断和治疗（包括病名、证型、治则、方药）。

参考答案

一、选择题

（一）单选题

1.D　2.C　3.B　4.C　5.B　6.C　7.A　8.C　9.E　10.D　11.E　12.D　13.C　14.C　15.A　16.D　17.D　18.B　19.C　20.D　21.D　22.B　23.A　24.C　25.A　26.E　27.A　28.A　29.C　30.E　31.B　32.D　33.B　34.B　35.B　36.D　37.E　38.E　39.C　40.E　41.E　42.D　43.B　44.C　45.D　46.D　47.D

（二）配伍选择题

1.A　2.B　3.B　4.A　5.E　6.B　7.E　8.B　9.D　10.C　11.D　12.D　13.B　14.E　15.B　16.C　17.E　18.A　19.E　20.D　21.C

（三）多选题

1. AB   2. BCD   3. AB   4. ABCD   5. ABCE   6. ABC   7. ABCD   8. ABCDE
9. ABC

二、判断题

1. 非   2. 是   3. 是   4. 非   5. 非   6. 非   7. 是   8. 是   9. 非   10. 非

三、填空题

1. 风热时毒　头面焮赤肿大

2. 风热时毒　口鼻　卫气

3. 疏风清热，解毒散结　清热解毒，疏风消肿　普济消毒饮

4. 勿妄用辛温之品　忌寒凉太过　勿用降药

5. 温热时毒

6. 畅汗

7. 气分热毒炽盛　气营（血）两燔

8. 冬春　烂喉痧

9. 咽喉肿痛糜烂　肌肤丹痧密布

10. 舌绛干燥，遍起芒刺，状如杨梅

11. 玉钥匙

12. 清热解毒，化腐生新　咽喉肿痛且破溃糜烂

13. 清热解毒　外治

四、名词解释

1. 大头瘟是感受风热时毒引起的，以头面焮赤肿大为特征的一种急性外感热病，多发于冬春二季。

2. 痄腮以一侧或两侧腮肿为特征外感热病，其肿胀表现以耳垂为中心的漫肿，皮肤紧张而不红，可并发睾丸肿痛。以儿童罹患为多。

3. 烂喉痧由外感温热时毒而引起的一种急性外感热病，属于温毒范围。临床以发热、咽喉肿痛糜烂、肌肤丹痧密布为主要特征，多发于冬春二季。

4. 肌肤丹痧是指皮肤布有红色的痧疹，扪之碍手，退后有皮屑。

5. 畅汗是以辛凉清透为法，使表气通畅，热达腠开，从而达到邪从汗透、热随汗泄的目的。即以汗出通畅作为邪热外透的标志。

6. 烂喉痧顺证是指凡痧疹颗粒分明，颜色红活，咽喉糜烂不深，神清气爽，热势随痧疹出齐而下降，呼吸亦趋平稳，脉浮数有力者，为正能胜邪，温热时毒有外达之机。

五、问答题

1.大头瘟多发于冬春季节，头面肿毒征象突出，头面焮赤肿大为本病的特有体征，病情以气分肺胃热毒蒸迫为主，少有深入营血。治则为疏风清热，解毒散结。具体治疗时：邪偏卫表，宜疏卫透邪为主，兼以解毒消肿；如毒壅肺胃，宜清热解毒为主，兼以疏风消肿；如局部红肿严重，宜清瘟败毒，散结消肿，配合清热解毒、散瘀止痛之方外敷。此外，根据病情可配合通腑、凉膈、清心、养阴等法。

2.大头瘟邪犯肺卫的临床表现为恶寒发热，热势不甚，无汗或少汗，头痛，头面轻度红肿，全身酸楚，目赤，咽痛，口渴，舌苔薄黄，脉浮数。治法疏风透表，宣肺利咽。代表方为葱豉桔梗汤，主要药物有鲜葱白、淡豆豉、苦桔梗、苏薄荷、焦山栀、青连翘、甘草、鲜淡竹叶等。

3.普济消毒饮由黄芩、黄连、陈皮、甘草、玄参、柴胡、桔梗、连翘、板蓝根、马勃、牛蒡子、薄荷、僵蚕、升麻等药组成。用于肺胃热毒炽盛，上攻头面的毒壅肺胃证。临床可见壮热口渴，烦躁不安，头面焮肿疼痛，咽喉疼痛加剧，舌红苔黄，脉数实。

4.大头瘟的临床表现为：初起以卫表见症伴头面部红肿为主，继则表证消失，表现为气分热毒炽盛之象，头面部红肿加重。病理变化为风热时毒自口鼻而入首先犯卫、气分。肺卫受邪，则有寒热，气分热毒蒸迫，肺胃受病。表解后，为毒盛肺胃，症见壮热口渴，烦躁不安，咽喉肿痛，头面焮赤疼痛。如邪毒率先滞肠腑，则大便秘结，呈毒壅肺胃，热结肠腑证。失治误治，邪毒可内陷营血，出现脉络热毒瘀滞，或耗血动血等病理变化，但临床较为少见。病变后期常见胃津耗伤。

5.病因为风热时毒，在温暖多风的春季或应寒反暖的冬季容易形成。病机为风热时毒自口鼻而入，初起邪犯卫气，热毒充斥，因卫受邪郁，故先有短暂的憎寒发热；继而气分热毒蒸迫肺胃，出现壮热烦躁、口渴引饮、咽喉疼痛等里热炽盛的临床症状；邪毒攻窜头面，搏结脉络，导致头面红肿疼痛，甚则发生溃烂。辨证要点：①辨病变部位，如先肿于鼻额，以至于面目肿甚者，此病发于阳明；若发于耳之上下前后并头目者，病发于少阳；若发于前额、头顶及脑后项下者，发于太阳；若发于头、耳、目、鼻者，为三阳俱病。②辨肿痛特征，肿胀处发硬，肌肤焮红灼者，热毒较甚；肿胀胖疱疹糜烂者，则属热邪夹湿毒秽浊。③辨病程阶段，伴见恶寒发热者，病在卫分；若憎寒壮热，或但热不寒，烦躁口渴者，病在气分；极少数病例如见神昏谵语，肌肤有瘀斑者，为热入营血。

6.吴鞠通认为大头瘟为升腾飞越太过之病，治疗时不应再用升散之品，故其在《温病条辨》中提出去柴胡、升麻。但柴胡、升麻在方中既能疏表泄热，又可引药入少阳经，且升麻尚有清热解毒之功，故目前临床运用时一般不必去之。黄芩、黄连为苦寒之品，虽有清热解毒之功，但也有凉遏病邪之弊。而大头瘟初起，卫表邪热未解，过用寒凉易致病邪郁遏难散。但中期热毒炽盛，治应大剂清热解毒，非黄芩、黄连苦寒清热莫属。故吴鞠通提出"初起一二日，再去芩、连，三四日加之佳"，符合临床实际。

7. 烂喉痧的诊断要点：①本病多发于冬春二季，发病前每有与烂喉痧病人接触史。②起病急骤，具有急性发热，咽喉肿痛糜烂，肌肤布满丹痧，舌红绛起刺状如杨梅等典型的临床表现。③病程中可因热邪深入而出现气营（血）两燔及内闭外脱等重症。

8. 多数患者在发病后 12～24 小时内出现丹痧，最早见于颈部、腋下及腹股沟，从颈胸、躯干再蔓延到四肢，一般在 24 小时内遍布全身。皮疹为弥漫性红色小点，疹点之间呈一片红晕。当丹痧遍布全身后，发热便逐渐降退。丹痧消退后有脱屑，但无色斑痕迹。

9. 本病与白喉均可见于冬春季节，都有咽喉肿痛，但白喉咽喉肿痛多有典型的白色伪膜，与口腔粘连很紧，不易剥离，且肌肤无丹痧皮疹。而烂喉痧必见肌肤丹痧。

10. 凉营清气汤取玉女煎、凉膈散、犀角地黄汤合用化裁而成。适用于烂喉痧气营（血）两燔之证，临床表现为咽喉红肿糜烂，甚则气道阻塞，声哑气急，丹痧密布，红晕如斑，赤紫成片，壮热，汗多，口渴，烦躁，舌绛干燥，遍起芒刺，状如杨梅，脉细数。

11. 烂喉痧基本治则为清泄热毒。初起毒侵肺卫，病位在表，治宜透表解毒，可用清咽栀豉汤；及至中期病邪入里，热毒壅结气分治宜清气解毒，可用余氏清心凉膈散；热毒内陷营血，治宜清气凉营（血）解毒，可用凉营清气汤；热毒化火动风或内闭外脱者，则先予清心开窍息风，扶正固脱，而后再清气凉营（血）解毒；后期余毒伤阴，则宜养阴解毒，可用清咽养营汤。在内服药物有同时，还可配合外用药物局部治疗。

12. 烂喉痧治疗禁忌：①初起忌辛温升散之品强取其汗。②不可漫用寒凉，以免痧疹不透，邪毒内陷。③不可早用滋腻，防其恋邪难化。

13. 从病机而言：正能胜邪，温热时毒有外达之机，属于顺证；正不胜邪，邪毒内陷属于逆证。从症状而言：凡痧疹颗粒分明，颜色红活，咽喉糜烂不深，神清气爽，热势随痧疹出齐而下降，呼吸亦趋平稳，脉浮数有力者为顺证；若痧疹稠密，甚至融合成片，颜色紫赤，或急现急隐，咽喉糜烂较深，热势亢盛，身热不降或骤然降于正常之下，神昏谵语，呼吸不利，脉细数无力者为逆证。

14. 玉钥匙、锡类散均为治疗烂喉痧的局部吹喉外治用方。玉钥匙方中焰硝软坚散结解毒，硼砂清热化痰、解毒防腐，冰片开结散瘀、清热止痛防腐，僵蚕祛风散结解痉。全方具有清热利咽、定痛消肿作用，对烂喉痧初起，咽喉红肿疼痛未糜烂者，用之较为合适；锡类散方中西牛黄清热泻火、凉血消肿，青黛合牛黄以解毒，冰片清凉芳香开窍，珍珠合象牙屑生肌祛腐，壁钱乃虫类药合人指甲清火解毒、通利消肿。全方合用能清热解毒、祛腐生肌，对咽喉肿痛且破溃糜烂者，用之较为适宜。

15. 毒燔气营是烂喉痧重笃之证，是邪毒化火，燔灼气血所致。气分热盛，则见壮热、汗多、口渴、烦躁。营血热炽则见丹痧密布，红晕如斑。热毒化火，热灼营阴则见舌绛干燥，遍舌芒刺，状如杨梅，脉细数。治宜清气凉血（营），解毒救阴。方用凉营清气汤。若痰多加竹沥冲服，或用珠黄散每日服二分以清热化痰；咽喉肿痛腐烂，可加服六神丸以清热解毒；若兼有热毒内陷心包，症见灼热昏谵、遍身丹痧紫赤成片、肢凉脉沉等，可配安宫牛黄丸或紫雪丹以清心开窍；若见丹痧隐没、神识昏愦、肢体厥冷、全身汗出、气息微弱、脉细弱或沉伏等，属内闭外脱之证，宜先急用参附龙牡汤救逆固脱，配合安宫牛黄丸清心开窍，如治疗后闭脱之危得缓而热毒复盛，再用本方治疗。

16. "烂喉丹痧以畅汗为第一要义"在于强调本病初起毒侵肺卫，症见憎寒发热、苔白而干的表证时，治应首重清轻宣透，使邪从汗达，热随汗泄，如清咽栀豉汤等。具体应用"畅汗"法时要注意一般应辛凉清透，只有在暴寒外束表郁较重时，才可加入荆芥、防风等辛散表邪，同时要注意本证初起不可早施寒凉苦寒，以免凉遏冰伏，以致邪气不能外透。

17. 烂喉痧恢复期多见余毒伤阴证。其临床表现为咽喉腐烂渐减，壮热已除，惟午后低热，口干唇燥脱屑，脉细数，舌红而干等。病机要点为余毒未净，阴津未复。治宜滋阴生津，兼清余毒，方选清咽养营汤治之。

18. 清咽栀豉汤由生山栀、香豆豉、金银花、苏薄荷、牛蒡子、粉甘草、蝉蜕、白僵蚕、乌犀角、连翘壳、苦桔梗、马勃、芦根、灯心草、竹叶组成，适应证为烂喉痧毒侵肺卫证。初起憎寒发热，继则壮热烦渴，咽喉红肿疼痛，甚或溃烂，肌肤丹痧隐约，舌红赤，或有珠状突起，苔薄白欠润，脉浮数。除一般肺卫之症外，必伴见烂喉及丹痧之表现。

六、病案分析题

1. 辨证分析：①病发于冬月（1月）。②初起有恶寒发热，头面微红肿，咽痛等卫表症状。③具有头面焮肿疼痛的临床特征。④伴见发热（T39.2℃），无恶寒，口渴烦躁，咽喉疼痛加甚，身无红疹，舌红，苔黄，脉数。诊断如下：

病名：大头瘟。

证型：毒盛肺胃。

治法：清热解毒，疏风消肿。

方药：普济消毒饮加减。黄芩8g，黄连3g，玄参12g，连翘10g，板蓝根15g，马勃5g，牛蒡子10g，薄荷（后下）5g，僵蚕6g，桔梗5g，升麻5g，柴胡5g，陈皮4g，甘草4g。

另用三黄二香散局部外敷红肿处。

2. 辨证分析：①发病季节在春季（2月）。②初起表现为温热毒邪犯卫，尤其具有咽喉红肿疼痛、肌肤丹痧隐约之局部症状，本病可诊为烂喉痧。③目前热势壮盛，咽喉红肿疼痛，甚或溃烂，肌肤丹痧隐约，心烦口渴，舌红赤，或有珠状突起，苔薄白欠润，脉浮数。诊断如下：

病名：烂喉痧。

证型：毒侵肺卫。

治法：透表泄热，清咽解毒。

方药：内服清咽栀豉汤，外用玉钥匙吹喉。生山栀9g，香豆豉9g，金银花9g，苏薄荷3g，牛蒡子9g，粉甘草3g，蝉蜕2.4g，白僵蚕6g，水牛角（先煎）30g，连翘壳9g，苦桔梗4.5g，马勃4.5g，芦根30g，灯心草20支，竹叶3g。

每日 1 剂，连服 3 剂

3. 辨证分析：①病发冬季，具有咽喉红肿糜烂及肌肤丹痧等特征，可诊为烂喉痧。②目前症见高热、汗多、口渴、烦躁等气分热毒炽盛表现，同时见肌肤丹痧密布，赤紫成片，咽喉肿痛更加严重甚则气道阻塞，声哑气急，间见喉间痰鸣，舌绛干燥，遍起芒刺，状如杨梅，脉细数等营血热毒炽盛，热灼营阴之征。诊断如下：

病名：烂喉痧。

证型：毒燔气营（血）。

治法：清气凉营（血），解毒救阴。

方药：内服凉营清气汤，外用锡类散吹喉。水牛角（先煎）30g，鲜石斛 24g，黑山栀 6g，粉丹皮 6g，鲜生地 24g，薄荷叶 2.4g，川雅连 6g，京赤芍 6g，京玄参 9g，生石膏（先煎）24g，生甘草 2.4g，连翘 9g，鲜竹叶 6g，茅根 10g，芦根 12g。

每日 1 剂，连服 3 剂

4. 病机分析：①病起春季，胸部腹部、四肢见针尖样皮疹，自觉咽喉疼痛，扁桃体Ⅱ肿大，化脓有白腐，可诊断为烂喉痧。②发病半天。③症见壮热，心急烦躁，咽喉疼痛，红肿腐烂，肌肤丹痧，周身皮肤红晕，舌红绛，脉数。诊断如下：

病名：烂喉痧。

证型：毒壅气分证。

治法：清气解毒。

方药：内服余氏清心凉膈散，外用锡类散吹喉。连翘 10g，黄芩（酒炒）10g，山栀 10g，薄荷（后下）5g，石膏（先煎）30g，桔梗 6g，甘草 4g，竹叶 6g。

第十一章　温疫类温病 ▷▷▷▷

习　题

一、选择题

（一）单选题

1. 记载"五疫之至，皆相染易，无问大小，病状相似"的著作是（　　　）
   A.《黄帝内经》　　　　　　B.《左传》　　　　　　　C.《备急千金要方》
   D.《伤寒论》　　　　　　　E.《礼记》

2. 温疫的治疗原则是（　　　）
   A. 清热解毒　　　　　　　B. 攻下腑实　　　　　　　C. 祛邪
   D. 解表散邪　　　　　　　E. 清营凉血

3. 最早列有专章论述疫病的著作是（　　　）
   A.《黄帝内经》　　　　　　B.《温疫论》　　　　　　C.《伤寒论》
   D.《诸病源候论》　　　　　E.《疫疹草》

4. 擅用升降散治疗温疫的医家是（　　　）
   A. 吴又可　　　　　　　　B. 杨栗山　　　　　　　　C. 刘松峰
   D. 熊立品　　　　　　　　E. 刘奎

5.《广瘟疫论》的作者是（　　　）
   A. 杨璿　　　　　　　　　B. 戴天章　　　　　　　　C. 熊立品
   D. 吴又可　　　　　　　　E. 余师愚

6. 擅用达原饮治疗温疫的医家是（　　　）
   A. 吴又可　　　　　　　　B. 王孟英　　　　　　　　C. 刘松峰
   D. 薛生白　　　　　　　　E. 刘奎

7. 擅用清瘟败毒饮治疗温疫的医家是（　　　）
   A. 熊立品　　　　　　　　B. 王孟英　　　　　　　　C. 刘松峰
   D. 余霖　　　　　　　　　E. 刘奎

8. 治疗温热疫邪充斥三焦的代表方剂是（　　　）
   A. 三石汤　　　　　　　　B. 增损双解散　　　　　　C. 达原饮

D. 清瘟败毒饮　　　　　　E. 升降散

9. 吴又可云"凡疫邪游溢诸经，当随经引用"，若疫邪波及少阳经，症见胁痛、耳聋、寒热、呕苦者，加（　　　）

A. 柴胡　　　　　　　　B. 羌活　　　　　　　　C. 葛根

D. 黄芩　　　　　　　　E. 甘草

10. 湿热疫毒阻遏卫气，宜选用（　　　）

A. 增损双解散　　　　　B. 达原饮三阳加法　　　C. 新加香薷饮

D. 卫分宣湿饮　　　　　E. 麻杏石甘汤

11. 温疫初起，出现发热恶寒，无汗或少汗，头痛项强，肢体酸痛，口渴唇焦，恶心呕吐，腹胀便结，或见精神不振、嗜睡，或烦躁不安，舌边尖红，苔微黄或黄燥，脉浮数或洪数者，可用何方剂治疗（　　　）

A. 银翘散　　　　　　　B. 增损双解散　　　　　C. 达原饮

D. 三仁汤　　　　　　　E. 升降散

12. 温疫病出现憎寒壮热，继之但热不寒，昼夜发热，日晡益甚，头痛烦躁，胸闷呕恶，苔白厚浊腻或垢腻如积粉，舌质紫绛，脉濡数者，可用何方剂治疗（　　　）

A. 王氏连朴饮　　　　　B. 增损双解散　　　　　C. 达原饮

D. 升降散　　　　　　　E. 三仁汤

13. 温疫病出现低热，口不渴，默默不语，神识不清，或胁下刺痛，或肢体时疼，脉数者，可用何方剂治疗（　　　）

A. 吴氏三甲散　　　　　B. 四逆汤　　　　　　　C. 生脉散

D. 三甲复脉汤　　　　　E. 羚角钩藤汤

14. 温疫病出现发热，暴吐暴泻，吐出物酸腐热臭，混有食物残渣，泻出物呈黄水样，甚则如米泔水样，热臭难闻，头身疼痛，烦渴，腹中绞痛，小便黄赤灼热，舌苔黄腻，脉濡数。辨证为（　　　）

A. 清浊相干　　　　　　B. 邪遏膜原　　　　　　C. 邪郁三焦

D. 湿困中焦　　　　　　E. 邪炽阳明

15. 患者，男，38 岁，外出旅游时经过疫区，7 月 25 日回家后出现壮热，不恶寒反恶热，头痛目眩，身痛，鼻干咽燥，口干口苦，烦渴引饮，胸膈胀满，心腹疼痛，大便干结，小便短赤，舌红苔黄，脉洪滑。治宜选（　　　）

A. 升降散　　　　　　　B. 白虎汤　　　　　　　C. 达原饮

D. 三甲散　　　　　　　E. 增损双解散

16. 患者，女，41 岁，近来其居住区周围有疫情出现，8 月 2 日开始出现发热，不恶寒，咳嗽，痰中带血丝，呼吸急促，鼻翼扇动，苔黄，舌红，脉滑数。辨证为（　　　）

A. 邪郁三焦　　　　　　B. 卫气同病　　　　　　C. 疫毒壅肺

D. 正气欲脱　　　　　　E. 邪炽阳明

17. 温疫病出现身大热，头痛如劈，两目昏瞀，或狂躁谵妄，口干咽痛，腰痛如被杖，骨节烦疼，或惊厥抽搐，或吐衄发斑，舌绛苔焦或生芒刺，脉浮大而数或沉数，或

六脉沉细而数。辨证为（　　）

　　A. 清浊相干　　　　　　B. 邪遏膜原　　　　　　C. 邪郁三焦

　　D. 气血两燔　　　　　　E. 邪炽阳明

（二）配伍选择题

　　A. 温热疫邪　　　　　　B. 温毒病邪　　　　　　C. 湿热疫邪

　　D. 暑热疫邪　　　　　　E. 风热病邪

1. 导致湿热疫的病邪为（　　）

2. 导致温热疫的病邪为（　　）

　　A. 卫气同病　　　　　　B. 卫营同病　　　　　　C. 温热疫邪充斥三焦

　　D. 湿热疫毒阻遏膜原　　E. 气营两燔

3. 增损双解散的适应证是（　　）

4. 升降散的适应证是（　　）

5. 达原饮的适应证是（　　）

　　A. 燃照汤　　　　　　　B. 清瘟败毒饮　　　　　C. 清宫汤

　　D. 四逆汤　　　　　　　E. 吴氏三甲散

6. 温疫气血两燔证应选（　　）

7. 温疫清浊相干证应选（　　）

8. 温疫正衰邪恋证应选（　　）

（三）多选题

1. 温疫的临床特点有（　　）

　　A. 急骤起病　　　　　　B. 病情凶险　　　　　　C. 具有强烈传染性

　　D. 能引起流行　　　　　E. 传变迅速

2. 疫疠病邪可分别兼具哪些病邪的特点（　　）

　　A. 风　　　B. 热　　　C. 暑　　　　D. 湿　　　　E. 燥

3. 温疫疫毒壅肺证，治疗当选（　　）

　　A. 黄连解毒汤　　　　　B. 麻杏石甘汤　　　　　C. 白虎汤

　　D. 升降散　　　　　　　E. 葶苈大枣泻肺汤

4. 升降散的组成药物有（　　）

　　A. 姜黄　　　　　　　　B. 黄连　　　　　　　　C. 白僵蚕

　　D. 蝉蜕　　　　　　　　E. 大黄

5. 温疫病湿热疫毒阻遏膜原证的临床特点包括（　　）

　　A. 舌紫绛

　　B. 呕逆或呕吐，秽气喷人

C. 苔白厚腻浊或白如积粉

D. 昼夜发热，日晡益甚

E. 胸脘痞闷

6. 温疫病温热疫邪充斥三焦证的临床特点有（　　　）

A. 大便干结，小便短赤　　　B. 胸膈胀满　　　　　　　C. 壮热，不恶寒反恶热

D. 头痛目眩　　　　　　　　E. 斑色红赤，甚或紫黑

7. 清瘟败毒饮由下列哪些方剂组合而成（　　　）

A. 白虎汤　　　　　　　　　B. 凉膈散　　　　　　　　C. 黄连解毒汤

D. 犀角地黄汤　　　　　　　E. 清营汤

二、判断题

1. 温疫是感受疫疠病邪所引起，以急骤起病，传变迅速，病情凶险，具有强烈传染性并能引起流行为主要特征的一种急性外感热病。（　　　）

2. 吴又可所论之疫属于湿热性质之湿热疫。（　　　）

3. 余师愚所论之疫属于温热性质的温热疫。（　　　）

4. 杨璿、刘松峰所论之疫属于暑热性质的暑热疫。（　　　）

5. 温疫传变迅速，症状复杂，病情凶险。可在短时间内出现闭窍神昏、动风痉厥、伤络动血、喘急、厥脱、尿闭等危重证候。（　　　）

6. 温疫发热恶寒，无汗或少汗，头痛项强，肢体酸痛，口渴唇焦，恶心呕吐，腹胀便结，或见精神不振、嗜睡，或烦躁不安，舌边尖红，苔微黄或黄燥，脉浮数或洪数。治当透表清里，可用升降散加减治疗。（　　　）

7. 温疫壮热，不恶寒反恶热，头痛目眩，身痛，鼻干咽燥，口干口苦，烦渴引饮，胸膈胀满，心腹疼痛，大便干结，小便短赤，舌红苔黄，脉洪滑。治当清胃解毒、凉血化斑，可用化斑汤加减。（　　　）

8. 温疫正衰邪恋证，治当扶正祛邪，活血通络，可用吴氏三甲散加减治疗。（　　　）

9. 燃照汤具有疏利透达、辟秽化浊的功效，宜治疗湿热疫毒阻遏膜原之证。（　　　）

10. 吴又可云："舌根渐黄至中央，乃邪渐入胃。设有三阳现证，用达原饮三阳加法。"（　　　）

三、填空题

1. 清代余霖_____，论述温疫中以肌肤外发斑疹为特点的疫病，主张治以为主，对后世产生了深刻影响。

2. 戴天章的_____、杨栗山的《伤寒瘟疫条辨》、刘奎的_____、熊立品的《治疫全书》、陈耕道的_____等医家和著作，对各种温疫病的辨证做了全面论述。

3. 吴又可所论之疫属_____，杨璿、刘松峰所论之疫则属于____。

4. 温热疫毒阻遏卫气的代表方为_____，湿热疫毒阻遏卫气的代表方为_____。

5. 温疫温热疫邪充斥三焦的治法是＿＿＿＿＿＿＿＿＿＿，代表方为＿＿＿＿＿。

6. 温疫湿热疫毒阻遏膜原的治法是＿＿＿＿＿＿＿＿＿，代表方为＿＿＿＿＿。

7. 温疫邪毒炽盛，气血两燔的治法是＿＿＿＿＿＿＿＿＿，代表方为＿＿＿＿＿＿。

8. 温疫正衰邪恋的治法是＿＿＿＿＿＿＿＿，代表方为＿＿＿＿＿＿＿＿＿。

四、名词解释

1. 温疫
2. 温热疫
3. 湿热疫
4. 疫疹

五、问答题

1. 温疫的发病有哪些特点？临床如何进行分类？
2. 简述温疫的治疗原则。
3. 温热疫初起卫气同病应如何辨治？
4. 试述温疫疫毒壅肺证的证候表现和治法方药。
5. 试述温疫邪遏膜原证的证候表现和治法方药。
6. 简述升降散的临床适应证候及运用要点。

参考答案

一、选择题

（一）单选题

1. A 2. C 3. D 4. B 5. B 6. A 7. D 8. E 9. A 10. B 11. B 12. C 13. A 14. A 15. A 16. C 17. D

（二）配伍选择题

1. C 2. A 3. A 4. C 5. D 6. B 7. A 8. E

（三）多选题

1. ABCDE 2. ABCDE 3. BE 4. ACDE 5. ABCDE 6. ABCD 7. ABCD

二、判断题

1. 非 2. 是 3. 非 4. 非 5. 是 6. 非 7. 非 8. 是 9. 非 10. 是

三、填空题

1.《疫疹一得》清热解毒
2.《广瘟疫论》《松峰说疫》《疫痧草》
3. 湿热疫　温热疫
4. 增损双解散　达原饮三阳加法
5. 升清降浊，透泄里热　升降散
6. 疏利透达，辟秽化浊　达原饮
7. 解毒清泄，凉血护阴　清瘟败毒饮
8. 扶正祛邪，活血通络　吴氏三甲散或薛氏仿三甲散

四、名词解释

1. 温疫是感受疫疠病邪所引起，以急骤起病、传变迅速、病情凶险、具有强烈传染性并能引起流行为主要特征的一类急性外感热病。
2. 温热疫是指温热性质的温疫。
3. 湿热疫是指湿热性质的温疫。
4. 疫疹是指温疫病程中，肌肤有明显的斑疹出现者。

五、问答题

1. 温疫发病以急骤起病、传变迅速、病情凶险、具有强烈传染性并能引起流行为主要特征。本病一年四季都可发生，一般通过呼吸道传染的温疫多发生于冬春季节，而通过肠道传染的温疫多发生于夏秋季。临床一般分为三类：①温热疫多因温热疫气从口鼻而入，怫郁于里，充斥三焦，初起即表现里热炽盛之证，温热疫邪炽盛可内扰心神，迫血动血，瘀热搏结，或蓄血于下，还可出现多脏腑同病，后期温热疫邪伤及气阴，可出现气阴两伤。②暑热疫多因暑热疫气致病，初起多为卫气同病，入里则可闭结胃肠或熏蒸阳明，甚则充斥表里上下，气血热毒炽盛明显；热毒深伏，可出现昏愦不语等；若邪来凶猛，病变迅速，则无明显阶段过程，而诸候并见，病甚危笃。③湿热疫多因湿热疠气多从口鼻而入，可直达膜原，出现邪遏膜原的见证；继之病邪可向里传变，可见表病、里病、表里同病等不同类型，其表病为邪热壅于肌表或里热浮溢于表，里病又有上中下三部之分，有湿热内溃胸膈、阳明实热、劫烁阴液等病理变化。

2. 对于温疫的治疗，总以祛邪为第一要义。正如《温疫论》所言："大凡客邪贵乎早逐，乘人气血未乱，肌肉未消，津液未耗，病人不致危殆，投剂不至掣肘，愈后亦易平复。欲为万全之策，不过知邪之所在，早拔去病根为要耳。"对疫邪的治疗，往往用药较猛，并投以重剂，意在逐邪务早、务尽。首先应根据疫邪性质的不同，分别采取不同的治法。如温热疫邪侵袭，怫热于里，充斥表里三焦，治当升散清泄，逐邪解毒；如湿热疫邪侵袭，治疗应化湿辟秽为主，待湿热疫毒化热化燥，方可治同温热、暑热；如为暑热疫邪所感，治疗应注意清热解毒，清气凉营（血），生津救阴。其次针对病邪在

卫气营血和脏腑部位的不同而确立治法。如属卫气同病者治以解表清里；邪遏膜原者治以辟秽化浊，开达膜原；阳明热盛者治以清泄热毒；热盛迫血外发斑疹者治以凉血化斑；热陷手足厥阴者治以开窍息风；后期余邪未净，阴伤络阻者，治以养阴泄热，清透包络。

3. 温热疫初起卫气同病证主要表现有发热恶寒，无汗或少汗，头痛项强，肢体酸痛，口渴唇焦，恶心呕吐，腹胀便结，或见精神不振、嗜睡，或烦躁不安，舌边尖红，苔微黄或黄燥，脉浮数或洪数。治当透表清里，代表方如增损双解散，可用僵蚕、滑石、蝉蜕、姜黄、防风、薄荷叶、荆芥穗、当归、白芍、黄连、连翘、山栀、黄芩、桔梗、大黄、芒硝、石膏等。

4. 温疫疫毒壅肺证的主要证候表现为发热，不恶寒，咳嗽，或干咳，痰中带血丝，呼吸急促，鼻翼扇动，甚则喘喝欲脱，苔黄，舌红，脉滑数。治当清热解毒，泄肺平喘，代表方为麻杏石甘汤合葶苈大枣泻肺汤，可用麻黄、杏仁、石膏、甘草、葶苈子、大枣等。

5. 温疫邪遏膜原证的主要证候表现为憎寒壮热，继之但热不寒，昼夜发热，日晡益甚，头痛烦躁，胸闷呕恶，苔白厚浊腻或垢腻如积粉，舌质紫绛，脉濡数。治当疏利透达，辟秽化浊，代表方为达原饮，可用槟榔、厚朴、草果、知母、白芍、黄芩等。

6. 杨栗山用本方治疗"表里三焦大热，其证治不可名状者"，表现为壮热，不恶寒反恶热，头痛目眩，身痛，鼻干咽燥，口干口苦，烦渴引饮，胸膈胀满，心腹疼痛，大便干结，小便短赤，舌红苔黄，脉洪滑。全方僵蚕、蝉蜕，升阳中之清阳；姜黄、大黄，降阴中之浊阴，一升一降，内外通和，使疬气之流毒顿消。杨栗山推其为治温疫之总方。临床运用时可配合天花粉、葛根生津解肌；若病偏于上焦者，可配合连翘、金银花、栀子、薄荷等以清宣郁热；若病偏于阳明经气者，可配合石膏、知母、黄芩等清泄阳明；若兼便秘者，可配合芒硝、枳实通腑泄热。

第十二章 叶天士《温热论》 ▷▷▷▷

习 题

一、选择题

(一) 单选题

1. 叶天士所述"泻南补北"一法是指 (　　)
  A. 温补肾阳, 祛寒救逆　　B. 通腑泄热, 急下存阴　　C. 滋肾救阴, 清心泻火
  D. 甘寒滋润, 清养肺胃　　E. 清心凉营, 生津养液

2. 叶天士《温热论》中"益胃"一法是指 (　　)
  A. 和胃降逆　　B. 清气生津, 宣展气机　　C. 补益胃气
  D. 辛寒清气　　E. 补中益气

3. 治疗温病"邪留三焦", 叶氏主张 (　　)
  A. 分消上下之势　　B. 和解表里之半　　C. 淡渗以利州都
  D. 苦温以燥太阳　　E. 芳香以宣肺气

4.《温热论》中指出: 湿温病大便硬, 其处理方法应 (　　)
  A. 通腑泄热　　B. 滋阴攻下　　C. 增液润下
  D. 苦寒润下　　E. 忌用攻下

5. 叶天士认为"清窍壅塞"的原因是 (　　)
  A. 风火相煽　　B. 两阳相劫　　C. 水主之气不能上荣
  D. 浊邪害清　　E. 玄府不通

6. 叶天士认为湿热病证患者若其人"面色白者", 治疗须顾其 (　　)
  A. 阴液　　B. 阳气　　C. 津液
  D. 气　　E. 血

7. 叶天士认为湿热病证患者若其人"面色苍者", 治疗须顾其 (　　)
  A. 阴液　　B. 阳气　　C. 津液
  D. 气　　E. 血

8.《温热论》所云"在阳旺之躯, 胃湿恒多"的病机为 (　　)
  A. 热重于湿　　B. 湿重于热　　C. 湿热并重

　　　D. 湿阻脾胃　　　　　　　　E. 以上都不是

9. 叶天士提出的救阴与通阳指（　　　　）

　　A. 救阴不在津，而在血与汗；通阳不在温，而在利小便

　　B. 救阴不在津，而在血与汗；通阳当用温，不在利小便

　　C. 救阴不在血，而在津与汗；通阳当用温，不在利小便

　　D. 救阴不在血，而在津与汗；通阳当用温，亦在利小便

　　E. 救阴不在血，而在津与汗；通阳不在温，而在利小便

10. 叶天士所论"斑出热不解者"是（　　　　）

　　A. 肺津亡也　　　　　　　B. 肠津亡也　　　　　　　C. 胃津亡也

　　D. 肾津亡也　　　　　　　E. 脾津亡也

11. 叶天士云"两阳相劫"中的两阳指（　　　　）

　　A. 阳明与少阳　　　　　　B. 太阳与阳明　　　　　　C. 太阳与少阳

　　D. 风邪与热邪　　　　　　E. 风邪与暑邪

12. 叶天士所论脾瘅病的临床见症是（　　　　）

　　A. 目黄身黄　　　　　　　B. 小便色黄　　　　　　　C. 恶心呕吐

　　D. 口干不欲饮　　　　　　E. 以上都不是

13. 若舌上苔如碱者，胃中宿滞夹秽浊郁伏，当急急开泄，这里开泄指（　　　　）

　　A. 轻苦微辛之品益气化湿

　　B. 芳香辛散以祛湿浊之邪

　　C. 开秽浊，泄宿滞

　　D. 辛开苦降，以除湿热

　　E. 以上都不是

14. 叶天士指出：再有神情清爽，舌胀大不能出口者，此（　　　　）

　　A. 胃中宿滞夹秽浊郁伏　　B. 脾湿胃热郁极化风　　　C. 胃热心营受灼

　　D. 湿热气聚与谷气相搏　　E. 湿遏热伏

15. 《温热论》指出舌色绛而中心干者，乃为（　　　　）

　　A. 上焦气热灼津　　　　　B. 心胃火燔，劫烁津液　　C. 胃火炽盛

　　D. 心营热盛　　　　　　　E. 以上都不是

16. 以下除哪一项外，均是"妇人病温"在治疗上应注意的（　　　　）

　　A. 禁用血腻之药　　　　　B. 无犯虚虚实实之禁　　　C. 步步顾护胎元

　　D. 注意经水变化　　　　　E. 从整个病情着眼，以祛邪为原则

17. 叶天士《温热论》认为斑疹"宜见而不宜见多"，"宜见"的原因为（　　　　）

　　A. 病情轻微的特征　　　　B. 病情好转的迹象　　　　C. 营血热毒外达的标志

　　D. 机体津液未伤的佳象　　E. 脏腑正气充足的佳象

18. "黑斑而光亮"表示（　　　　）

　　A. 热胜毒盛，气血尚充

　　B. 火郁内伏，气血尚活

C. 热毒锢结，气血衰亡

D. 热毒深重，肝肾之色外泛

E. 以上都不是

19.《温热论》云"在阴盛之体，脾湿亦不少"其病机为（　　　）

    A. 热重于湿　　　　　　B. 湿重于热　　　　　　C. 湿热并重

    D. 湿阻脾胃　　　　　　E. 以上都不是

20. 叶天士《温热论》认为：痰湿内结于胃，脘中痞闷，苔白而不燥者，治宜
（　　　）

    A. 开泄　　　　　　　　B. 苦泄　　　　　　　　C. 通泄

    D. 透泄　　　　　　　　E. 渗泄

21. 叶天士认为温邪在表初用辛凉轻剂，夹风加入（　　　）

    A. 芦根、滑石　　　　　B. 薄荷、牛蒡　　　　　C. 金银花、连翘

    D. 桑叶、菊花　　　　　E. 藿香、豆豉

22. 邪留三焦之证，处于哪一阶段（　　　）

    A. 卫分　　　　　　　　B. 气分　　　　　　　　C. 营分

    D. 血分　　　　　　　　E. 气营同病

23. 叶天士认为开泄不宜用（　　　）

    A. 黄连　　　　　　　　B. 蔻仁　　　　　　　　C. 杏仁

    D. 橘皮　　　　　　　　E. 桔梗

24. 叶天士认为温邪上受之后易逆传（　　　）

    A. 胃　　　　　　　　　B. 脾　　　　　　　　　C. 肺

    D. 心包　　　　　　　　E. 肝肾

25. 湿热病证的病机变化不包括（　　　）

    A. 阳旺之躯胃湿恒多

    B. 阴盛之体脾湿不少

    C. 酒客里湿素盛，外邪入里，里湿为合

    D. 吾吴湿邪害人最广

    E. 胃湿脾湿化热则一

26.《温热论》中"战汗"的机理是（　　　）

    A. 热邪逗留气分，正气奋起鼓邪外出

    B. 气分热炽，迫津外泄

    C. 湿热郁蒸

    D. 阳气受伤，卫虚不固

    E. 阳气欲脱

27. 治疗邪入营血时，叶氏提出："急急透斑。"主要是用（　　　）

    A. 辛凉提透法　　　　　B. 辛温透邪法　　　　　C. 轻清宣透法

    D. 清热凉血法　　　　　E. 芳香透邪法

28.《温热论》中的"浊邪害清"之浊邪是指（　　　）

  A. 痰饮 　　　　　　　　B. 湿热 　　　　　　　　C. 湿浊

  D. 瘀血 　　　　　　　　E. 水饮

29. 叶天士认为：温病斑出热不解，若其人素体肾水亏，治宜（　　　）

  A. 甘寒 　　　　　　　　B. 苦寒 　　　　　　　　C. 甘寒之中加入咸寒

  D. 苦寒之中加入咸寒 　　E. 甘寒之中加入苦寒

30. 叶天士认为：温病若从湿热陷入营分者，宜在凉血清热方中加入（　　　）

  A. 犀角、地黄 　　　　　B. 犀角、花露 　　　　　C. 犀角、人中黄

  D. 犀角、金银花 　　　　E. 犀角、竹叶

31. 温病战汗后，若出现气脱，叶氏认为临床表现是（　　　）

  A. 汗出肤冷，倦卧不语，脉虚和缓

  B. 肤冷汗出，躁扰不卧，脉弦而数

  C. 肤冷汗出，躁扰不卧，脉象急数

  D. 肤冷汗出，躁扰不卧，脉虚而缓

  E. 汗出肤冷，静卧倦怠，脉数而细

32. 叶天士所说"逆传心包"是指（　　　）

  A. 邪由卫分内陷营分 　　B. 邪由上焦传入下焦 　　C. 邪由肺卫内陷心包

  D. 邪由气分内传心包 　　E. 邪出阳明传入心包

33. 叶天士说："其中有外邪未解，里先结者，或邪郁未伸，或素属中冷者，虽有脘中痞闷，宜从开泄，宣通气滞，以达归于肺。"其药物是（　　　）

  A. 杏、蔻、苡仁等 　　　B. 杏、蔻、橘、桔等 　　C. 杏、朴、苓等

  D. 杏、蔻、橘等 　　　　E. 杏、砂、苏、橘等

34.《温热论》中所论"通阳"法是指（　　　）

  A. 温补肾阳 　　　　　　B. 温补脾阳 　　　　　　C. 通阳补气

  D. 化气利湿，通利小便 　E. 温通心阳

35. 叶天士所述"入营犹可透热转气"是指（　　　）

  A. 凉营药中伍以滋阴凉血之品

  B. 凉营药中伍以清热解毒之品

  C. 凉营药中伍以辛寒清气之品

  D. 凉营药中伍以轻清透泄之品

  E. 凉营药中伍以辛温发散之品

36. 脾瘅病的治疗根据《温热论》应选择（　　　）

  A. 苍术 　　　　　　　　B. 佩兰 　　　　　　　　C. 藿香

  D. 白术 　　　　　　　　E. 茯苓

37. 叶天士所谓浊邪害清的临床表现是（　　　）

  A. 胸闷脘痞 　　　　　　B. 耳聋目暝鼻塞 　　　　C. 昏谵舌蹇

  D. 溲短尿浊 　　　　　　E. 恶心呕吐

38.叶天士认为：温病若从风热陷入营分者，宜在凉血清热方中加入（　　　）

    A.犀角、地黄　　　　　　B.犀角、花露　　　　　　C.犀角、人中黄　　、

    D.犀角、银花　　　　　　E.犀角、竹叶

39.最易流连气分的病邪是（　　　）

    A.暑热病邪　　　　　　B.湿热病邪　　　　　　C.燥热病邪

    D.温热病邪　　　　　　E.风热病邪

40.《温热论》所谓"水主之气不能上荣"中"水主之气"是指（　　　）

    A.肾气　　　　　　B.肾阴　　　　　　C.肾精

    D.水气　　　　　　E.津液

41.叶天士认为，齿龈结瓣若属阴血者可见（　　　）

    A.黄如柏汁　　　　　　B.紫如干漆　　　　　　C.黄如酱瓣

    D.紫如鸡冠　　　　　　E.其色苍白

42.叶天士认为：温邪在表初用辛凉轻剂，夹湿则加入（　　　）

    A.芦根、牛蒡　　　　　　B.芦根、滑石　　　　　　C.芦根、薄荷

    D.薄荷、牛蒡　　　　　　E.薄荷、滑石

43.下列除哪项外，均属叶氏所论胃脘痞闷宜用开泄法的适应范围（　　　）

    A.外邪未解，里先结者　　B.痰湿内阻，尚未化热　　C.邪郁未伸，气机不利

    D.湿热痰浊，阻于胸膈　　E.感受湿邪，素属中冷

44.叶天士说："若斑出热不解者，胃津亡也，主以甘寒，重则如（　　　）。"

    A.白虎汤　　　　　　B.五汁饮　　　　　　C.益胃汤

    D.玉女煎　　　　　　E.沙参麦冬汤

45.叶天士认为，齿龈结瓣，色紫如干漆，表示（　　　）

    A.胃津受伤　　　　　　B.肾阴灼伤　　　　　　C.湿热上泛

    D.脾火壅滞动血　　　　E.阳明热盛动血

46.妇人病温，凡胎前病，治疗原则是"须步步保护胎元，恐损正邪陷也"其意是（　　　）

    A.用四物汤治疗

    B.治疗温病亦须用保胎的补法

    C.清热法与温补法同用

    D.以祛邪为原则，使邪去而不伤胎

    E.以血腻之药以护胎

47.叶天士《温热论》"斑疹黑而隐隐，四旁赤色，火郁内伏"治宜（　　　）

    A.苦寒清泄热毒　　　　　　B.咸寒滋阴泻火　　　　　　C.大剂清凉透发

    D.甘寒生津益胃　　　　　　E.清热活血化瘀

48.对于温病斑疹的病机的论述，哪项语出叶天士（　　　）

    A.斑为阳明热毒，疹为太阴风热

    B.斑属血者恒多，疹属气者不少

C. 热邪在胃，本属气分，见斑则属血者多矣；疹从血络而出，本属血分，然邪由气而闭其血，方成疹也

D. 斑由阳明胃而发，疹因太阴肺热而生

E. 以上都不是

49.叶天士认为温病见痞证，若舌苔黄浊，刮之不去，则用（　　　）

A. 苦辛通降　　　　　　　　B. 芳香化湿　　　　　　　C. 开泄气机佐以透表

D. 开泄气机佐以燥湿化痰　E. 开泄气机佐以温通

（二）配伍选择题

A. 苦辛通降　　　　　　　　B. 芳香化湿　　　　　　　C. 开泄气机佐以透表

D. 开泄气机佐以燥湿化痰 E. 开泄气机佐以温通

1.叶天士认为，温病见痞证若舌苔黄浊，刮之不去则用（　　　）

2.叶天士认为，温病见痞证若舌苔黄白相兼则用（　　　）

3.叶天士认为，温病见痞证若舌苔灰白不渴则用（　　　）

A. 小承气汤　　　　　　　　B. 玉女煎　　　　　　　　C. 增液汤

D. 犀角地黄汤　　　　　　　E. 清营汤

4.叶天士认为：若斑出热不解，胃津亡者，主以甘寒，重者可用（　　　）

5.叶天士认为：齿焦有垢者，当微下之，或用（　　　）

A. 苔黑而滑润　　　　　　　B. 苔黑而干燥　　　　　　C. 舌苔黑燥而中心厚者

D. 舌绛干枯而痿　　　　　　E. 舌中心绛而干

6.叶天士指出"土燥水竭"的舌象是（　　　）

7.叶天士指出"津枯火炽"的舌象是（　　　）

A. 心胃火燔，劫烁津液　B. 心火上炎　　　　　　C. 津亏湿热熏蒸

D. 火邪劫营　　　　　　　E. 肾阴涸竭

8.舌绛而中心干的形成机理是（　　　）

9.舌绛而干燥的形成机理是（　　　）

10.舌虽绛而不鲜，干枯而痿的形成机理是（　　　）

A. 湿热积滞，搏结胃肠　B. 燥热内阻，腑气不通　C. 湿阻肠道，传导失司

D. 湿热痰浊，内结胸脘　E. 气机郁滞，痰湿阻遏

11.叶天士论"三焦不得从外解，必致成里结"的病机是（　　　）

12.叶天士论邪结胃脘可与小陷胸汤或泻心汤治疗的病机是（　　　）

A. 苦泄　　　　　　　　　　B. 下之　　　　　　　　　C. 温通

D. 开泄　　　　　　　　　　E. 分消上下

13.《温热论》中指出腹部胀满，苔色老黄，中有断纹者，治宜（　　　）

14.《温热论》中指出腹满疼痛，苔色灰黄，治宜（　　　）

15.《温热论》中指出脘痞按痛，苔色黄浊者，治宜（　　　）

A. 犀角、鲜生地、连翘、郁金、石菖蒲等

B. 菖蒲郁金汤

C. 苏合香丸

D. 牛黄丸、至宝丹之类

E. 清营汤

16.《温热论》中云："包络受病，舌纯绛鲜泽，治宜（　　　）。"

17.《温热论》指出：温病邪热传营，若平素心虚有痰，外热一陷，里络就闭者，治疗宜（　　　）。

A. 齿焦有垢　　　　　B. 齿如枯骨　　　　　C. 齿下半截润
D. 齿上半截润　　　　E. 全齿湿润

18. 适用清心救水法治疗的齿象是（　　　）

19. 可用微下法或玉女煎清胃救肾的齿象是（　　　）

A. 黄如柏汁　　　　　B. 紫如干漆　　　　　C. 黄如酱瓣
D. 红如鸡冠　　　　　E. 其色苍白

20. 叶天士认为齿龈结瓣若属阳血者，可见（　　　）

21. 叶天士认为齿龈结瓣若属阴血者，可见（　　　）

A. 胃津内涸　　　　　B. 火郁内伏　　　　　C. 阴盛格阳于上
D. 外解里和　　　　　E. 胃中热

22. 斑点大而紫者属（　　　）

23. 黑斑隐隐四旁赤色者属（　　　）

（三）多选题

1. 叶天士"凉血散血"之法具有的作用有（　　　）
A. 清热凉血　　　　　B. 破散活血　　　　　C. 滋养阴血
D. 消散瘀血　　　　　E. 收敛止血

2.《温热论》中对邪留三焦的治疗所用药物有（　　　）
A. 蒿芩清胆汤　　　　B. 温胆汤　　　　　　C. 泻心汤
D. 杏、朴、苓　　　　E. 杏、蔻、橘、桔

3. 叶天士云："若其邪始终在气分留连者，可冀其战汗透邪，法宜益胃。"益胃指的

是（　　　）

  A. 宣展气机　　　　　　　B. 补益胃气　　　　　　　C. 清气生津

  D. 温补中阳　　　　　　　E. 灌溉汤液

4. 叶天士认为，发生战汗后应注意的是（　　　）

  A. 宜养血生津

  B. 宜令病者安舒静卧

  C. 不宜再用发汗，重伤其表

  D. 不应频频呼唤，使其烦躁

  E. 立即进食

5. 叶天士所说的脾瘅病，症见（　　　）

  A. 白苔黏腻　　　　　　　B. 口吐涎沫　　　　　　　C. 口甜

  D. 黄疸　　　　　　　　　E. 呕吐

6.《温热论》所说的"土燥水竭"是指（　　　）

  A. 阳明热盛　　　　　　　B. 胃津枯涸　　　　　　　C. 阳明腑实

  D. 下劫肾水　　　　　　　E. 脾土干燥

7. 斑出热不解的病机是（　　　）

  A. 邪热消灼胃津　　　　　B. 热毒内陷　　　　　　　C. 水不济火

  D. 邪热劫灼心肾　　　　　E. 胃热未清

8. 叶天士认为，三焦之邪不得从外解，必致成里结。"里结"在哪些脏腑（　　　）

  A. 脾　　　　　　　　　　B. 肺　　　　　　　　　　C. 膜原

  D. 肠　　　　　　　　　　E. 胃

9. 叶天士论述战汗后气脱的表现是（　　　）

  A. 躁扰不卧　　　　　　　B. 肤冷　　　　　　　　　C. 脉急疾

  D. 汗出　　　　　　　　　E. 倦卧不语

10. 叶天士论述应用小承气汤攻下的主要指征是（　　　）

  A. 舌苔黄滑

  B. 大腹胀满或疼痛

  C. 舌苔黄甚，或如沉香色，或如灰黄色，或老黄色

  D. 舌苔中有断纹

  E. 舌苔黄浊

11. 叶氏论述阴斑临床症状可见（　　　）

  A. 胸微见数点　　　　　　B. 下利清谷　　　　　　　C. 口不甚渴

  D. 舌质红绛　　　　　　　E. 面赤足冷

12. 叶天士论述宜用"开泄"法的主要指征是（　　　）

  A. 苔白而不燥　　　　　　B. 苔黄白相兼　　　　　　C. 灰白不渴

  D. 脘中痞闷　　　　　　　E. 舌苔黄浊

13. 叶天士认为，邪在肺卫的治疗原则是（　　　）

A. 辛凉轻剂　　　　　　B. 清热解毒　　　　　　C. 夹风者，透风于热外

D. 可冀其战汗透邪　　　E. 夹湿者，渗湿于热下

14.《温热论》中提到白㾦的发生机理是（　　　　）

A. 热郁气分　　　　　　B. 湿郁卫分　　　　　　C. 湿邪内蕴

D. 汗出过多　　　　　　E. 汗出不彻

15. 叶天士所述温病通阳的目的在于（　　　　）

A. 温补阳气　　　　　　B. 通利小便　　　　　　C. 温运脾阳

D. 化气利湿　　　　　　E. 温阳利水

二、判断题

1. 叶天士认为："气病有不传血分，而邪留三焦，亦如伤寒中少阳病也。"同样可以用和解表里之法治疗。（　　　　）

2. 叶天士提出湿邪内搏之里结证，必见大便溏，慎不可再攻。（　　　　）

3.《温热论》中所说的"湿与温合，蒸郁而蒙蔽于上"，是指湿热酿痰蒙蔽心包。（　　　　）

4. 叶天士对邪在气分流连不解，可冀其战汗透邪者，主用益胃之法。（　　　　）

5. 叶天士用"轻法频下"治疗的里结阳明证，是湿热从三焦传入阳明与积滞交结于胃肠者。（　　　　）

6.《温热论》中所说的开泄之法，是指用轻苦微辛之品宣通气机以达归于肺。（　　　　）

7. 对斑出热不解而肾水不足者，叶天士的治法是在甘寒中加入咸寒。（　　　　）

8. 叶天士云："温邪上受，首先犯肺，逆传心包。"阐明了温病的发生发展变化规律，并突破了前人伏气致温及外邪从皮毛而入等认识的局限。（　　　　）

9. 叶天士主张用杏、蔻、橘、桔等，用于见舌苔黄浊的痞证。（　　　　）

10.《温热论》中所论"急急透斑为要"，实为提倡辛散提透，使热毒外达。（　　　　）

三、填空题

1. 叶天士《温热论》中提到："温邪上受，首先犯____，逆传____。肺主____属____，心主____属____。"

2. 叶天士《温热论》认为："在卫____之可也，到气才可____，入营犹可_____……入血就恐_____，直须_____。"

3. 叶天士《温热论》指出："温邪则热变最速。未传心包，邪尚在肺，肺主气，其合皮毛，故云在表。在表初用_____。夹____则加入薄荷、牛蒡之属，夹____加芦根、滑石之流。或_____于热外，或_____于热下，不与热相搏，势必孤矣。"

4. 叶天士认为："若其邪始终在气分流连者，可冀其____透邪，法宜____，令邪与____并，热达腠开，邪从汗出。"

5. 叶天士《温热论》："再论气病有不传血分，而邪留三焦，亦如伤寒中少阳病也。彼则_____之半，此则_____之势，随证变法，如近时杏、朴、苓等类，或如温胆

汤之＿＿＿。因其仍在气分，犹可望其＿＿＿之门户，转疟之机括。"

6. 对于下法的运用，叶天士指出："伤寒邪热在里，劫烁津液，下之宜＿＿＿；此（湿温病）多湿邪内搏，下之宜＿＿＿。伤寒大便溏为＿＿＿＿，不可再下；湿温病大便溏为＿＿＿＿，必大便＿＿＿，慎不可再攻也。"

7. 对于湿热病的治疗，叶天士《温热论》中提到："热病救阴犹易，通阳最难，救阴不在＿＿＿，而在＿＿＿＿；通阳不在＿＿＿，而在＿＿＿＿。"

8. 叶天士《温热论》中提到："营分受热，则＿＿＿受劫，＿＿＿＿＿＿，夜甚无寐，或＿＿＿＿＿＿，即撤去气药。"

9. 叶天士《温热论》中提到："营分受热，则血液受劫……如从＿＿＿陷入者，用犀角、竹叶之属；如从＿＿＿陷入者，犀角、花露之品，参入凉血清热方中……急急＿＿＿为要。"

10. 叶天士《温热论》中提到："若斑出热不解者，胃津亡也，主以＿＿＿，重则如玉女煎，轻则如梨皮、蔗浆之类。或其人肾水素亏，虽未及下焦，先自彷徨矣。必验之于舌，如甘寒之中加入＿＿＿，务在＿＿＿＿＿＿＿＿，恐其陷入易易耳。"

11. 叶天士云："前言辛凉散风，甘淡驱湿，若病仍不解，＿＿＿＿＿＿＿＿是也。……老年或平素有寒者，以人中黄代之，＿＿＿＿＿＿＿＿为要。"

12. 叶天士云："吾吴湿邪害人最广，如面色白者，须要顾其＿＿＿……面色苍者，须要顾其＿＿＿。"

13. 叶天士云："在阳旺之躯，＿＿＿恒多，在＿＿＿之体，亦不少＿＿＿，然其＿＿＿则一。"

14. 叶天士云："盖伤寒之邪留恋在表，然后化热入里……夹湿加芦根、滑石之流。或＿＿＿＿＿＿＿＿，或＿＿＿＿＿＿＿＿，不与热相搏，势必孤矣。"

15. 盖战汗而解，＿＿＿＿＿＿＿＿，＿＿＿＿＿＿＿＿故渐肤冷，未必即成脱证，此时宜令病者安舒静卧，＿＿＿＿＿＿＿＿＿＿，旁人切勿惊惶，＿＿＿＿＿＿＿＿＿＿＿，＿＿＿＿＿＿＿＿＿使其烦躁。

16. 不尔，风夹温热而燥生，＿＿＿＿＿＿＿＿，为＿＿＿＿＿＿＿＿不能上荣，两阳相劫也。湿与温合，＿＿＿＿＿＿＿＿＿＿＿，＿＿＿＿＿＿＿＿＿，浊邪害清也。

17. 其病有类伤寒，其验之之法，＿＿＿＿＿＿＿＿＿＿，温热虽久，＿＿＿＿＿＿＿＿＿＿，以此为辨。

四、名词解释

1. 开泄
2. 苦泄
3. 龙火内燔
4. 浊邪害清
5. 土燥水竭
6. 甘守津还
7. 两阳相劫
8. 浊邪害清

9. 逆传心包

10. 上受

11. 益胃

12. 分消上下

13. 走泄

14. 气药

15. 透斑

16. 湿盛则阳微

17. 水主之气不能上荣

18. 阴下竭阳上厥

19. 透风于热外，渗湿于热下

五、问答题

1. 叶氏所述的腹满胀痛，有当下、禁下之分，其依据是什么？

2. 三焦之邪里结阳明证与伤寒腑实证的病机、治法有何不同？

3. 战汗与脱证如何鉴别？

4. 叶天士为什么说"辨营卫气血虽与伤寒同，若论治法则与伤寒大异也"？

5. 为什么"到气才可清气"？

6. "救阴不在血，而在津与汗"其意义是什么？

7. "通阳不在温，而在利小便"其意义是什么？

8. 如何理解《温热论》中"上者上之"与"甘守津还"的含义？

9. "当如虚怯人病邪而治"是叶天士针对什么提出来的治法？如何理解？

10. 如何理解"卫之后方言气，营之后方言血"？

11. 叶天士诊察温病，为何强调验齿？

12. 素体阳虚、阴虚而感受湿热病邪者，治疗时应注意什么？为什么？

13. 如何理解胃湿和脾湿？

14. 邪结胃脘，叶天士指出当用"苦泄"，请叙述其适应证及治疗方药。

15. 为什么说热病"救阴犹易，通阳最难"？

16. 对血分证的病机应如何认识？

17. 怎样认识《温热论》中治痉证"必验之于舌"的意义？

18. 如何理解"先安未受邪之地"？

19. 叶天士既说"伤寒之邪留恋在表，然后化热入里，温邪则热变最速"，又说"伤寒多有变证，温热虽久在一经不移"，是否自相矛盾？为什么？

参考答案

一、选择题

（一）单选题

1. C　2. B　3. A　4. E　5. D　6. B　7. C　8. A　9. E　10. C　11. D　12. E　13. C　14. B　15. B　16. A　17. C　18. A　19. B　20. A　21. B　22. B　23. A　24. D　25. D　26. A　27. D　28. B　29. C　30. B　31. C　32. C　33. B　34. D　35. D　36. D　37. B　38. E　39. B　40. E　41. C　42. B　43. D　44. D　45. E　46. D　47. C　48. B　49. A

（二）配伍选择题

1. A　2. C　3. E　4. B　5. B　6. C　7. B　8. A　9. D　10. E　11. A　12. D　13. B　14. B　15. A　16. A　17. D　18. D　19. A　20. B　21. C　22. E　23. B

（三）多选题

1. ACD　2. BD　3. ACE　4. BD　5. ABC　6. CD　7. AC　8. DE　9. ABCD　10. BCD　11. ABCE　12. ABCD　13. ACE　14. BE　15. BD

二、判断题

1. 非　2. 非　3. 非　4. 是　5. 是　6. 是　7. 是　8. 是　9. 非　10. 非

三、填空题

1. 肺　心包　气　卫　血　营

2. 汗　清气　透热转气　耗血动血　凉血散血

3. 辛凉轻剂　风　湿　透风　渗湿

4. 战汗　益胃　汗

5. 和解表里　分消上下　走泄　战汗

6. 猛　轻　邪已尽　邪未尽　硬

7. 血　津与汗　温　利小便

8. 血液　心神不安　斑点隐隐

9. 风热　湿热　透斑

10. 甘寒　咸寒　先安未受邪之地

11. 渐欲入营　急急透斑

12. 阳气　津液

13. 胃湿　阴盛　脾湿　化热

14. 透风于热外　渗湿于热下

15. 邪退正虚　阳从汗泄　以养阳气来复　频频呼唤，扰其元神

16. 清窍必干　水主之气　蒸郁而蒙蔽于上　清窍为之壅塞

17. 伤寒多有变证　在一经不移

四、名词解释

1. 开泄是针对湿邪痰浊阻于胃脘，尚未化热的一种治法。即用杏、蔻、橘、桔等宣展气机之品，开通气滞，泄化痰湿浊邪。

2. 苦泄是针对湿热痰浊互结于胃脘的一种治法，即取苦辛通降之品以宣通气机，化湿泄热，因势利导，达邪下行。

3. 龙火内燔指肾水不足而致肾火偏亢，产后阴虚火旺的病理变化。

4. 浊邪害清指湿热之邪蕴蒸蒙蔽于上，清阳之气被阻遏，以致清窍壅塞的一种病理变化。

5. 土燥水竭指由于阳明腑实而致热邪内盛，下劫肾水的一种病理现象。

6. 甘守津还是治疗胃津亏而肺气伤的一种治法，用滋润之品生津润燥，同时加甘草守护中气，以使胃中津液恢复，称为甘守津还。

7. 风邪与热邪俱属阳邪，两阳相遇，风热交炽，化火更速，必劫耗津液，而造成"清窍必干"等津液不能上荣的证候。

8. 湿为阴邪，重浊黏腻，热为阳邪，其性炎上，湿热相搏，热蒸湿动，蒙蔽于上，壅塞清窍，而出现头昏目胀、眼欲闭、耳聋、鼻塞等症状，即叶氏所说"浊邪害清"。

9. 逆传心包指温邪侵犯肺卫以后，不顺传阳明气分，而直陷心包，迅即出现高热、神昏、舌蹇、肢厥、脉数等证候。

10. 温邪的传入途径，由口鼻而入侵入人体，先犯手太阴肺，继之则可逆传手厥阴心包。

11. 温邪久在气分流连，正邪相持，势均力敌，胃津不足，通过滋养胃津，促使战汗透邪。用雪梨浆、五汁饮、益胃汤等剂。

12. 分消上下是湿热留于三焦的治法。用杏、朴、苓等药宣上、畅中、渗下，或用温胆汤之类理气祛湿为主，使湿浊之邪分道而消，热亦随之而出。

13. 用温胆汤之类疏利气机，分解湿热，可治疗湿热留于三焦。

14. 辛凉散风、甘淡渗湿等卫气分之药，不可用于营热阴伤之证。

15. 解毒透化斑疹。用于营分热毒极盛，锢结难解而烦躁不安，大便干燥不通，斑疹外透不畅者。可选金汁或人中黄。

16. 面白无华之人，多为素体阳气不足，若再感受湿邪，则阳气更易受伤，故治疗时要特别注意顾护其阳气。

17. 由于津液受伤而不能上升荣养头面清窍。

18. 阴下竭阳上厥指阴精竭于下而致孤阳上逆的一种病理变化。

19. 透风于热外，渗湿于热下指温邪夹风、夹湿的治疗方法，风宜疏散，故温邪

夹风者宜加透散之品，使风从外解；湿宜分利，故夹湿者宜加甘淡渗湿之品，使湿从下解。

五、问答题

1. 叶氏主要依据舌苔进行判断，腹胀满兼舌苔黄甚，或如沉香，或如灰黄色，或老黄色，或中有断纹者为当下证的依据。如果不见上述舌象则为禁下之证。

2. 邪留三焦，经分消走泄，邪不外解，可里结于阳明胃肠，治疗当用下法。但所用下法与伤寒阳明腑实证的下法不同。伤寒腑实证为寒邪化热入里，劫烁津液，形成燥屎而大便干结不通，下之要快要猛，以急下存阴；湿热积滞搏结肠腑则便溏，非有燥屎形成，下之宜轻宜频。伤寒腑实证大便溏为燥屎已去，不可再攻；湿温大便转硬方为湿邪已尽，不可再下。

3. 由于战汗与脱证均可出现大汗、肤冷、倦卧等症状，且战汗后也可造成脱证，需加以辨识。其鉴别点在于脉象与神志：战汗后脉静、神情安卧是邪退正虚之象；脉急疾，甚或沉伏，或散大不还，或虚而结代，神志不清，躁扰不安，则为脱证。

4. 伤寒与温病同属外感热病，其病理传变规律均为由表入里、由浅入深。伤寒虽以六经分证，但亦影响到卫气营血的病变，如《伤寒论》中有"卫气不共荣气谐和""卫强荣弱""血弱气尽""荣气不足，血少故也"，各种吐血、衄血、便血和蓄血证、热入血室证等论述，故叶氏说"辨营卫气血"与"伤寒同"。但是，伤寒与温病是两类不同性质的外感热病，有着各自不同的病理过程，故治疗法则大不相同。伤寒初起寒邪束表，治宜辛温解表；邪在少阳多见胆经枢机不利，治宜和解表里；里结阳明为燥屎内结于肠腑，治宜急下存阴；病程中易伤阳气，病至后期多见虚寒证，每需补益脾肾阳气。温病初起邪犯肺卫，治宜辛凉解表；邪在少阳多见三焦气化失司，治宜分消上下；里结阳明，除了阳明热结外，还有湿热积滞胶结肠腑，治宜轻法频下；病程中易伤津液，病至后期多见虚热证，需要滋养肺胃或肝肾之阴。故叶氏说："若论治法则与伤寒大异也。"

5. "到气"是指表邪已解，气分里热已炽，其治疗应以清气透邪为主，如胃经热盛，熏蒸于气分，当予辛寒清气之品透热外达。若未到气分，是表邪未解，当用辛凉解表，大忌辛温消散。若早投寒滞之品，则使表邪冰伏，邪不透达；若早投苦寒沉降之剂，不仅遏邪内闭而致病情加重，且有"引邪内陷"之弊。故叶天士强调："到气才可清气。"

6. 温邪入里，热炽伤津，耗伤营血等是温病的病机特点，因此，温病的治疗重心在祛邪以救阴，即在祛邪的同时应顾护阴津，慎发汗以存津，防止汗泄太过伤阴津。王孟英说："言救阴须用充液之药，以血非易生之物，而汗需津液以化也。"补血药厚重黏腻，用其救阴，不但血不能生，津难得充，反而会恋邪助邪，故叶氏强调温病"救阴不在血，而在津与汗"。

7. 湿热蕴滞中焦，阻滞气机，阳气不通，而致脘痞腹胀，甚至肢冷不温等，治宜清热化湿，宣通气机，使湿祛而阳无所困自然宣通；而湿热之邪以小便为其外泄之路，"治湿之法，不利小便非其治也"，故叶氏云："通阳不在温，而在利小便。"强调淡渗利湿法在祛湿中的重要性。通阳"不在温"不能认为祛湿不用温性药物，因祛湿药物中不乏温性之品，如理气化湿、苦温燥湿、芳香化湿等药，只是此等药物与辛热温阳药物作用不同而已。

8. 温病初起，舌苔薄白而干燥者，为表邪未解而肺津已伤，治当于疏解方中加入养肺生津之品，如麦冬花露、芦根之类。因病属上焦肺津受伤，所选药物又具滋而不腻、轻清走上之性，生津泄热并进，此即"上者上之"之意。

温病中期，舌苔白厚而干燥者，为肺胃津气俱伤，津液不足不能上承，则舌面干燥，气机不化，则苔白厚。治宜甘润之品以生津润燥，并加入甘草以扶胃气，胃气恢复，津液易还，此即"甘守津还"之意。

9. "当如虚怯人病邪而治"是叶天士针对妇人产后病温提出的治疗原则。产后因失血过多，下元虚惫，不仅肝肾之阴受伤，且阳气亦受其耗损。所以苦寒伤阳耗液的药物，一般应谨慎使用。但若此时病温，邪在上中二焦确系邪热亢盛，根据病情，寒凉之品随证稍稍应用虽属无妨，然必须注意不可再伤其肝肾。总之，产后病温的治疗，既要注意病邪一面，又要适当考虑体虚的一面，以防止邪热乘虚内陷而生他变为目的。

10. "卫之后方言气，营之后方言血"揭示了卫气营血传变规律、病位浅深及病情轻重。新感温病初起，邪气首先侵袭肺卫，表现恶寒发热等卫分病变，病位最浅，病情最轻。继而邪气多传入气分，影响脏腑功能，出现但热不寒、口渴等症。进一步发展，深入营分，耗伤营阴，扰于心神，出现身热夜甚、舌绛、神昏等症。最后深入血分，耗血动血，导致出血、蓄血、动风等症，病位最深，病情最重。

11. 叶氏认为温病辨舌之后还须验齿。肾主骨，齿为骨之余，龈为阳明经脉所络，少阴肾与阳明两经之血均循行于齿龈，胃津与肾液的耗伤程度可以反映在齿、龈上。温病邪热伤阴，早期以耗伤胃津为主，后期以伤及肾液为主，观察齿、龈的变化可以了解热邪的浅深轻重，为辨证施治提供依据。如胃热和肾火均能迫血妄行而动血，血从上溢而齿龈出血，血凝结于齿龈部而形成瓣状物。凡齿龈瓣色紫，甚则紫如干漆，为"阳血"，属阳明热盛动血所致，治宜清胃泄热以止血，即"安胃为主"。若瓣色发黄，或黄如酱瓣者，为"阴血"，乃肾阴亏虚，虚火上浮而动血，治宜滋养肾阴以降虚火，即"救肾为要"。所以验齿可以测津液之盈亏，特别是可以测胃津与肾阴盈亏状况。

12. 凡面色㿠白而无华者，多属素体阳气不足，再感湿邪易更伤阳气，后期可致湿胜阳微，治疗时应注意顾护阳气，即使湿渐化热，需用清凉之法，也只能用至十分之六七，以免寒凉过度，重伤阳气，造成湿热虽去而阳气衰亡的恶果，即叶氏所云："成功反弃。""湿热一去，阳亦衰微也。"凡面色青苍而形体消瘦者，多属阴虚火旺，再感受湿热病邪，每易湿从燥化热化而更伤阴液，治疗时应注意顾护阴液，用清凉之剂到十分之六七，患者热退身凉后，切不可误认为虚寒证而投温补，须防余邪未尽，而导致"炉灰复燃"。

13. 胃湿指素体阳旺之人，感受了湿热病邪后，邪易从热化，病机重心在胃，多属热重于湿之证。脾湿指素体阴盛之人。感受了湿热病邪后，邪易从湿化，病机重心在脾，多属湿重于热之证。

14. 胃脘居于上腹部，位处中焦，若胃脘按之疼痛，或自痛，或痞满胀痛，当用苦泄之法治疗，因其入腹已近，以泄为顺。但脘痞疼痛的原因有多种，叶氏认为可依据舌苔变化来鉴别寒热虚实的不同，即"必验之于舌"。临床见舌苔黄浊者，为湿热痰浊互结之证，才可用苦泄法，即辛开苦降以清热化痰祛湿，可用小陷胸汤或泻心汤等。其中偏于痰热者，用小陷胸汤；偏于湿热者，用泻心汤。

15. 温邪最易伤津耗液而致阴液亏虚，温病治疗总以清热保津、滋养阴液为基本原则，且清热滋阴之品性偏甘凉，正合"热者寒之""燥者润之"的原则，容易掌握运用，故"热病救阴犹易"。然而，湿热病邪易困遏清阳，阻滞气机，阳气不得宣通，而成气滞阳郁之证，治疗既要分解湿热，又要宣通气机；而化湿之品，多芳香苦燥，可助长热势；清热之药多苦寒，苦寒太过又可凉遏气机，损伤脾气而助湿。因此，临证时要掌握好清热、祛湿、宣通之药的合理配伍，才能达到祛邪不伤正的目的，否则非但邪气不解，反而加重病情，阳气愈加蔽阻不通，故叶氏云："通阳最难。"

16. "耗血动血"是叶天士对血分证病机的概括。血液运行于脉中，周流全身，是维持人体生命活动的重要物质基础，它统于心，藏于肝，而又与肾精同源，相互滋生。营为血之浅层，热邪入营不能及时清解，则势必进一步深入引起广泛动血而形成血分证，故热在血分实为营血俱病。其病机主要表现为：热毒炽盛迫血妄行和扰乱心神，前者则导致腔道广泛出血和斑疹密布，后者则引起神志严重错乱；同时由于血热炽盛动血耗血，还可进一步导致血脉瘀滞和阴血耗损的病机变化，其病情则更为复杂。由于精血同源，血分热邪稽留过久，极易耗伤下焦肝肾阴精，所以血分证后期阶段邪热虽然渐解，但常导致真阴欲竭和阴虚风动等病变的发生。

"入血直须凉血散血"则是叶氏提出血分证治则，至今仍有效地指导着临床实践。温病邪入血分病势深重，血热炽盛，不仅营血耗损，扰乱心神，而且伤络动血，造成广泛出血，进而导致热瘀相搏，甚或内闭外脱的严重病变。"凉血散血"即针对这一病机而设，其作用主要在于凉血解毒、活血化瘀。血热得清，瘀血得散则可收止血防脱之效，犀角地黄汤为本证治疗的代表方剂。

17.《温热论》中脘痞满疼痛，其因不一，治法各异。临床辨证，观察舌苔变化是一个重要依据。凡属湿热痰浊蕴阻于胃脘者，舌苔必见黄浊，其特点为有根之黄，刮之不去。此刻治疗应选用苦泄法，小陷胸汤或泻心汤为代表方，以资通降。如苔白不燥，为痰湿内阻而无热象；舌若黄白相兼，则为湿渐化热入里而表邪未解；苔灰白不渴，为阴邪内聚而阳气不化，或患者素禀中冷。凡此，虽可见脘闷痞痛作胀，但均非湿热痰浊内阻，切不可轻投苦泄，以免损伤中气，反使阴邪更加冰伏难解，故宜以开泄为法，如杏、蔻、橘、桔等轻苦微辛之品，开泄上焦，宣通中焦。肺气得宣，痞痛自消。可见，温病痞证"必验之于舌"的意义，是在于明确苦泄与开泄法的选用标准。

18. "先安未受邪之地"，是指对于未受病邪侵犯的部位、脏腑，先行顾护，防邪深入的治疗措施。有未至先防，病中防变之意。先安之法，叶氏是指若斑出而热不解者，为邪热消烁胃津，阴津亏耗，不能济火，火旺而热势燎原，即叶氏所谓"胃津亡"的表现，治宜甘寒之剂清热生津。热盛伤津较重者，可用玉女煎之类方药清气凉营，泄热生津；轻者用梨皮、蔗浆之类甘寒滋养胃津。若患者素体肾水不足，邪热最易乘虚深入下焦，劫烁肾阴而加重病情，临床上多见舌干绛甚则枯萎，治宜在甘寒之中加入咸寒之品兼补肾阴，使肾阴得以充盈而邪热不易下陷，起到未病先防的作用，以"先安未受邪之地"。

19. 叶氏这二段话并不矛盾。

"伤寒之邪留恋在表，然后化热入里，温邪则热变最速"，是将温热性质的温病与伤寒比较。伤寒由外感寒邪所致，寒性收引，易伤阳气，初起寒邪束表，郁遏卫阳而呈现表寒见症，必待寒郁化热后逐渐内传阳明而成里热证候，化热传变的过程相对较长。温病由外感温邪所致，温性炎热，易伤阴津，初起温邪袭表，肺卫失宣而见肺卫表热证，热邪枭张，传变迅速，肺卫邪热每易逆传心包，或内陷营分，或深入血分而致病情骤然加剧，故曰："热变最速。"

"伤寒多有变证，温热虽久在一经不移"，是将湿热性质的温病与伤寒比较。叶氏认为"伤寒多有变证"，初起邪气留恋在表，然后化热入里，传入少阳、阳明，或传入三阴，随着病程的传变，经历从表寒到里热到虚寒的变化。温热夹湿证，湿邪淹滞黏腻，病位以中焦脾胃为主，病程中湿热缠绵交蒸于中焦，上蒙下流，弥漫三焦，流连气分不解的时间较长，相对来说传变较慢，变化较少，故"温热虽久，在一经不移"。叶氏此处的"温热"，显然是指温热夹湿而言，并非单纯的温热。

第十三章　薛生白《湿热病篇》 ▷▷▷▷

习　题

一、选择题

（一）单选题

1.薛生白《湿热病篇》认为湿热病的脉象是（　　　）
　　A.沉脉　　　　　　　　　B.濡脉　　　　　　　　　C.缓脉
　　D.细脉　　　　　　　　　E.脉无定体

2.《湿热病篇》的作者是（　　　）
　　A.薛生白　　　　　　　　B.吴又可　　　　　　　　C.吴鞠通
　　D.叶天士　　　　　　　　E.王孟英

3.《湿热病篇》所说的阴湿伤表之候是（　　　）
　　A.恶寒发热，腹痛吐泻
　　B.恶寒发热，肌肉微疼，始终无汗
　　C.恶寒无汗，身重头痛
　　D.恶寒发热，身重关节疼痛，不为汗解
　　E.恶寒发热，汗出胸痞

4.《湿热病篇》所谓"阳明之表"是指（　　　）
　　A.阳明、四肢　　　　　　B.肌肉、四肢　　　　　　C.肌肉、胸中
　　D.肌肉、阳明　　　　　　E.胸中、四肢

5.《湿热病篇》所谓"太阴之表"是指（　　　）
　　A.四肢、阳明　　　　　　B.肌肉、四肢　　　　　　C.肌肉、胸中
　　D.肌肉、阳明　　　　　　E.胸中、四肢

6.薛生白谓"湿热病属阳明、太阴经者居多"，但湿热有所偏重，他认为（　　　）
　　A.中气实则病在太阴，中气虚则病在阳明
　　B.邪气盛则病在阳明，邪气虚则病在太阴
　　C.阳气旺则病在阳明，阳气虚则病在太阴
　　D.阳气旺则病在太阴，阴气盛则病在阳明

E. 中气实则病在阳明，中气虚则病在太阴

7. "邪由上受，直趋中道，故病多归膜原，要之，湿热之病不独与伤寒不同，且与温病大异"见于（　　　）

　　A.《温病条辨》　　　　　　B.《外感温热篇》　　　　　C.《温热经纬》

　　D.《温热论》　　　　　　　E.《湿热病篇》

8. 薛生白《湿热病篇》所谓湿热病的提纲是（　　　）

　　A. 始恶寒，后但热不寒，汗出，胸痞，舌黄，口渴引饮

　　B. 始恶寒，后但热不寒，汗出，胸痞，舌白，口渴不引饮

　　C. 始恶寒，后但热不寒，汗出，脘闷，舌黄，口渴不引饮

　　D. 始恶寒，后但热不寒，汗出，胸痞，舌黄，口渴不引饮

　　E. 始恶寒，后但热不寒，汗出，脘闷，舌白，口渴欲凉饮

9. 薛生白认为湿热表证有阴湿、阳湿之分，其区别是（　　　）

　　A. 阴湿伤表：恶寒无热，身重头痛；阳湿伤表：恶寒发热，身重关节疼痛，不为汗解

　　B. 阴湿伤表：恶寒发热，身重头痛；阳湿伤表：发热无汗，身重关节疼痛，得汗则解

　　C. 阴湿伤表：恶寒发热，身重头痛；阳湿伤表：恶寒无汗，身重关节疼痛，可为汗解

　　D. 阴湿伤表：恶寒无汗，身重头痛；阳湿伤表：恶寒发热，身重关节疼痛，不为汗解

　　E. 阴湿伤表：恶寒无汗，身重头痛；阳湿伤表：恶寒发热，身重关节疼痛，得汗则解

10. 薛生白说："湿蔽清阳则（　　　）。"

　　A. 目糊　　　　　　　　　B. 神昏　　　　　　　　　C. 头痛

　　D. 胸痞　　　　　　　　　E. 下利

11. 薛生白治疗"邪入厥阴，主客浑受"证，用方是（　　　）

　　A. 仿吴又可桃仁承气汤　　B. 仿吴又可达原饮　　　C. 仿吴又可三甲散

　　D. 仿张仲景桃核承气汤　　E. 仿张仲景大黄牡丹皮汤

12. "湿热证，发痉，神昏笑妄，脉洪数有力，开泄不效者，湿热蕴结"，其病位在（　　　）

　　A. 阳明　　　　　　　　　B. 肝经　　　　　　　　　C. 三焦

　　D. 心包　　　　　　　　　E. 胸膈

13.《湿热病篇》中"湿热证，四五日，忽大汗出，手足冷，脉细如丝或绝，口渴"，其病机是（　　　）

　　A. 真阳外脱　　　　　　　B. 卫阳暂亡　　　　　　　C. 阴亏液涸

　　D. 阳气暴脱　　　　　　　E. 气阴两脱

14. "湿热证，初起壮热口渴，脘痞懊恼，眼欲闭，时谵语"，为（　　　）

A. 浊邪蒙闭心包　　　　　B. 浊邪蒙闭上焦　　　　　C. 浊邪郁闭肝经

D. 浊邪郁阻胸膈　　　　　E. 浊邪蒙闭三焦

15. "湿热证，咳嗽昼夜不安，甚至喘而不眠者，暑邪入于肺络"，治疗宜用（　　　）

A. 葶苈、枇杷叶、六一散

B. 葶苈、白芥子、六一散

C. 葶苈、白芥子、碧玉散

D. 葶苈、枇杷叶、碧玉散

E. 以上都不是

16. 薛生白说的"湿热证，口渴，苔黄起刺，脉弦缓，囊缩，舌蹇，谵语，昏不知人，两手抽搐"的病机是（　　　）

A. 热结阴伤，肝风内动　　B. 阴虚动风　　　　　　　C. 热盛动风

D. 湿热化风　　　　　　　E. 热邪充斥表里三焦

17. 《湿热病篇》中"湿热证，舌遍体白，口渴，湿滞阳明"，宜用（　　　）

A. 芳化　　　　　　　　　B. 苦泄　　　　　　　　　C. 淡渗

D. 辛开　　　　　　　　　E. 苦燥

18. 《湿热病篇》中"湿热证，舌遍体白，口渴……。"其口渴的原因是（　　　）

A. 素体阴虚，阴液不足　　B. 湿热内蕴，暗耗津液　　C. 湿邪化热，灼伤阴津

D. 湿邪阻遏，津液不升　　E. 以上都不是

19. 《湿热病篇》中"湿热证，壮热口渴，自汗，身重，胸痞，脉洪大而长者"，治当用（　　　）

A. 白虎加桂枝汤　　　　　B. 白虎汤合三仁汤　　　　C. 白虎加苍术汤

D. 白虎加人参汤　　　　　E. 竹叶石膏汤

20. 薛生白认为"湿热证，三四日即口噤，四肢牵引拘急，甚则角弓反张"，此为（　　　）

A. 湿热化燥，伤阴灼津　　B. 湿热侵入经络脉隧　　　C. 湿热内蕴，化火生风

D. 湿热内蕴，经脉失和　　E. 以上均不是

21. 《湿热病篇》中"湿热证，十余日，大势已退，唯口渴，汗出，骨节痛，余邪留滞（　　　）"。

A. 胸中　　　　　　　　　B. 经络　　　　　　　　　C. 营分

D. 卫分　　　　　　　　　E. 下焦

22. 薛生白云"痢久伤阴，虚坐努责者"，宜用（　　　）

A. 炒当归、炒白芍、炒怀山、广陈皮之属

B. 熟地炭、炒怀山、炒白芍、炙甘草之属

C. 熟地炭、炒当归、炒白芍、炙甘草、广皮之属

D. 炒当归、炒白芍、炙甘草、川芎之属

E. 熟地炭、炒怀山、炒白芍、炒苡仁之属

23. 对于"湿热证，四五日，忽大汗出，手足冷，脉细如丝或绝，口渴，茎痛，而

起坐自如，神清语亮"者，薛生白治以"五苓散去术加滑石、酒炒川连、生地、芪皮等味"，体现了哪种治疗原则（　　　）

    A. 分解湿热

    B. 通阳不在温，而在利小便

    C. 治下焦如权，非重不沉

    D. 三焦分治

    E. 救阴不在血，而在津与汗

24."湿热证，数日后自利，溺赤，口渴，湿流下焦"，薛生白认为自利的原因是"阴道虚"，对"阴道虚"正确的理解是（　　　）

    A. 阴虚　　　　　　　　B. 阳虚　　　　　　　　C. 肠道功能失常

    D. 肾虚　　　　　　　　E. 生殖功能障碍

25."湿热证，咳嗽昼夜不安，甚至喘不得眠者"，证属（　　　）

    A. 湿热酿痰，蒙蔽心包　　B. 浊邪蒙闭上焦　　　　C. 湿热阻闭中上二焦

    D. 暑邪入于肺络　　　　E. 膜理暑邪内闭

（二）配伍选择题

    A. 吴又可　　　　　　　B. 吴鞠通　　　　　　　C. 叶天士

    D. 王安道　　　　　　　E. 薛生白

1.《温病条辨》的作者是（　　　）

2.《温热论》的作者是（　　　）

3.《湿热病篇》的作者是（　　　）

    A. 太阴之湿与阳明之热合　B. 暑邪入于肺络　　　　C. 湿热内蕴肝胆

    D. 湿热内蕴，化燥伤肺　　E. 湿渐化热，余湿犹滞

4.《湿热病篇》"湿热证，舌根白，舌尖红"，病机是（　　　）

5.《湿热病篇》"湿热证，咳嗽昼夜不安，甚至喘不得眠"，病机是（　　　）

    A. 白虎加桂枝汤

    B. 藿香叶、佩兰叶、芦尖、冬瓜仁

    C. 防风、独活、五味子

    D. 元米汤泡於术

    E. 川连三四分、苏叶二三分

6.《湿热病篇》中，"湿热证，十余日，大势已退，唯口渴，汗出，骨节痛，余邪留滞经络"一证用药是（　　　）

7.《湿热病篇》中，"湿热证，呕恶不止，昼夜不差，欲死者，肺胃不和，胃热移肺，肺不受邪"一证用药是（　　　）

　　A. 邪灼心包，营血已耗　　B. 湿热蕴结三焦　　　　　　　C. 邪热闭结肠腑

　　D. 湿热蕴结胸膈　　　　　E. 邪热充斥表里三焦

8. "湿热证，壮热口渴，舌黄或焦红，发痉，神昏谵语或笑"，病机是（　　　）

9. "湿热证，发痉，神昏笑妄，脉洪数有力，开泄不效者"，病机是（　　　）

10. "湿热证，壮热烦渴，舌焦红或缩，斑疹，胸痞自利，神昏痉厥"，病机是（　　　）

　　A. 人参、麦冬、石斛、生甘草、木瓜、生谷芽、鲜莲子等味

　　B. 酒浸郁李仁、姜汁炒枣仁、猪胆皮等味

　　C. 菖蒲郁金汤

　　D. 川连、苏叶

　　E. 安宫牛黄丸

11. "湿热证，曾开泄下夺，恶候皆平，独神思不清，倦语，不思食，溺数，唇齿干"，治用（　　　）

12. "湿热证，按法治之，诸证皆退，惟目瞑则惊悸梦惕"，治用（　　　）

　　A. 藿香叶、薄荷叶、鲜荷叶、枇杷叶、佩兰叶、芦尖、冬瓜仁等味

　　B. 柴胡、厚朴、槟榔、草果、藿香、苍术、半夏、干菖蒲、六一散等味

　　C. 厚朴、草果、半夏、干菖蒲等味

　　D. 藿梗、蔻仁、杏仁、枳壳、桔梗、郁金、苍术、厚朴、半夏、干菖蒲、佩兰
　　　叶、六一散等味

　　E. 滑石、猪苓、茯苓、泽泻、萆薢、通草等味

13. "湿热证，寒热如疟，湿热阻遏膜原"，治宜（　　　）

14. "湿热证，数日后自利，溺赤，口渴，湿流下焦"，治宜（　　　）

15. "湿热证，舌遍体白，口渴，湿滞阳明"，治宜（　　　）

　　A. 六一散、板蓝根

　　B. 人参、麦冬、五味子

　　C. 六一散、藿香、佩兰

　　D. 草果、槟榔、鲜菖蒲、芫荽、六一散

　　E. 王氏清暑益气汤

16. "湿热证……，湿热阻闭中上二焦"，治用（　　　）

17. "暑月热伤元气，气短倦怠，口渴多汗，肺虚而咳者"，治用（　　　）

　　A. 川连三四分，苏叶二三分

　　B. 川连、六一散等

　　C. 生谷芽、莲子心、扁豆、米仁、陈皮

　　D. 六一散、薄荷叶

  E. 葶苈子、枇杷叶、六一散

18. "湿热证……，暑邪入于肺络"，宜用（ ）

19. "湿热证……，肺胃不和，胃热移肺，肺不受邪"，宜用（ ）

（三）多选题

1. 下列哪些情形一般无出汗的表现（ ）

  A. 阳湿在表   B. 阴湿在表   C. 伤寒表实

  D. 湿热余邪留滞经络   E. 腠理暑邪内闭

2. 薛生白仿吴又可达原饮之例治疗湿热阻遏膜原证，选用了达原饮中哪些药物（ ）

  A. 厚朴   B. 黄芩   C. 槟榔

  D. 草果   E. 知母

3. 湿热流注下焦，阻滞气机，致尿赤、自利，当用分利，若兼见口渴、胸闷，可选用下列哪些药物开泄中上（ ）

  A. 栀子   B. 桔梗   C. 杏仁

  D. 大豆黄卷   E. 淡豆豉

4. 薛生白对湿热病发病特点的论述有（ ）

  A. 邪由口鼻而入者十之八九

  B. 邪从表伤者十之一二

  C. 太阴内伤，湿饮停聚，客邪再至，内外相引，故病湿热

  D. 内不能运水谷之湿，外复感时令之湿

  E. 有先因于湿，再因饥劳而病者

5. 薛生白认为阳明之表包括（ ）

  A. 四肢   B. 皮毛   C. 肌肉

  D. 膜原   E. 胸中

6. 薛生白治疗阴湿伤表的常用药物有（ ）

  A. 藿香、香薷   B. 羌活、苍术皮   C. 金银花、连翘

  D. 薄荷、牛蒡子   E. 半夏、厚朴

7. 薛生白对"湿渐化热，余湿犹滞"证的治疗方法包括（ ）

  A. 芳化   B. 淡渗   C. 清热

  D. 辛泄   E. 辛开

8. "湿热证，忽然大汗出，手足冷，脉细如丝或绝，口渴，茎痛，而起坐自如，神清语亮"。其病机包括哪些方面（ ）

  A. 卫阳暂亡   B. 真阳外脱   C. 里阳被郁

  D. 湿热化为寒湿   E. 湿热结于下焦

二、判断题

1.《湿热病篇》中所说："温病乃少阴、太阳同病。"主要是指春温而言。（　　　）

2.所谓阳湿，是指湿热之邪致病，热重于湿者。（　　　）

3.《湿热病篇》中浊邪蒙蔽上焦之证，治疗当宜开心窍。（　　　）

4.湿热症见呕吐清水，或痰多，其病机是湿热内留，木火上逆。（　　　）

5.《湿热病篇》中所说的"呕恶不止，昼夜不差，欲死"，提示病情极危重，很快会导致死亡。（　　　）

6.《湿热病篇》中所用的薛氏五叶芦根汤是用于"湿热证，数日后"。（　　　）

7.阴湿伤表，症见恶寒无汗，身重头痛，乃寒湿在表。（　　　）

8."湿热病属太阴阳明者居多"。因湿热有所偏重，所以阳气旺则病在阳明，阴气旺则病在太阴。（　　　）

9.湿热证候提纲是：始恶寒，后但热不寒，汗出，胸痞，舌黄，口渴引饮。（　　　）

10.湿热证，三四日即口噤，四肢牵引拘急，甚至角弓反张，此湿热久蕴，化火生风。（　　　）

三、填空题

1.湿热病属____、_____经者居多，中气实则病在____，中气虚则病在____。

2.暑月热伤元气，气短倦怠，口渴多汗，肺虚而咳者，宜____、____、____等味。

3.湿热证，舌遍体白，口渴，湿滞阳明，宜用____。

4.湿热证，初起即胸闷不知人，瞀乱大叫痛，湿热阻闭____。

5.暑伤肺气则_____，暑滞肺络则_____。

6.湿热病既有不可汗之戒，复有_____之治法。

7.湿热证，数日后自利，溺赤，口渴，属_____。

8.湿热证，汗出过多，卫外之阳暂亡，湿热之邪仍结，一时表里不通，其脉象为_____。

四、名词解释

1.正局

2.变局

3.湿中少阴之阳

4.阳湿

5.阴湿

6.湿滞阳明

7.邪入厥阴，主客浑受

8.下泉不足

9.膜原

10. 麻沸汤之法

五、问答题

1. 简述湿热病的辨证提纲。

2. 《湿热病篇》有哪几种类型的呕吐？其治疗大法是什么？

3. 试述湿热病的"正局"与"变局"。

4. 简述湿热病湿流下焦的病机、症状及治疗大法。

5. 何谓阴湿与阳湿？如何治疗？

6. 湿热病"湿流下焦"何为主症？治用何法？

7. 湿热化燥热盛动血怎样救治？

8. 试述湿热致痉的证治。

9. 如何理解"太阴之湿与阳明之热相合"？如何治疗？

10. 湿热化燥热入心营邪灼心包可见哪些症状？如何治疗？

11. 试述阳明实热发痉为何要用凉膈承气以通腑。

12. 如何理解《湿热病篇》中对浊邪蒙蔽上焦之证用"涌泄"之法？

13. 湿热证初起有发热、口渴，为何说是"湿伏中焦"？

14. 余邪内留肝胆可见哪些证候？怎样治疗？

15. 湿热病湿伤少阴之阳的表现和治法如何？

16. 湿热化燥，阳亢风动，为何痉与头痛即表示着病机所在？

17. 湿热证后期余湿留滞经络与余湿困胃如何调治？

18. "足冷阴缩"的机理有哪些？在湿热病中与昏、痉同见，认为是"下体外受客寒"，独用"辛温药外洗"当否？

19. 湿热病出现严重的"呕恶"，为什么说是"肺胃不和"？怎样治疗？

20. 试述湿热证热盛动血之病机与证治。

21. 邪在中焦，湿渐化热，湿热参半，怎样治疗？

22. 湿热病后，为何吐泻并作？怎样辨治？

23. 暑湿伤肺之实喘与暑伤元气之虚喘怎样鉴别？

24. 湿热病"胃液受劫，肝火上冲"的诊断依据是什么？如何治疗？

25. 湿热动风、阴虚动风其证治有何不同？

26. 怎样认识妇女患湿热病热入血室证？

27. 试述湿热邪入厥阴，主客浑受之病机与证治。

参考答案

一、选择题

（一）单选题

1. E　2. A　3. C　4. C　5. A　6. E　7. E　8. B　9. D　10. D　11. C　12. A　13. B
14. B　15. A　16. A　17. D　18. D　19. C　20. B　21. B　22. C　23. B　24. C　25. D

（二）配伍选择题

1. B　2. C　3. E　4. E　5. B　6. D　7. E　8. A　9. D　10. E　11. A　12. B　13. B
14. E　15. C　16. D　17. B　18. E　19. A

（三）多选题

1. BCE　2. ACD　3. BCD　4. ABCE　5. CE　6. ABD　7. CD　8. ACE

二、判断题

1. 是　2. 非　3. 非　4. 是　5. 非　6. 非　7. 非　8. 非　9. 非　10. 非

三、填空题

1. 阳明　太阴　阳明　太阴
2. 人参　麦冬　五味子
3. 辛开
4. 中上二焦
5. 肺虚　肺实
6. 得汗始解
7. 湿流下焦
8. 细如丝或绝

四、名词解释

1. 湿热病初起，典型证候，表现为始恶寒，后但热不寒，汗出胸痞，舌白，口渴不引饮等。
2. 湿热病病变涉及心肝肾，或出现营血分病变，则多归于变局。
3. 湿中少阴之阳是指寒湿侵犯而使肾阳受伤。
4. 湿邪在表，已经化热者为阳湿。

5.湿邪在表而未化热者为阴湿。

6.湿滞阳明是指湿浊阻于中焦脾胃，且以湿在太阴脾为主，因无下利之症，与一般之湿阻脾胃证稍有不同，故称之为"湿滞阳明"。临床表现以舌遍体白，即舌上满布白腻之苔，口渴，尚可有脘痞、恶心、腹胀等湿浊阻于脾胃的表现。

7.湿热病后期，病邪与气血结滞于厥阴，引起灵机不运，神识不清的症状。

8.下泉不足指肾阴不足。

9.膜原是指肌肉与胃腑之间的膜状组织，居于半表半里。薛生白称其为外通肌肉，内通胃腑，即三焦之门户，实一身之半表半里也。

10.麻沸汤即初烧开之水，以水沸时，水面有气泡细密如麻，翻滚不停故名。煎药时至初开即止，即称麻沸汤之法。此时香气已出而药味未浓，意在取其气而不取其味。

五、问答题

1.《湿热病篇》第一条："湿热证，始恶寒，后但热不寒，汗出胸痞，苔白，口渴不引饮。"论述了湿温病初起的典型见证及辨证要点，为湿热证的辨证提纲。

2.《湿热病篇》有以下几种类型呕吐的辨治：①湿热化燥，胃阴大伤，胃气上逆致呕。湿热证湿热化燥，胃阴大伤，胆火上冲，胃气上逆，临床表现多为口大渴，舌光如镜，脉细数，胸闷欲绝，干呕不止。治疗当滋养胃津，疏理肝胆气机。②湿热内留，木火上逆致呕。湿热证痰热内阻，夹胆火上逆，常表现为呕吐清水，胸闷痰多等，治法为化痰降逆，清泄胆热，药用温胆汤化痰涤饮，和胃降逆，瓜蒌清化痰热，碧玉散清利湿热而兼清肝胆。中气亏损，升降失常。③湿热余邪在胃而致呕恶。"呕恶不止，昼夜不差，欲死"，是形容呕吐的剧烈，并不代表病情的危重。其实本证为湿热余邪在胃，胃失和降，胃气上逆所致，病势比较轻浅。对本证的治疗，薛氏用川连清除湿热，降胃火上冲；苏叶降逆顺气。胃阴大伤，肝胆气逆。

3.正局：脾为湿土之脏，胃为水谷之海，湿性属土，同气相求，内外相引，故湿热病邪易犯阳明、太阴。在病程中湿热交蒸而自始至终都有轻重不等的胸闷、脘痞、呕恶、腹泻等脾胃气机阻滞的症状。此为湿热病"正局"。

变局：湿热病引起心，肝，肾等脏腑或营血分的病变。

4.湿热病的病变过程中，困阻中焦的湿热之邪也常上蒙清窍，下阻膀胱，影响三焦的功能而致三焦俱病。中焦湿热流于下焦，大肠传导失司，则可见大便下利，湿邪下注，膀胱湿阻，气化不行，水道不利，泌别失职，则见小便短赤等。湿流下焦治疗大法为淡渗分利，宣肺通调水道，药用滑石、猪苓、茯苓、泽泻、萆薢、通草分利湿邪，小便通利则便泄自止，湿邪一去则口渴自愈，所谓"治湿不利小便非其治也"，亦符合"利小便所以实大便"之旨。佐入桔梗、杏仁、大豆黄意在宣开上焦肺气，因肺为水之上源，主宣发肃降，通调水道，宣开上焦肺气有助于下焦水道的通利，故曰"源清则流自洁"。

5."阴湿"是指湿邪在肌表，尚未化热者。湿邪伤表，卫阳郁闭则见恶寒，无汗；湿着肌腠，气机阻遏则见身重头痛。因湿未化热，病位在表，里湿不著，故治宜芳香辛散，宣化湿邪。药用藿香、苍术皮、香薷等芳香辛散之品，佐以羌活祛风胜湿，薄荷、牛蒡宣透卫表。

"阳湿"与"阴湿"相对而言，指湿已化热，湿热蕴滞于肌表，热象较为明显。其临床表现除了湿滞肌表之恶寒，身重，关节疼痛外，同时见发热、汗出、不为汗解等湿中蕴热之症。治宜宣化湿邪的同时，配合泄热之品，药用藿香、苍术皮芳化辛散为主药，配合滑石、大豆黄卷、茯苓皮、通草、荷叶等渗湿泄热。

6.湿热病湿流下焦，小肠泌清别浊功能失司，"自利、溺赤"是其主要症状。口渴、胸痞则是湿热郁阻气机的一种表现。证属湿流下焦，治必淡渗分利。薛氏用滑石、茯苓、猪苓、泽泻、萆薢、通草等味，以清利湿热加厚朴、腹皮以宣开气机。

7.湿热化燥化火，内逼营血，损伤血络，迫血外溢。阳络伤则血外溢见衄血、吐血，阴络伤则血内溢见便血、溺血，血从肌肤而出则为汗血。治宜凉血解毒与救阴并施，用犀角地黄汤清热解毒，凉血化瘀，金银花、连翘、紫草清热解毒，茜草活血行瘀。薛氏认为邪热可随动血而外出，但诸出血之症是血热亢盛之象，均是危重之候，特别是出血量多势急者，必须积极救治。"邪解而血自止"，强调热入血分清除热毒的重要性，血热得清，出血自止。若不清血热而只投止血之剂，不仅出血难止，反有留瘀助邪之弊。这是治疗热盛动血之证的要领。

8.常见湿热致痉的证治包括：①湿热夹风。此多发于早期，因湿热兼夹风邪，风动木张，走窜脾胃经络，故见口噤、四肢拘急等症。治予祛风清热胜湿，宣通经脉，药如地龙、秦艽、威灵仙、丝瓜藤、海风藤、黄连等。②阳明实热，此因湿热化燥，内盛阳明，在上蕴结胸膈，在下闭结胃肠，热不得泄，以致动风；并可见由胃热熏蒸而引起的神昏笑妄。治当通腑泄热，据情选用凉膈散或承气汤。③湿热伤营。此因湿热化燥，营血内伤，筋脉失养，肝风上逆而痉。见症以汗出热不除、头痛、发痉为主。治以养阴为本，息风为标，药如玄参、生地黄、女贞子、羚羊角、钩藤、蔓荆子等。

9."太阴之湿与阳明之热相合"是指湿从热化，阳明热盛，热重于湿。临床表现为壮热口渴，自汗，脉洪大而长，胸痞，身重，治法为清泄阳明胃热，兼化太阴脾湿，药用白虎加苍术汤。

10.湿热化燥热入心营邪灼心包可致昏谵、痉厥之变，病势相当严重。治当急予清心开窍，凉肝息风，佐以养阴。方取菖蒲、至宝丹清心开窍。犀角、生地黄、玄参清营救阴。连翘、金银花露泄热解毒。羚羊角、钩藤凉肝息风。

11.湿热化燥成温，里热充斥脏腑，实邪结聚胃肠，腑气不通，燥实津伤，邪毒上扰神明，热逼厥阴肝风内动而致痉者，治当导腑通降。使阳明之邪，仍假阳明为出路。有热邪闭结胃腑而扰乱神明者，发狂撮空，神昏笑妄，舌苔干黄起刺或转黑色，大便不通，宜用承气汤以通地道，泄其结邪。此时邪热亢盛，灼烁津液，遂成阳明腑实而引动肝风，自当攻下，以存阴液。使邪热去，津液复，神志安，痉自止。

12.对该证的治疗薛氏列有栀、豉、枳壳、桔梗等，其中栀豉汤古人有称其为涌泄之剂的，但实际上该方还属轻剂，并无涌泄之功。

13.湿热为病，邪由口入，直趋中道，内伏膜原，郁久病发。其势不外淫于经，必内侵于府。淫经犯表，阳为湿遏，则除发热外，必见恶寒足冷。本证初起无恶寒，可知其邪内侵于府，病在中焦。

发热口渴，在温热病是热在气分，热盛津伤的表现；在湿热病，也是湿从燥化，邪郁中焦的象征。本证病初起即见发热口渴，虽是热象，但还有胸痞、苔白等症，也是湿重于热，故薛氏指出其为"湿伏中焦"。

14. 余邪内留不去，致胆热内扰，神魂不安，症见目瞑则惊悸梦惕。治当利胆养心安神。方取酒浸郁李仁入胆经，导热下行，使邪从大肠外出。姜汁炒枣仁养心安神，散内留肝胆之邪。猪胆皮泻肝胆之热。临证可据情加黄连、山栀、竹茹、桑叶等清泄肝胆邪热，疗效更佳。

15. 湿热病湿伤少阴之阳的表现是身冷肢逆，胸腹无灼热感；汗出必清冷不黏；口渴必不喜饮；胸痞必感空虚而吐纳无力；苔白滑而舌必淡嫩；脉细必按之力微。其中尤以身冷、汗泄、脉细为辨证的重点。治必扶阳益气、助生化之源，以运精化浊。薛氏用人参、附子、白术、茯苓、益智等味。如汗泄不止，应加五味子、龙骨、牡蛎，以纳阳、敛汗、固脱。

16. "痉"是项背强直、口噤、四肢抽搐，甚则角弓反张等一组症状的总称，为厥阴风动的外候。"头痛"可见于不少的疾病，原因很多，病机不一。当它与"痉"同时并见，多为足厥阴病变所致。湿热病见此二症，显示着内在之湿热化燥、阳亢风动的病机所在。

17. 湿热证十余日，大势已退惟有余邪留滞经络，而见口渴汗出，骨节疼痛者，湿邪未尽而阴先伤者，宜元米汤泡於术，隔一宿，去术煎饮，以养阴逐湿。薛氏以元米、於术并用，是以治湿而不刚燥，养阴而无滋腻之弊。

若病后余邪困胃，脘中微闷，知饥不食者，宜薛氏五叶芦根汤（藿香叶、薄荷叶、鲜荷叶、枇杷叶、佩兰叶、芦尖、冬瓜仁），轻清芳化，立方轻清灵爽。

18. 湿热病中足冷与阴缩，不一定同时出现，常见有足冷的不一定见阴缩，而有阴缩的则多伴有足冷。因此，二者必须分别辨析：足冷在内伤杂病中，多为下元虚衰，阴寒内盛，阳气不布的一个常见症状，但除久病正虚阳弱寒盛的病史外，又必有腰酸腹冷、下利清谷、舌淡脉微等虚衰之象，可作辨别依据；在湿热病中，足冷阴缩与昏、痉同时出现，则是湿从火化，毒邪深陷闭郁于内，不能下达所致。阴缩与肝肾有着相应关系。因为肝主筋：肝的经脉绕阴器，阴器又为十二经筋所聚之处；肾主生殖，阴器的发育和功能与肾的强弱有很大关系。因此，阳气衰竭，或热极阴伤，都可出现阴缩。但前者必具有久病体弱，阳事不兴的病史，阴茎必痿软瘦小，四肢清冷，舌必淡润而绝无干燥卷缩之象；后者如薛氏所说的，是在湿热病严重阶段出现，其主症是神昏、发痉，继而下肢厥冷，阴茎向内抽缩。显然是由于发痉较重之表现。它必伴有舌体卷缩、干燥色紫的特征。这是湿热化火，热浊内闭两厥阴所致。如上所述，在湿热病中，足冷阴缩与昏痉同见，是热浊内闭两厥阴，对这样重笃之证，说成是"下体外受客寒"，证机明显不合。

独用"辛温药煎汤熏洗"，是舍本逐末，并不确当。

19. 湿热病"呕恶不已，昼夜不差"，说明胃气持续上逆的严重程度。这样的呕恶，病本属胃，薛氏指为"肺胃不和"者，是因为湿热为病，虽以脾胃为中心，但胃为后天之本，营养之源。肺气有宣发肃降的治节之能，必赖胃之精微以滋助；主气的纳运通降之功，又赖肺气治节以协调。因此，湿热蕴胃，郁久化火，气机受阻，则胃气不降，肺失清肃，以致肺胃不和，浊热之气熏蒸上逆而出现严重的呕恶。

薛氏采用轻可祛实之法，小剂清火调气。由于火本在胃，逆因气阻，故用黄连清湿热，降胃火；苏叶通肺气，降冲逆，以达气调火降，胃清肺安。

20. 薛生白谓："湿热症，上下失血或汗血，毒邪深入营分……"血为营所化，同行脉中，两者紧密难分，是以薛氏营血并称，或直称营分。这里就症状表现而言，实指热盛动血。治当凉血解毒。药用犀角地黄汤合紫草，茜根凉血止血，清热解毒；金银花、翘清热解毒，透邪外出。

21. 邪在中焦，湿渐化热，湿热参半者，治宜辛泄佐清热，如蔻仁、半夏、干菖蒲、大豆黄卷、连翘、绿豆衣、六一散等味。治当化湿清热，化湿不宜太燥，清热不宜太凉。用药必须衡量轻重，达到化湿不碍热，清热不碍湿，方到好处。方蔻仁、半夏、干菖蒲辛开化湿，大豆黄卷、连翘、绿豆衣轻清郁热，六一散清热利湿。其方化湿力轻，清热亦轻，不用苦寒，防碍湿也；不用太燥，防伤津液。此方微辛清化，轻淡可喜，深得清化之妙。

22. 吐泻并作，发生于湿热病后，其原因不外一时饮食不慎，或病中妄投寒凉所致。薛氏用生谷芽、莲子、扁豆、米仁、半夏、甘草、茯苓等味，或加於术、木瓜、陈皮、六曲。如因脾阳虚弱，中气大伤，必见吐泻清冷，肢凉、脉沉细迟，急用理中汤加山药、半夏、木瓜，并以灶心土煎汤代水以理中复阳，降逆止泻。

23. 暑湿伤肺，侵入肺络，阻滞气机，其证为实。实喘声高息粗，呼吸粗大，咳喘不止，昼夜不休。伴有舌红，苔黄，脉象滑数。治宜泻肺清暑。方用葶苈泻肺，枇杷叶化痰，加六一散清暑。

暑伤元气为虚。虚喘则声低气怯，咳喘断续，呼吸浅弱，口渴汗多，舌质光红而干，脉虚数。治宜助正益气敛肺。方用生脉散。

24. 湿热病胃液受劫，肝火上冲"的诊断依据是：口大渴，舌光红如镜，脉细数。胸闷气憋，干呕不止。治宜滋养胃津、疏肝解郁。用西瓜汁、金汁、鲜生地汁、甘蔗汁，磨服郁金、木香、香附、乌药。

25. 湿热动风乃湿热病中期，湿热夹风侵入阳明、太阴经隧脉络之中，风动木张所致。症见口噤、四肢牵引拘急，甚则角弓反张，身无寒热，神志清晰。治当化湿通络，取秦艽、威灵仙、海风藤祛风邪；苍术、滑石、酒炒黄连化湿清热；鲜地龙、丝瓜藤宣通络脉。本方祛风胜湿而清湿热，俾湿热清，风邪竖，经络得通，气血畅达，筋脉得养，痉搐自止。

阴虚动风是湿热病后期，湿热化燥，灼伤阴血，营液大亏，肝木失养，虚风内动，走窜经脉所致。表现为拘挛抽搐，汗出而热不除，头痛不止，治宜育阴潜阳，凉肝息风。以羚羊角凉开息风；蔓荆子散风止头痛；钩藤息风止痉；玄参、生地黄、女贞子滋阴凉营。并可酌加牡蛎、石决明介类潜镇，息风止痉，标本同治。

26. 妇女患湿热病，月经适来，血室空虚，邪热内陷血室。症见壮热口渴，有似阳明经腑证象。但阳明热炽，必口渴引饮，汗出，脉洪大，舌苔黄燥。本证舌无苔，则知病邪不在气分，而是热毒入于血分。心主血，为神明之脏，血分热毒侵犯心神，则谵语神昏。经水适来，热毒内陷，血行凝滞，则胸腹痛，当以少腹部疼痛尤为显著，热毒陷于血分，则舌无苔而质必深绛，口虽渴而必不甚引饮，脉滑数乃热盛之象。治当凉血解毒化瘀。方取犀角、紫草、连翘、银花露、贯众凉血解毒；鲜菖蒲辟秽开窍；茜草根行血化瘀，以使热退神安。

27. 主客浑受是说"阴阳两困，气钝血滞，而暑湿不得外泄，正邪交深，遂深入厥阴"。投"辛香凉泄，芳香逐秽，俱不效"者，因神昏乃络脉凝滞，灵气不通所致，而非热闭或湿蒙引起。症见口不渴，声不出，与饮食亦不却，默默不语，神识昏迷等。治当活血通络，破滞化瘀。药以地鳖虫、鳖甲、僵蚕等搜剔经络，散瘀破滞；桃仁活血逐瘀，润通而引邪尽泄于下；柴胡升举阳气，引厥阴之邪从少阳而出。瘀滞除，络脉通，其邪可解。

第十四章 吴鞠通《温病条辨》选 ▷▷▷

习 题

一、选择题

（一）单选题

1.《温病条辨》上焦篇所述温病概念中，不包括（　　　）
 A. 风温   B. 温疫   C. 温毒
 D. 温疟   E. 伏暑

2. "太阴温病，但咳，身不甚热，微渴者"用（　　　）
 A. 桑菊饮   B. 银翘散   C. 麻杏石甘汤
 D. 三拗汤   E. 小陷胸加枳实汤

3.《温病条辨》中"白虎四禁"不包括（　　　）
 A. 脉浮弦而细者   B. 脉沉者   C. 面赤者
 D. 汗不出者   E. 口不渴者

4. "太阴温病，不可发汗，发汗而汗不出者，必发斑疹"，禁用（　　　）
 A. 细生地   B. 牡丹皮   C. 大青叶
 D. 玄参   E. 柴胡

5. 手太阴温病，"汗多脉散大，喘喝欲脱者"，用（　　　）
 A. 白虎加人参汤   B. 四逆汤   C. 安宫牛黄丸
 D. 生脉散   E. 白虎汤

6. "小儿暑温，身热，卒然痉厥"名曰（　　　）
 A. 暑风   B. 暑厥   C. 暑痫
 D. 暑瘵   E. 中暑

7. "燥伤肺胃阴分，或热或咳者，（　　　）主之"。
 A. 沙参麦冬汤   B. 五汁饮   C. 益胃汤
 D. 生脉散   E. 清燥救肺汤

8. 阳明温病，下之不通者，所用方药不包括（　　　）
 A. 新加黄龙汤   B. 宣白承气汤   C. 导赤承气汤

D. 牛黄承气汤　　　　　　E. 增液汤

9. 温病发疹，误用升提，不会出现（　　　）

　　A. 衄血　　　　　　　　B. 厥　　　　　　　　C. 呛咳

　　D. 昏痉　　　　　　　　E. 瞀乱

10. "温病燥热，欲解燥者，先滋其干，不可纯用苦寒也"是因为会（　　　）

　　A. 呕吐　　　　　　　　B. 神识不清　　　　　　C. 燥甚

　　D. 便血　　　　　　　　E. 吐血

11. 下焦温病，脉虚大，手足心热于手足背者，用（　　　）

　　A. 六味地黄丸　　　　　B. 左归丸　　　　　　　C. 大定风珠

　　D. 加减复脉汤　　　　　E. 复脉汤

12. 下焦温病，热深厥甚，脉细促，心中憺憺大动，甚则心中疼痛者，用（　　　）

　　A. 六味地黄丸　　　　　B. 左归丸　　　　　　　C. 大定风珠

　　D. 加减复脉汤　　　　　E. 三甲复脉汤

13. 温病后期，"夜热早凉，热退无汗，热自阴来者"选（　　　）

　　A. 六味地黄丸　　　　　B. 青蒿鳖甲汤　　　　　C. 大定风珠

　　D. 加减复脉汤　　　　　E. 复脉汤

14. 下焦温病，壮火尚盛者，可用（　　　）

　　A. 黄连阿胶汤　　　　　B. 青蒿鳖甲汤　　　　　C. 大定风珠

　　D. 加减复脉汤　　　　　E. 复脉汤

15. 下列属于吴鞠通的著作是（　　　）

　　A.《温热经纬》　　　　　B.《医医病书》　　　　　C.《增补评注温病条辨》

　　D.《随息居饮食谱》　　　E.《温热论》

16. "壬戌十月十四日，周，五十二岁。暑邪不解，将深入血分，大便闭，小便短而赤甚……宜甘苦合，化阴气而利小便也"，可选用（　　　）

　　A. 新加黄龙汤　　　　　B. 宣白承气汤　　　　　C. 导赤承气汤

　　D. 牛黄承气汤　　　　　E. 增液汤

17. "乙酉九月二十四日，薛氏，四十岁，伏暑中之湿热，弥漫三焦，舌苔满布重浊，脉弦"，治疗应当用（　　　）

　　A. 三仁汤　　　　　　　B. 三石汤　　　　　　　C. 加味清宫汤

　　D. 加减正气散　　　　　E. 茯苓皮汤

18. "庆，室女，十六岁，病温后不食十余日，诸医不效，面赤脉洪。与五汁饮降胃阴法"，这里的五汁饮可以用以下哪个方子取代？（　　　）

　　A. 沙参麦冬汤　　　　　B. 五叶芦根汤　　　　　C. 一加减正气散

　　D. 二加减正气散　　　　E. 竹叶石膏汤

19. 女性，13 岁，因发热 1 天，2003 年 12 月 25 日初诊。患者昨日觉全身不适，怕冷，继则寒战高热，无汗，稍咳嗽，苔薄，脉浮数。应选何方治疗（　　　）

　　A. 桑菊饮　　　　　　　B. 银翘散　　　　　　　C. 新加香薷饮

　　　D. 桂枝汤　　　　　　　　　E. 华盖散

　　20."壬戌八月十二日，某，二八，燥火上郁，耳鸣，咽痛，苔薄而燥，脉数"宜用（　　）

　　　A. 翘荷汤　　　　　　　B. 桑菊饮　　　　　　　C. 新加香薷饮
　　　D. 桂枝汤　　　　　　　E. 银翘散

（二）配伍选择题

　　　A. 微渴　　　　　　　　B. 渴甚　　　　　　　　C. 不渴
　　　D. 渴不欲饮　　　　　　E. 但欲漱口不欲咽

1. 桑菊饮证常见（　　）
2. 清营汤证常见（　　）
3. 白虎汤证常见（　　）

　　　A. 宣白承气汤　　　　　B. 牛黄承气汤　　　　　C. 增液承气汤
　　　D. 导赤承气汤　　　　　E. 新加黄龙汤

4. "阳明温病，下之不通"，若因"应下失下，正虚不能运药"者，宜选用（　　）
5. "阳明温病，下之不通"，若因兼"肺气不降"，而见"喘促不宁，痰涎壅滞，右寸实大"者，宜选用（　　）
6. "阳明温病，下之不通"，若兼"小便赤痛，时烦渴甚"者，宜选用（　　）

　　　A. 风温　　　　　　　　B. 冬温　　　　　　　　C. 春温
　　　D. 暑温　　　　　　　　E. 湿温

7. 吴氏"暑病之偏于湿者"是指（　　）
8. 吴氏"冬应寒而反温，阳不潜藏，民病温也"是指（　　）
9. 吴氏"初春阳气始升，厥阴行令，风夹温也"是指（　　）

　　　A. 病深不解
　　　B. 肝风内动
　　　C. 神昏耳聋，甚则目瞑不欲言
　　　D. 洞泄
　　　E. 咳嗽

10. 吴氏认为：湿温初起误用汗法可导致（　　）
11. 吴氏认为：湿温初起误用润法可导致（　　）
12. 吴氏认为：湿温初起误用下法可导致（　　）

　　　A. 银翘散　　　　　　　B. 桑菊饮　　　　　　　C. 白虎汤
　　　D. 黄连黄芩汤　　　　　E. 麻杏石甘汤

13.《温病条辨》中指出：太阴风温，但咳，身不甚热，微渴者，当用（　　　）

14.《温病条辨》中指出：阳明温病，干呕口苦而渴者，当用（　　　）

    A. 淡渗不可与也　　　　　B. 纯用苦寒也　　　　　　　C. 用壅补则瞀乱
    D. 不可发汗　　　　　　　E. 不得用定风珠

15. 温病燥热，欲解燥者，先滋其干，不可（　　　）

16. 温病小便不利者，（　　　）

17. 温病下焦证而壮火尚盛者，（　　　）

（三）多选题

1. 吴鞠通认为"证本一源，前后互参，不可偏执"的温病是（　　　）
    A. 春温　　　　　　　　　B. 湿温　　　　　　　　　　C. 暑温
    D. 伏暑　　　　　　　　　E. 温疟

2. 吴鞠通认为温病愈后胃阴未复，调理时可用（　　　）
    A. 益胃汤　　　　　　　　B. 薛氏五叶芦根汤　　　　　C. 加减复脉汤
    D. 五汁饮　　　　　　　　E. 牛乳饮

3. 吴鞠通认为热厥之中有三等是指（　　　）
    A. 邪在心包络　　　　　　B. 邪搏阳明　　　　　　　　C. 邪蓄下焦
    D. 邪上蒙心包　　　　　　E. 邪杀阴亏

4. 吴鞠通提出"治上焦如羽，非轻不举"，其含义包括（　　　）
    A. 所用药物以轻清为主　　B. 不用沉降之药　　　　　　C. 药量宜轻
    D. 不用过于苦寒之品　　　E. 煎药时间宜稍短

5.《温病条辨》中所说的小儿暑痫，主要症状有（　　　）
    A. 舌绛　　　　　　　　　B. 卒然痉厥　　　　　　　　C. 身热
    D. 脉数　　　　　　　　　E. 面赤

二、判断题

1.《温病条辨》是对太阴伏暑邪在气分而表实者，主用银翘散加生地黄、丹皮、赤芍、麦冬。（　　　）

2.《温病条辨》对白虎汤的使用禁忌中有"汗不出者，不可与也"。（　　　）

3. 吴鞠通说："白虎本为达热出表。"此处的"出表"即为透热外达。（　　　）

4. 吴鞠通说：阳明温病，诸证悉有而微，脉不浮者，调胃承气汤微和之。（　　　）

5.《温病条辨》中指出：温病久羁，邪气已去八九，真阴仅存一二，症见神倦瘈疭，时时欲脱者，主用加减复脉汤。（　　　）

6.《温病条辨》中指出：阳明温病，下后脉静身不热，舌上津回，十数日不大便，主用小承气汤。（　　　）

7. 吴鞠通说：阳明温病，无汗，实证未剧，不可下，小便不利者，冬地三黄汤主

之。（　　　）

8.《温病条辨》中指出：温病小便不利者，忌用猪苓汤。（　　　）

9.《温病条辨》中说："凡病温者，始于上焦，在手太阳。"（　　　）

10.《温病条辨》中说："治外感如相，治内伤如将。"（　　　）

三、填空题

1. 吴鞠通《温病条辨》指出："温病者：有风温、＿＿＿＿、＿＿＿＿、＿＿＿＿、＿＿＿＿、＿＿＿＿、有冬温、有温疟。"

2. 吴鞠通《温病条辨》指出："凡病温者，始于＿＿＿＿，在＿＿＿＿。"

3. 吴鞠通《温病条辨》指出："风温者，初春阳气始开，厥阴行令，＿＿＿＿＿＿。"

4. 吴鞠通《温病条辨》指出："太阴之为病，脉不缓不紧而动数，或两寸独大，＿＿＿＿＿，＿＿＿＿，＿＿＿＿，＿＿＿＿，口渴，或不渴而咳，午后热甚者，名曰温病。"

5. 吴鞠通《温病条辨》指出："太阴风温、温热、温疫、冬温，初起恶风寒者，桂枝汤主之；＿＿＿＿＿＿，＿＿＿＿＿＿主之。温毒、暑温、湿温、温疟，不在此例。"

6. 吴鞠通《温病条辨》指出："太阴风温，＿＿＿＿，＿＿＿＿，＿＿＿＿，辛凉轻剂桑菊饮主之。"

7. 吴鞠通《温病条辨》指出："白虎本为达热出表，若其人＿＿＿＿，不可与也；＿＿＿＿，不可与也；＿＿＿＿，不可与也；＿＿＿＿＿＿，不可与也；常须识此，勿令误也。"

8. 吴鞠通《温病条辨》指出："头痛恶寒，身重疼痛，舌白不渴，脉弦细而濡，面色淡黄，胸闷不饥，午后身热，状若阴虚，病难速已，名曰＿＿＿＿，汗之则＿＿＿＿，甚则＿＿＿＿，下之则＿＿＿＿，润之则＿＿＿＿，长夏深秋冬日同法，＿＿＿＿主之。"

9. 吴鞠通《温病条辨》指出："面目俱赤，语声重浊，呼吸俱粗，大便闭，小便涩，舌苔老黄，甚则黑有芒刺，但恶热，不恶寒，日晡益甚者，传至中焦，阳明温病也。＿＿＿＿者，白虎汤主之；＿＿＿＿＿＿，甚则＿＿＿＿＿＿者，大承气汤主之。暑温、湿温、温疟，不在此例。"

10. 吴鞠通《温病条辨》指出："温病由口鼻而入，鼻气通于肺，口气通于胃。肺病逆传则为＿＿＿＿＿＿，上焦病不治，则传中焦，＿＿＿＿也，中焦病不治，即传下焦，＿＿＿＿也。"

四、名词解释

1. 二肠同治法

2. 辛凉平剂

3. 暑痫

4. 肺之化源绝

5. 无水舟停

6. 辛凉轻剂

7. 辛凉重剂

8. 增水行舟

9. 热自阴来

10. 正虚不能运药

五、问答题

1.《温病条辨》中辛凉轻剂、辛凉平剂、辛凉重剂分别是指什么方剂？

2. 为什么"温病最忌辛温，暑病不忌"？

3. 加减复脉汤对复脉汤做了哪些加减？

4. 何谓二肠合治法？

5. 银翘散的煎服法有哪些特点？

6. 辛凉轻剂和辛凉平剂的适应证有何区别？

7. 如何理解"温病忌汗，汗之不惟不解，反生他患"？

8. "阳明温病，下之不通，其证有五"是指哪五证？其证治方药分别是什么？

9. 如何理解"治上焦如羽（非轻不举）、治中焦如衡（非平不安）、治下焦如权（非重不沉）"？

10. 如何理解白虎汤运用的"四禁"？

参考答案

一、选择题

（一）单选题

1. E　2. A　3. C　4. E　5. D　6. C　7. A　8. E　9. E　10. C　11. D　12. E　13. B　14. A　15. B　16. C　17. B　18. A　19. B　20. A

（二）配伍选择题

1. A　2. C　3. B　4. E　5. A　6. D　7. E　8. B　9. A　10. C　11. A　12. D　13. B　14. D　15. B　16. A　17. E

（三）多选题

1. BCD　2. ADE　3. ABE　4. ABCDE　5. BC

二、判断题

1. 非　2. 是　3. 是　4. 非　5. 非　6. 非　7. 是　8. 是　9. 非　10. 非

三、填空题

1. 有温热　有温疫　有温毒　有暑温　有湿温　有秋燥
2. 上焦　手太阴
3. 风夹温也
4. 尺肤热　头痛　微恶风寒　身热自汗
5. 但热不恶寒而渴者　辛凉平剂银翘散
6. 但咳　身不甚热　微渴者
7. 脉浮弦而细者　脉沉者　不渴者　汗不出者
8. 湿温　神昏耳聋　目瞑不欲言　洞泄　病深不解　三仁汤
9. 脉浮洪躁甚　脉沉数有力　脉体反小而实
10. 心包　胃与脾　肝与肾

四、名词解释

1. 二肠同治法是指导赤承气汤用于阳明腑实，小肠热盛证，一以通大肠之便秘，一以泻小肠之火热，故称大小肠合治之法。

2. 辛凉平剂是指银翘散。银翘散是治疗温病初起，邪在上焦肺卫的代表方，从其药物组成来看，是以辛凉为主，而稍佐辛温、芳香之品，药性平正不偏，共成辛凉平和之剂，其辛凉透邪之力介于辛凉轻剂桑菊饮与辛凉重剂白虎汤之间，故称之为辛凉平剂。

3. 小儿感受暑热之邪，猝然出现肢体抽搐之证，类似癫痫，故名。

4. 温病上焦邪热盛极，不但耗伤肺阴，灼伤肺络，而且壮火食气而伤阳，阴伤阳气无以根，出现肺叶枯焦阴伤无以生阳，宗气的生成乏源，气脱阳虚无以化阴的复杂病理机制称肺之化源绝。常出现汗涌、鼻扇、脉散而数、咳吐粉红色血水等临床表现。病情危重，预后极差。

5. 由于肠道阴液亏耗，而致大便秘结不通，有如江河无水，船舶不能行驶一样，称为无水舟停。

6. 在《温病条辨》中指桑菊饮，具有辛凉疏散卫分温邪的作用，而清表热的作用较轻，故称为"辛凉轻剂"。

7. 在《温病条辨》中指白虎汤，其具有辛寒之性，能清解阳明浮盛之邪热，清热力量较强，故称为"辛凉重剂"。

8. 水涨则船行通畅的现象，来比喻通过滋阴润肠以达到通下目的的治法。

9. 在《温病条辨》中指温病后期邪气深伏阴分，出现夜热早凉、热退无汗等症状，属热自阴来。

10. 在《温病条辨》中指阳明温病，下之不通中的应下失下，正气大虚而药物不能发挥作用，即使有攻下法也不能祛除病邪，当用新加黄龙汤。

五、问答题

1.《温病条辨》中辛凉轻剂是指桑菊饮，辛凉平剂是指银翘散，辛凉重剂是指白虎汤。

2. "温病最忌辛温，暑病不忌者"，温病是感受温邪引起的，以发热为主症，热象偏重，易化燥伤阴的一类急性外感热病，因此，初起治疗时忌用辛温发汗之品，防止助热、伤阴。而暑多兼湿，而湿为阴邪，非温不解，故不忌辛温。但若暑温不兼湿者，则同样忌用辛温之品。

3.《伤寒论》复脉汤去其中参、桂、姜、枣之补阳，加白芍收三阴之阴，成为加减复脉汤，具有滋养肝肾真阴的作用，适用于脉虚大，手足心热甚于手足背，肾阴大伤，邪热少而虚热多之证。加减复脉汤去麻仁，加生牡蛎为一甲复脉汤；加生牡蛎、鳖甲为二甲复脉汤；加生牡蛎、鳖甲、龟板为三甲复脉汤。

4. 二肠同治法是用于阳明腑实，小肠热盛之证。一以通大便之秘，一以泄小肠之热，代表方为导赤承气汤，方中大黄、芒硝攻大肠腑实，黄连、黄柏泄小肠之热，生地黄、赤芍滋膀胱之液。

5. 银翘散的煎服法有三个特点：一是不宜过煎，"香气大出即取服"，因"肺药取轻清，过煮则味厚而入中焦矣"。二是药先制成散剂再煎煮，可以使药物有效成分易于煎出而不至于过煎。三是频服取效，"病重者，约二时一服，日三服，夜一服；轻者三时一服，日二服，夜一服；病不解者，作再服"。

6. 银翘散与桑菊饮均为辛凉解表方剂，适用于风热侵犯肺卫之证。但银翘散中荆芥、豆豉等辛散透表之品合于大队辛凉药物中，其解表之力较胜，且金银花、连翘用量大，并配竹叶，清热作用较强；桑菊饮多为辛凉之品，力轻平和，其解表之力较逊于银翘散，方中加用杏仁宣通肺气，止咳作用较银翘散为优。所以风温初起邪袭肺卫而偏于表热较重，以发热微恶寒、咽痛为主症者，宜用银翘散；偏于肺失宣降，表证较轻，以咳嗽为主症者，宜用桑菊饮。

7. 吴氏在此所谓忌汗主要是指辛温发汗法，他认为温病忌汗的原因有三个方面：一是温邪从口鼻而入，病初在手太阴肺，治宜辛凉清解，而辛温发汗无益；二因汗为心之液，发汗过多则容易伤及心阳，而出现神明内乱、谵语癫狂、内闭外脱之变；三是因为汗为五液之一，发汗过多不但伤阳，而且也会伤阴。但此说并不绝对，因为一方面辛凉清解方药投之往往也有微微汗出之象，另一方面若表郁较重，或兼有阴湿为患者，往往需要加用少量辛温之品，以增强疏表透邪或温化之力。但临床必须注意不能过用辛温燥液之品，或发汗过多。

8. "阳明温病，下之不通，其证有五"的五证及其治法方药分别是：阳明腑实兼气阴两伤证，治宜益气养阴，攻下腑实，代表方为新加黄龙汤。阳明腑实兼痰热阻肺证，治宜宣肺化痰，攻下腑实，代表方为宣白承气汤。阳明腑实兼小肠热盛证，治宜导赤泄热，攻下腑实，代表方为导赤承气汤。阳明腑实兼热入心包证，治宜清心开窍，攻下腑实，代表方为牛黄承气汤。阳明腑实兼肠液亏虚证，治宜滋阴通便，代表方为增液承气汤。

9. 治上焦如羽（非轻不举）是指治疗上焦病证要用轻清升浮的药物为主，因为非轻浮上升之品就不能达到在上的病位，用药剂量也要轻，煎煮时间也要少，不要过用苦寒沉降之品。治中焦如衡（非平不安）可从两个方面理解，一指治疗中焦温热性质病证，要注意去邪气之盛而复正气之衰，使归于平；二指治疗中焦湿热性病证，要注意分消湿热，升脾降胃，不可偏治一边。治下焦如权（非重不沉）是指治疗下焦病证要注意使用重镇平抑、厚味滋潜之品，且用量较大，使之直达于下。

10. 白虎汤为辛寒清气，达热出表之名方，用于温病肺胃无形热炽之证。使用时应详察脉证，以免"用之不当，祸不旋踵"。若脉浮为病在表，脉弦为病在少阳，脉细为阴虚；脉沉为热结肠腑或阳气虚弱；不渴为津液未伤；汗不出为表气郁闭或无作汗之源。这些情况均非白虎汤适应证，故均"不可与也"。但是，对白虎"四禁"也不可刻板、机械地对待，如口渴固然属阳明无形热盛的标志，但如津伤不甚，也可表现为口渴不甚，此时仍可用白虎汤。至于无汗，有因邪热内郁不能外达，有属表气郁闭较甚者，只要适当配合宣泄内热或宣发表郁之品，仍可投用白虎汤。如俞根初《通俗伤寒论》中新加白虎汤即用白虎汤加入薄荷、荷叶、竹叶等用以治疗阳明热盛而表气郁闭之证。由此可见，白虎"四禁"所列的一些病证并非白虎汤所绝对禁用，应视临床具体情况而定。

第十五章　吴又可《温疫论》选 ▷▷▷▷

习　题

一、选择题

（一）单选题

1. 创制达原饮治疗温疫的医家是（　　　）

    A. 吴又可　　　　　　　　B. 杨栗山　　　　　　　C. 刘松峰

    D. 熊立品　　　　　　　　E. 刘奎

2. 《温疫论》的作者是（　　　）

    A. 吴又可　　　　　　　　B. 杨璿　　　　　　　　C. 刘松峰

    D. 熊立品　　　　　　　　E. 刘奎

3. 中医学史上第一部温疫学专著是（　　　）

    A. 《温热论》　　　　　　B. 《温疫论》　　　　　C. 《伤寒温疫条辨》

    D. 《疫疹一得》　　　　　E. 《松峰说疫》

4. 吴又可认为，引起温疫的病因是（　　　）

    A. 风热病邪　　　　　　　B. 暑湿病邪　　　　　　C. 杂气

    D. 寒邪深伏　　　　　　　E. 火邪

5. 达原饮证的患者出现腰背项痛，邪热溢于太阳经，宜加（　　　）

    A. 苍术　　　　　　　　　B. 葛根　　　　　　　　C. 升麻

    D. 柴胡　　　　　　　　　E. 羌活

6. 吴又可认为，三承气功效俱在（　　　）

    A. 厚朴　　　　　　　　　B. 枳实　　　　　　　　C. 大黄

    D. 芒硝　　　　　　　　　E. 甘草

7. 吴又可认为，邪气多从哪里而入（　　　）

    A. 口鼻　　　　　　　　　B. 皮毛　　　　　　　　C. 膜原

    D. 太阳　　　　　　　　　E. 阳明

8. 温疫初起，以疏利为主，宜（　　　）

    A. 蒿芩清胆汤　　　　　　B. 达原饮　　　　　　　C. 温胆汤

D. 小柴胡汤 　　　　　　　E. 荆防败毒散

9. 温疫感之重者，邪从内陷，舌根先黄，渐至中央，邪渐入胃，宜（　　　）

A. 蒿芩清胆汤 　　　　　　B. 达原饮 　　　　　　C. 温胆汤

D. 小柴胡汤 　　　　　　　E. 三消饮

10. 达原饮证的患者出现目痛、眉棱骨痛、眼眶痛、鼻干不眠，疫邪波及阳明经，宜加（　　　）

A. 苍术 　　　　　　　　　B. 葛根 　　　　　　　C. 升麻

D. 柴胡 　　　　　　　　　E. 羌活

（二）配伍选择题

A. 战汗 　　　　　　　　　B. 发斑 　　　　　　　C. 清热

D. 达原饮 　　　　　　　　E. 疏利

1. 疫邪留于血分，解以（　　　）

2. 疫邪留于气分，解以（　　　）

A. 清燥养荣汤 　　　　　　B. 柴胡养荣汤 　　　　C. 承气养荣汤

D. 蒌贝养荣汤 　　　　　　E. 吴氏三甲散

3. 温疫后期，阴枯血燥者，宜（　　　）

4. 温疫后期，表有余热，宜（　　　）

5. 温疫后期，里证未尽，宜（　　　）

6. 温疫后期，痰涎壅盛，胸膈不清，宜（　　　）

（三）多选题

1. 吴又可指出，温疫可下者，三十余证，不必悉具，但见下列何症便可于达原饮中加大黄下之（　　　）

A. 舌黄 　　　　　　　　　B. 腹痛 　　　　　　　C. 心腹痞满

D. 发热 　　　　　　　　　E. 头痛

2. 吴又可认为，对于温疫后期的治疗宜忌是（　　　）

A. 宜养阴 　　　　　　　　B. 宜养阳 　　　　　　C. 忌投参术

D. 宜投参术 　　　　　　　E. 忌养阴

3. 吴又可指出，温疫后期愈后的正确调理方法是（　　　）

A. 静养 　　　　　　　　　B. 多运动 　　　　　　C. 节饮食

D. 不忌饮食 　　　　　　　E. 多服补益之品

二、判断题

1. 温疫虽有九传，但不出表里之间。（　　　）

2. 达原饮中的三味主药是厚朴、草果、黄芩。（　　　）

3.吴又可主张逐邪勿拘结粪，他认为承气本为逐邪而设，非专为结粪而设也。（   ）

三、填空题

1.大抵时疫愈后，调理之剂，投之不当，莫如____，_____为第一。

2.大凡客邪贵乎早逐，乘人_____，_____，_____，病人不至危殆，投剂不至掣肘，愈后亦易平复。欲为万全之策者，不过知邪之所在，_____为要耳。

四、问答题

1.吴又可主张逐邪勿拘结粪，请问如何理解？

2.温疫后期为何忌甘温补助？

参考答案

一、选择题

（一）单选题

1.A   2.A   3.B   4.C   5.E   6.C   7.A   8.B   9.E   10.B

（二）配伍选择题

1.B   2.A   3.A   4.B   5.C   6.D

（三）多选题

1.AC   2.AC   3.AC

二、判断题

1.是   2.非   3.是

三、填空题

1.静养   节饮食

2.气血未乱   肌肉未消   津液未耗   早拔去病根

四、问答题

1.结粪在温疫中是邪热致大便燥结。若待大便燥结方用攻下，则因迁延失治，伤及营血，变证蜂起。临床上也可见到大便溏垢如败酱、藕泥，恶臭异常，虽濒于死亡，大便仍不燥结的病例，此乃感受疫邪之前，脾虚便溏，胃肠疫热熏蒸所致。此证应以攻下为治，若据《伤寒论》"初硬后溏，不可攻下"，则会造成严重后果。。

2.温疫解后，阴血未复，忌甘温补助。一者因疫热为病，阴血耗伤，凉营养阴润燥是第一要务；二者因甘温如参芪白术之属，守而不走，阳气不足虽然可用，但能壅郁邪气，使痰核瘀滞凝结阻滞经络而生变证，诸如疮疡、劳嗽、流火结痰、气毒流注、痰核穿漏、周身疼痛、四肢拘急、两腿钻痛等。因此用之要谨慎，不可过早过量使用。

第十六章 其他医家论著选 ▷▷▷▷

习 题

一、选择题

（一）单选题

1.《伤寒瘟疫条辨》的作者是（　　　）
    A. 杨栗山　　　　　　　　B. 吴又可　　　　　　　　C. 吴鞠通
    D. 王安道　　　　　　　　E. 刘松峰

2.《伤寒瘟疫条辨》认为瘟疫的病因是（　　　）
    A. 常气　　　　　　　　　B. 杂气　　　　　　　　　C. 风寒
    D. 暑湿　　　　　　　　　E. 热毒

3.《伤寒瘟疫条辨》认为邪气的侵入途径是（　　　）
    A. 皮毛　　　　　　　　　B. 接触　　　　　　　　　C. 口鼻
    D. 消化道　　　　　　　　E. 呼吸道

4.《伤寒瘟疫条辨》提出的治疗瘟疫的方法是（　　　）
    A. 逐秽　　　　　　　　　B. 发汗　　　　　　　　　C. 攻下
    D. 和解　　　　　　　　　E. 清热

5.《伤寒瘟疫条辨》治瘟十五方中主要方剂是（　　　）
    A. 神解散　　　　　　　　B. 清化汤　　　　　　　　C. 增损大柴胡汤
    D. 清化汤　　　　　　　　E. 升降散

6.《疫疹一得》的作者是（　　　）
    A. 杨璿　　　　　　　　　B. 戴天章　　　　　　　　C. 熊立品
    D. 吴又可　　　　　　　　E. 余师愚

7.疫疹的治疗禁忌是（　　　）
    A. 辛凉发汗　　　　　　　B. 辛温发汗　　　　　　　C. 升提
    D. 凉血　　　　　　　　　E. 补益

（二）配伍选择题

A. 僵蚕   B. 蝉蜕   C. 姜黄

D. 大黄   E. 米酒

1. 升降散方中的君药是（　　　）

2. 升降散方中的使药是（　　　）

A. 升而逐之，兼以解毒   B. 疏而逐之，兼以解毒   C. 决而逐之，兼以解毒

D. 宣而逐之，兼以解毒   E. 补而逐之，兼以解毒

3. 瘟疫上焦治法是（　　　）

4. 瘟疫下焦治法是（　　　）

（三）多选题

1. 升降散的组成是（　　　）

A. 僵蚕   B. 蝉蜕   C. 姜黄

D. 大黄   E. 黄连

2. 升降散中降阴中之浊阴的药物是（　　　）

A. 姜黄   B. 大黄   C. 僵蚕

D. 蝉蜕   E. 蜂蜜

3. 下列哪些是对升降散配伍特点的描述（　　　）

A. 君明臣良   B. 佐使同心   C. 引导协力

D. 补泄兼行   E. 寒热并用

5. 疫疹的基本治疗原则有（　　　）

A. 去其爪牙   B. 捣其窝巢   C. 攻下

D. 透热转气   E. 辛温解表

6. 清瘟败毒饮的组成药物有（　　　）

A. 石膏   B. 知母   C. 犀角

D. 生地   E. 黄连

二、判断题

1. 升降散中僵蚕、蝉蜕，升阳中之清阳。（　　　）

2.《伤寒瘟疫条辨》认为：温病由里达表，表证即里证浮越于外也。（　　　）

3. 一般而言，斑疹红活荣润，外出广泛，分布均匀，系血行尚属流畅及邪热外透的佳象。（　　　）

4. 伤寒是温邪致病，热疫是热毒之邪致病，其初期症状虽有某些相同，但病变性质则完全不同，只要对每一症状表现认真分析，两者不难分辨。（　　　）

三、填空题

1. 伤寒得天地之____，风寒外感，自____而传入血分；温病得天地之____，邪毒内入，由血分而发出____。

2. 杂气者，非风非寒非____非__非燥非____。

3. 清代余霖_____，论述温疫中以肌肤外发斑疹为特点的疫病，主张治以_____为主，对后世产生了深刻影响。

四、名词解释

1. 杂气
2. 烟瘴

五、问答题

1.《伤寒瘟疫条辨》提出的治瘟疫法则是什么？

2.《伤寒瘟疫条辨》治瘟疫十五方有哪些？

3. 疫疹色泽变化诊断意义是什么？

4. 试述伤寒与疫证在临床表现上的异同。

参考答案

一、选择题

（一）单选题

1. A　2. B　3. C　4. A　5. E　6. E　7. B

（二）配伍选择题

1. A　2. D　3. A　4. C

（三）多选题

1. ABCD　2. AB　3. ABCDE　4. AB　5. ABCDE

二、判断题

1. 是　2. 是　3. 是　4. 非

三、填空题

1. 常气　气分　杂气　气分
2. 暑　湿　火
3. 《疫疹一得》　清热解毒

四、名词解释

1. 杂气是导致瘟疫病发生的病因，其性质非风非寒非暑非湿非燥非火，是天地间另为一种，具有流行性和传染性的致病邪气。
2. 烟瘴即瘴气。旧指南方山林间，湿热蒸郁致人疾病的邪气。

五、问答题

1. 治法急以逐秽为第一义。上焦如雾，升而逐之，兼以解毒；中焦如沤，疏而逐之，兼以解毒；下焦如渎，决而逐之，兼以解毒。

2. 温病总计十五方。轻则清之，神解散、清化汤、芳香饮、大小清凉散、大小复苏饮、增损三黄石膏汤八方；重则泻之，增损大柴胡汤、增损双解散、加味凉膈散、加味六一顺气汤、增损普济消毒饮、解毒承气汤六方；而升降散，其总方也，轻重皆可酌用。

3. 一般而言，斑疹红活荣润，外出广泛，分布均匀，系血行尚属流畅及邪热外透的佳象。斑疹深红，较淡红荣润者热毒更深一层，为血分热毒较重之征。斑疹艳红，艳如胭脂，为血分热毒极重之象。斑疹紫赤类鸡冠花，则血分火毒更甚。

4. 发热是热疫与伤寒的共有症状，伤寒初起，寒邪束表，卫阳郁闭，故先发热而后恶寒；热疫初起，疫邪迅速由表入里，故先恶寒发热，一二日后，即见但发热而不恶寒的气分里热炽盛症状。征之临床，伤寒寒邪郁表，化热入里较慢，故恶寒发热时间较长，而热疫病邪入里甚速，寒热羁留时间短暂，迅即出现壮热不恶寒的里热征象。但余氏所云："伤寒初起，先发热而后恶寒；疫症初起，先恶寒而后发热。"似嫌刻板，与临床实际不尽符合。

伤寒头痛，或因寒邪外束，太阳经气不舒，或是寒邪化热，邪热循阳明经上扰所致，所以疼痛不甚剧烈；热疫的头痛，是热毒浸淫充斥，火邪上犯清空，所以疼痛甚剧，有如刀劈，且"沉不能举"。

伤寒病在太阳，寒邪外束，腠理密闭而表实无汗；传入阳明，则化热迫津外泄，见全身性的不断汗出。热疫的出汗是因津液被热毒熏蒸上腾，所以多见上半身出汗，尤以头部出汗为主。

伤寒少阳证呕逆，是邪气入侵，胆热犯胃所致，呕逆必伴有胁痛、耳聋、寒热往来、口苦心烦；热疫呕逆是热邪直接犯胃，毒火上冲而频频发呕，并无胁痛和耳聋。

伤寒太阴证可见自利，热疫有时也有自利。前者是太阴虚寒，水谷不得运化，偏渗大肠所致，粪便清稀而少臭味，且有腹满；后者则是热毒充斥于内，下迫大肠，便急次频，所便皆为"恶垢"。

　　总之，伤寒是寒邪致病，热疫是热毒之邪致病，其初期症状虽有某些相同，但病变性质则完全不同，只要对每一症状表现认真分析，两者不难分辨。

模拟试卷 ▷▷▷▷

模拟试卷（一）

一、选择题（每小题1分，共40分）

（一）单选题

1.我国医学发展史上可称为温病学奠基作的专著是（　　　）

  A.《温病合编》　　　　　B.《温病条辨》　　　　　C.《温热经纬》

  D.《温疫论》　　　　　　E.《温热论》

2.关于温病的命名和分类，下列哪一项正确（　　　）

  A.根据四时主气命名的有春温、暑温、湿温、秋燥

  B.根据发病季节命名的有伏暑、秋燥、冬温

  C.根据临床特点命名的有伏暑、大头瘟、烂喉痧

  D.根据病证性质分为新感温病与伏邪温病

  E.以上都不正确

3.下列哪项是温毒致病的主要特征（　　　）

  A.热象显著　　　　　　B.具有传染性　　　　　C.易化燥伤阴

  D.神情躁扰　　　　　　E.局部肿毒表现

4.风热病邪致病初起先犯（　　　）

  A.气分　　　　　　　　B.肺卫　　　　　　　　C.脾胃

  D.阳明　　　　　　　　E.营分

5.暑热病邪初起病变中心是（　　　）

  A.肺卫　　　　　　　　B.脾胃　　　　　　　　C.肺

  D.阳明胃　　　　　　　E.阳明大肠

6.属于营分证的诸项，哪项欠妥（　　　）

  A.口干不甚渴饮　　　　B.壮热　　　　　　　　C.斑疹隐隐

  D.心烦，时有谵语　　　E 舌红绛

7.温病初起邪在卫分的苔象为（　　　）

  A.苔薄白欠润　　　　　B.苔薄白欠润而舌边尖红　　　C.苔白厚黏腻

D. 苔白厚干燥

E. 苔薄白而润舌淡

8. 余邪留伏阴分的热型是（　　　）

A. 身热夜甚　　　　　　B. 日晡潮热　　　　　　C. 低热

D. 夜热早凉　　　　　　E. 身热不扬

9. 宣表化湿法的代表方剂是（　　　）

A. 三仁汤　　　　　　　B. 王氏清暑益气汤　　　　C. 新加香薷饮

D. 藿朴夏苓汤　　　　　E. 白虎汤

10. 温病治法中的"分消走泄法"属于（　　　）

A. 和解祛邪法　　　　　B. 清解气热法　　　　　　C. 泄卫透表法

D. 通下逐邪法　　　　　E. 以上均不是

11. 下列哪项不属肺热移肠证（　　　）

A. 腹胀满硬痛　　　　　B. 下利色黄热臭　　　　　C. 肛门灼热

D. 身热咳嗽　　　　　　E. 苔黄脉数

12. 春温的致病因素是（　　　）

A. 风热病邪　　　　　　B. 温热病邪　　　　　　　C. 暑热病邪

D. 湿热病邪　　　　　　E. 燥热病邪

13. 加减玉女煎主治（　　　）

A. 卫气同病　　　　　　B. 卫营同病　　　　　　　C. 气营同病

D. 气血同病　　　　　　E. 营血同病

14. 王氏清暑益气汤，主治（　　　）

A. 暑入阳明　　　　　　B. 暑湿伤气　　　　　　　C. 暑伤津液

D. 暑伤津气　　　　　　E. 津气欲脱

15. 下列哪一项不属于湿温病的特点（　　　）

A. 发病缓、传变慢　　　B. 病程较长　　　　　　　C. 脾胃肠证候为主

D. 病程中可见黄疸

E. 易于热闭心包

16. 湿热交蒸，内阻中焦，首选方剂是（　　　）

A. 三仁汤　　　　　　　B. 王氏连朴饮　　　　　　C. 雷氏芳香化浊法

D. 白虎加苍术汤　　　　E. 三石汤

17. 吴鞠通称为"辛凉轻剂"的方剂是（　　　）

A. 银翘散　　　　　　　B. 桑菊饮　　　　　　　　C. 麻黄汤

D. 麻杏石甘汤　　　　　E. 翘荷汤

18. 下列哪项不是蒿芩清胆汤方组成（　　　）

A. 枳壳，陈皮　　　　　B. 茯苓，青黛　　　　　　C. 半夏，竹茹

D. 柴胡，白芍　　　　　E. 青蒿，黄芩

19. 下列哪一项不是秋燥的诊断要点（　　　）

A.有明显的季节性　　　　B.初起见有津液干燥征象　　C.病变重心在肺

D.病程较长　　　　　　　E.发病初起有发热恶寒、咳嗽等肺卫见证

20.大头瘟的病因是感受（　　　　）

A.温热时毒　　　　　　　B.风热时毒　　　　　　　　C.风热病邪

D.温热病邪　　　　　　　E.戾气

21.症见发热，微恶风寒，咳嗽，胸闷，心烦，身发红疹，舌绛、苔薄白，脉浮细数，其病变阶段是（　　　　）

A.卫气同病　　　　　　　B.气营同病　　　　　　　　C.卫营同病

D.营血同病　　　　　　　E.气血同病

22.症见身热，脘腹痞满，恶心呕逆，便溏不爽，色黄赤如酱，舌苔黄浊者，治宜选用（　　　　）

A.小承气汤　　　　　　　B.大承气汤　　　　　　　　C.调胃承气汤

D.葛根芩连汤　　　　　　E.枳实导滞汤

23.身热，腹满便秘，口干唇裂，小便短少，舌苔焦燥，脉沉细。治宜（　　　　）

A.通腑泄热　　　　　　　B.通瘀破结　　　　　　　　C.增液润下

D.滋阴攻下　　　　　　　E.导滞通便

24.男性，22岁，发热5天，伴咳嗽胸痛，2009年3月8日初诊。患者5天前起病，咳嗽胸痛，气喘，痰多色黄，大便至今未行，腹部胀痛，舌苔黄腻，脉滑数。可选用的方药是（　　　　）

A.千金苇茎汤　　　　　　B.麻杏石膏汤　　　　　　　C.苏子降气汤

D.宣白承气汤

E.小陷胸加枳实汤

25.患者发热（T 38.9℃），头痛耳痛，两眼红肿疼痛，右胁肋痛，心烦，口苦口干，小便短赤，舌苔干黄，脉弦数。辨证属于（　　　　）

A.热扰清窍　　　　　　　B.热郁胸膈　　　　　　　　C.热灼胸膈

D.热郁少阳　　　　　　　E.热郁三焦

26.病发于8月，患者发热3天，体温持续40℃左右，昏迷不醒1天，四肢厥冷，气促痰鸣，舌红少苔，脉细数，辨证为（　　　　）

A.暑热动风　　　　　　　B.暑入厥阴　　　　　　　　C.暑入营血

D.暑热闭窍　　　　　　　E.暑湿闭窍

27.温病证见发热口渴，胸痞腹胀，肢酸倦怠，咽肿溺赤，苔黄而腻，最适合的方剂是（　　　　）

A.三仁汤　　　　　　　　B.甘露消毒丹　　　　　　　C.王氏连朴饮

D.三仁汤　　　　　　　　E.银翘散加马勃、元参

28.某男，25岁，素体阴虚阳亢，初冬患病，症见发热微恶寒，头痛少汗，心烦难寐，口干不欲饮，舌质红绛少苔，脉浮细数。治宜（　　　　）

A.银翘散加生地、丹皮、麦冬、赤芍

B. 银翘散加生地、丹皮、玄参、大青叶

C. 银翘散加生地、丹皮、栀子、麦冬

D. 银翘散加杏仁、滑石、苡仁、通草

E. 银翘散加黄连、香薷、扁豆、厚朴

29. 发热，干咳无痰，气逆而喘，咽干鼻燥，胸满胁痛，心烦，口渴，苔薄白而燥，治宜（　　　）

A. 麻杏石甘汤　　　　　B. 凉膈散　　　　　C. 千金苇茎汤

D. 清燥救肺汤　　　　　E. 小陷胸汤

30. 《湿热病篇》中"湿热证，舌遍体白，口渴，湿滞阳明"，宜用（　　　）

A. 芳化　　　　　　　　B. 苦泄　　　　　　C. 淡渗

D. 辛开　　　　　　　　E. 苦燥

（二）配伍选择题

A. 风温、春温　　　　　B. 秋燥、大头瘟　　　C. 春温、伏暑

D. 湿温、伏暑　　　　　E. 春温、秋燥

31. 属于湿热类温病的是（　　　）

32. 属于新感温病的是（　　　）

33. 属于伏气温病的是（　　　）

A. 潮热，便秘，苔黄黑而燥，脉沉实有力

B. 身热，脘痞，呕恶，苔腻

C. 身热，腹痛，大便溏垢，苔黄腻或黄浊

D. 下利色黄，肛门灼热，腹部硬满

E. 下利稀水，腹痛喜温

34. 肠道热结，传导失司，可见（　　　）

35. 湿热积滞，搏结肠腑，可见（　　　）

（三）多选题

36. 温病的命名可根据（　　　）

A. 发病季节

B. 四时主气

C. 首先发现该病的医家姓名

D. 病情轻重

E. 病候的临床特点

37. 温病出现大汗，可能是由于（　　　）

A. 病初起，邪在卫分，邪郁肌表

B. 气脱亡阳

C. 津气外泄，亡阴脱变

D. 气分热炽，迫津外泄

E. 热灼营阴，营阴耗损

38. 气营（血）两清法的代表方剂是（　　　）

A. 清营汤

B. 清瘟败毒饮

C. 玉女煎去牛膝、熟地加细生地、玄参方

D. 化斑汤

E. 犀角地黄汤

39. 伏暑暑湿郁蒸气分，积滞阻于肠道的治疗，应遵循下列原则（　　　）

A. 重剂猛攻

B. 轻法频下

C. 大便溏为邪已尽不可再下

D. 大便溏为邪未尽，必大便硬，慎不可再攻也

E. 清热化湿

40. 治疗劳疟的代表方是由下列何方组合而成的（　　　）

A. 四君子汤　　　　　B. 何人饮　　　　　C. 小柴胡汤

D. 补中益气汤　　　　E. 祛劳汤

二、名词解释（每小题 2.5 分，共 10 分）

1. 新感温病

2. 顺传

3. 湿遏热伏

4. 透热转气

三、填空题（每小空 1 分，共 10 分）

1. 温病学的萌芽阶段是_____，成熟阶段是_____时期。

2. 滋阴法可分为_____、_____、_____等。

3. 风温后期多见_____，治疗可选用_____。

4. 张凤逵说："暑病首用____，继用____，再用_____。"

四、简答题（每小题 5 分，共 10 分）

1. 实风与虚风应如何鉴别？

2. 简述营分证的辨证要点及病理特点。

五、问答题（每小题 10 分，共 20 分）

1. 斑疹外发的意义是什么？如何辨别斑疹的顺逆？

2. 试述湿温病的湿重于热、湿热并重与热重于湿的异同？如何鉴别？

六、病案分析题（共 10 分）

患者蔡某，男，15 岁，学生，2008 年 2 月 5 日诊

病始于发热微恶风寒、头痛等 1 天，经口服"速效感冒胶囊""康泰克"等药后恶寒消失，但翌日发热益甚达 39.5℃，口渴欲凉饮，汗出，烦躁不安，胸背部见有 3×4cm 及 2×3.5cm 大小的斑块，色紫红类鸡冠。今晨吐血二口（约 30mL），色鲜红，故急诊入院。

要求：通过辨证分析，做出诊断和治疗（包括病名、证型、治则、方药）。

参考答案

一、选择题

（一）单选题

1. E　2. C　3. E　4. B　5. D　6. B　7. A　8. D　9. D　10. A　11. A　12. B　13. C　14. D　15. E　16. B　17. B　18. D　19. D　20. B　21. C　22. E　23. D　24. D　25. D　26. D　27. B　28. A　29. D　30. D

（二）配伍选择题

31. D　32. B　33. C　34. A　35. C

（三）多选题

36. ABE　37. BCD　38. BCD　39. BDE　40. BE

二、名词解释.

1. 新感温病是指初起病发于表，以表热证为主要病证表现的温病，如风温、秋燥等。

2. 顺传是指温病初起，温邪始犯于上焦手太阴肺卫，传至中焦阳明胃腑的发展过程。

3. 湿遏热伏指气分湿热相搏，湿蕴生热，湿邪阻遏而致热邪内郁不能外达。

4. 透热转气是指邪入营分治以清营泄热法，在清营药中加入轻清之品，使营分热邪透出气分而解。

三、填空题

1. 战国至唐　明清
2. 滋养肺胃　增液润肠　填补真阴
3. 肺胃阴伤　沙参麦冬汤
4. 辛凉　甘寒　酸泄酸敛

四、简答题

1. 实风的临床特征为发作急骤，手足抽搐频繁有力，两目上视，牙关紧闭，颈项强直，甚则角弓反张，同时可见壮热、神昏、舌红赤、脉弦有力等邪热内盛症状，多见于温病的极期，为邪热炽盛，筋脉受邪热燔灼所致；而虚风的临床特征为抽搐无力，或为手指徐徐蠕动，或口角微微颤动、抽搐，心中憺憺悸动，同时可伴见低热、颧红、五心烦热、消瘦、神疲、口干、失语、耳聋、舌绛枯萎等症状，多见于温病后期。

2. 营分证辨证要点：身热夜甚，心烦谵语，或斑点隐隐，舌质红绛。病理特点：营热阴伤，扰神窜络。

五、问答题

1. 斑疹既是邪热波及或深入营血的重要标志，也说明邪热有外透之机，诊察斑疹透发时病情的顺逆，主要从斑疹的色泽、形态、分布及伴见的脉症等加以分析。

①观察色泽：斑疹色泽红活荣润者为顺，标志着邪热壅滞不甚，血行较畅，正气尚盛，邪热有外透之机；色艳红如胭脂，提示血热炽盛。斑疹色紫赤如鸡冠花，为营血热毒深重的表现。斑疹色黑，属火毒极盛的重险之象。色黑而晦暗，属元气衰败而热毒锢结之象，预后甚差。总之，斑疹色泽愈深，其病情越重。如雷少逸所说："红轻、紫重、黑危。"②审视形态：斑疹松浮洋溢，如洒于皮面者，为邪毒外泄之象，预后大多良好，属顺证；斑疹紧束有根，从皮面钻出，如履透针，如矢贯的者，为热毒深伏，锢结难出之象，预后大多不良，属逆证。③注意疏密：斑疹分布稀疏均匀，为热毒轻浅，一般预后良好；斑疹分布稠密，甚至融合成片者，为热毒深重，预后不佳。④结合脉证：斑疹透发，热势下降，神情清爽，为邪热外达，外解里和之象，预后较好；斑疹发出，热势不减或反升，或斑疹甫出即隐，病势反而加重，伴见神志昏愦、肢厥、脉伏者，为正不胜邪，毒火内闭的凶兆，其证属逆，预后多不良。⑤重视变化：斑疹色泽由红变紫，甚至变为紫黑，提示热毒逐渐加重，病情转重，反之则为病情渐轻之象；形态由松浮而变得紧束有根，为热毒渐深，毒火郁闭之兆，病情属逆，反之则为热毒外达之象；分布由稀疏而转为融合成片，为热毒转盛之象；如甫出即隐，则为正不胜邪、热毒内陷之兆。

2. ①相同点：此三种类型临床表现均有胸痞、身重、苔腻等湿性粘腻重浊特征的主症。②区别：湿重于热者，以身热不扬、不渴、苔白腻、脉濡缓为特点；湿热并重者，以发热较甚、渴而不欲饮、溲赤、苔微黄而腻、脉濡数为特点；热重于湿者，以壮热、烦渴、溲短赤、苔黄腻、脉滑数为特点。鉴别要点是以发热、汗出、口渴、神志、二便及脉舌表现加以判断。身热不扬，有汗不解午后热甚为湿热之特殊热型。热高汗多为热偏盛，热低汗少为湿偏盛。口不渴，或渴不欲饮，或渴喜热饮为湿偏盛；神志昏蒙，谵语躁扰者为热偏盛。大便稀溏，溲短不利者为湿偏盛；大便秘结，浊便短赤者为热偏盛。苔白腻，脉濡缓为湿偏盛；苔黄腻或燥，脉数者为热偏盛。

六、病案分析题

辨证分析：①本病发于春季（3月），始于发热微恶风寒、头痛等1天，后即见发热益甚达39.5℃，口渴欲凉饮，汗出，烦躁不安，胸背部见紫红色斑块类鸡冠，并出现吐血。说明病情急重，且初起有卫表证候，此乃春温，新感引发伏邪。②体检见，高热T39.8℃，急性发热面容，呼吸气粗，苔少色黄，脉数，为热炽气分；神志不清，时有谵语，神经反射异常，舌深绛，乃热盛营分；属于气营（血）两燔证。诊断如下：

病名：春温。

证型：气营（血）两燔。

治则：气营（血）两清。

方药：清瘟败毒饮合安宫牛黄丸化裁。生石膏（先煎）60g，生地黄30g，水牛角（先煎）30g，黄连10g，玄参15g，知母10g，黄芩10g，丹皮10g，赤芍10g，连翘10g，竹叶10g，甘草6g。

水煎服，送服安宫牛黄丸1丸。

模拟试卷（二）

一、选择题（每小题1分，共40分）

（一）单选题

1. 温病学在因证脉治方面形成完整体系的标志是（　　　）

　A. 病因病机学说的确立

　B. 伏邪温病学说的确立

　C. 新感温病学说的确立

　D. 以卫气营血、三焦为核心的理论体系的确立

　E. 以寒凉清热为主的治则的确立

2. 仅依据发病季节而命名的温病是（　　　）

　A. 风温　　　　　　　　B. 春温　　　　　　　　C. 暑温

　D. 湿温　　　　　　　　E. 秋燥

3. 下列哪项不是湿热病邪的致病特点（　　　）

　A. 初起多热象不盛　　　B. 缠绵难解　　　　　　C. 易伤肺胃之阴

　D. 易困阻清阳　　　　　E. 易阻遏气机

4. 燥热病邪致病特点，下列哪项提法欠妥（　　　）

    A. 多从口鼻上受

    B. 病位以肺为主

    C. 初起临床必有咳嗽少痰、鼻干咽燥见症

    D. 少数严重病例后期可损伤下焦肝肾之阴

    E. 病程中易耗气伤津

5. 下焦病证所涉及的脏腑是（　　　）

    A. 心肾   B. 脾胃   C. 肝肾

    D. 胆胃   E. 肺胃

6. 湿热相搏于气分，湿阻气分而湿浊偏盛的舌象是（　　　）

    A. 苔黄白相兼   B. 苔白厚黏腻而舌质红绛   C. 苔白厚干燥

    D. 苔白厚黏腻   E. 苔白滑腻如积粉

7. 心火上炎的舌象是（　　　）

    A. 舌尖红赤起刺   B. 舌质光红柔嫩   C. 舌中生有红点

    D. 舌淡红而干   E. 舌红中有裂纹如人字形

8. 下列除哪项外均可视为气分证范围的治法（　　　）

    A. 通腑泄热   B. 疏风泄热   C. 分利湿邪

    D. 清热泻火   E. 燥湿泄热

9. 辛寒清气法的代表方是（　　　）

    A. 栀子豉汤   B. 黄连解毒汤   C. 白虎汤

    D. 蒿芩清胆汤   E. 黄芩汤

10. 吴鞠通称为"辛凉平剂"的方剂是（　　　）

    A. 银翘散   B. 桑菊饮   C. 麻黄汤

    D. 麻杏石甘汤   E. 翘荷汤

11. 下列哪一项不是风温的诊断要点（　　　）

    A. 发生于春冬两季的外感热病

    B. 发病初起有发热，恶风寒，咳嗽，口渴，脉浮等肺卫见证

    C. 继则出现肺热壅盛等气分症状

    D. 在病变过程中易出现斑疹、痉厥、神昏及虚风内动症

    E. 后期多致肺胃阴伤

12. 春温初起发于气分的常见证型是（　　　）

    A. 表热证   B. 表寒证   C. 热郁少阳证

    D. 热结肠腑证   E. 阴虚火炽证

13. 凉膈散的适应证为（　　　）

    A. 热郁上焦   B. 热炽上焦   C. 热郁胸膈

    D. 热灼胸膈   E. 上焦气闭

14. "夏暑发自阳明"是指（　　　）

A. 暑为火热之气，传变迅速

B. 暑温病易见阳明经证与阳明腑证

C. 暑温病易夹湿为患

D. 暑温病初起即见阳明气分热盛证候

E. 暑性酷烈，易于耗气伤津

15. 下述哪项不是湿温初起三禁之法（　　　）

A. 辛温发汗　　　　　　　　B. 芳香宣化　　　　　　　　C. 苦寒攻下

D. 滋补阴液　　　　　　　　E. 以上都不是

16. 论治湿温，下列哪项提法不当（　　　）

A. 初起卫气同病，宜解表清气

B. 表解以后，宜宣化气分湿邪，佐以清热

C. 湿热俱盛，宜苦辛通降，化湿清热

D. 热重于湿时，当以清热为主，兼以化湿

E. 病至后期，余湿未尽，胃气不舒，脾气未醒，治宜轻清芳化，涤除余邪

17. 身热夜甚，神昏谵语，漱水不欲咽，斑疹显露，舌紫晦。其病机为（　　　）

A. 热入营分，营阴受灼

B. 热入营分，邪闭心包

C. 热入血分，瘀热内阻

D. 热闭心包，血络瘀滞

E. 以上均不是

18. 秋燥初、中、末三期的治疗大法为（　　　）

A. 上燥增液，中燥治气，下燥治血

B. 上燥治气，中燥治血，下燥增液

C. 上燥治血，中燥增液，下燥治气

D. 上燥治气，中燥增液，下燥治血

E. 以上都不是

19. 烂喉痧的致病因素是（　　　）

A. 风热时毒　　　　　　　　B. 温热时毒　　　　　　　　C. 风热病邪

D. 温热病邪　　　　　　　　E. 疬气

20. 叶天士提出的救阴与通阳指（　　　）

A. 救阴不在津，而在血与汗；通阳不在温，而在利小便

B. 救阴不在津，而在血与汗；通阳当用温，不在利小便

C. 救阴不在血，而在津与汗；通阳当用温，不在利小便

D. 救阴不在血，而在津与汗；通阳当用温，亦在利小便

E. 救阴不在血，而在津与汗；通阳不在温，而在利小便

21. 低热，神惫委顿，消瘦无力，口燥咽干，耳聋，手足心热甚于手足背，舌绛不鲜干枯而萎，脉虚，其病机为（　　　）

  A. 肺胃阴伤   B. 阴虚火炽   C. 热灼营阴

  D. 热伤心肾   E. 肾阴耗损

22. 温病高热烦躁，神昏谵语，痉厥，治宜选用（ ）

  A. 清营汤   B. 苏合香丸   C. 玉枢丹

  D. 紫雪丹   E. 至宝丹

23. 女性，4 岁，因发热 1 天，2004 年 4 月 10 日初诊。微发热，目赤，红疹密布全身，咳嗽阵作，舌苔薄白，质红，脉数。宜选用的方药是（ ）

  A. 银翘散

  B. 桑菊饮

  C. 清营汤

  D. 银翘散加生地黄、丹皮、大青叶

  E. 银翘散去豆豉加生地黄、丹皮、大青叶倍玄参方

24. 治疗低热，手指蠕动，甚或瘛疭，神疲齿黑，舌干绛，脉细促者，方选（ ）

  A. 加减复脉汤   B. 一甲复脉汤   C. 二甲复脉汤

  D. 三甲复脉汤   E. 炙甘草汤

25. 李某，男性，54 岁，症见壮热面赤，背微恶寒，头痛头晕，心烦气粗，汗多口渴，舌红，苔黄燥，脉大而芤，治宜（ ）

  A. 白虎加苍术汤

  B. 王氏清暑益气汤

  C. 白虎加人参汤

  D. 白虎汤加金银花、石斛、芦根

  E. 东垣清暑益气汤

26. 患者女性，23 岁，夏季症见心热烦躁，消渴不已，舌红绛，苔黄燥，其病机为（ ）

  A. 暑入心营   B. 阴虚火炽   C. 暑伤心肾

  D. 邪留阴分   E. 暑入阳明

27. 身热不退，入暮尤甚，神识昏蒙，时或谵语，舌苔黄腻，脉濡滑而数其治则应为（ ）

  A. 芳香开窍，淡渗利湿 B. 芳香宣化，佐以开窍 C. 清热利湿，疏利透达

  D. 清心凉营，化痰辟秽 E. 清利湿热，豁痰开窍

28. 伏暑症见寒热如疟，午后热甚，入暮尤剧，天明得汗诸症稍减，但胸腹灼热不除，心烦口渴，脘痞，苔黄白而腻，脉弦数。其治最宜（ ）

  A. 蒿芩清胆汤   B. 黄芩汤   C. 黄连温胆汤

  D. 枳实导滞汤   E. 王氏连朴饮

29. 秋燥，身热，口干唇燥，便秘，苔黑干燥，脉沉细，治宜首选（ ）

  A. 牛黄承气汤加鲜生地、鲜石斛、麦冬

  B. 增液承气汤加鲜石斛、鲜首乌、阿胶

C. 调胃承气汤加麻仁、阿胶、郁李仁

D. 调胃承气汤加鲜首乌、鲜生地、鲜石斛

E. 宣白承气汤加麻仁、阿胶、郁李仁

30.《湿热病篇》中"湿热证，舌遍体白，口渴……。"其口渴的原因是（　　　）

A. 素体阴虚，阴液不足　　　B. 湿热内蕴，暗耗津液　　　C. 湿邪化热，灼伤阴津

D. 湿邪阻遏，津液不升　　E. 以上都不是

（二）配伍选择题

A. 并列关系　　　　　　　B. 隶属关系　　　　　　　C. 名异而实同

D. 两者之间无关系　　　　E. 根据传染性和流行情况而区分

31.《难经》认为温病与广义的伤寒是（　　　）

32. 温病与狭义的伤寒是（　　　）

33. 温病与温疫的区别是（　　　）

A. 身热，咳喘，苔黄

B. 身热不扬，胸闷，咳嗽，苔白腻

C. 发热，微恶风寒，咳嗽

D. 发热，微恶寒，口微渴

E. 身热，脘痞，呕恶，苔腻

34. 卫气郁阻，肺气失宣可见（　　　）

35. 湿热阻肺，肺失清肃可见（　　　）

（三）多选题

36. 温毒的特点是（　　　）

A. 热象显著

B. 传染性强

C. 局部红肿热痛甚至溃烂

D. 起病即见险恶证候

E. 易发生危重传变

37. 营分邪热的转化途径有（　　　）

A. 转出气分　　　　　　　B. 内陷心包　　　　　　　C. 深入血分

D. 引动肝风　　　　　　　E. 透出卫表

38. 分消走泄法的作用是（　　　）

A. 和胃化痰　　　　　　　B. 宣展气机　　　　　　　C. 清利小便

D. 泄化湿热痰浊　　　　　E. 清泄少阳

39. 关于湿温病，下列提法中正确的有（　　　）

A. 湿温一年四季都可发生

    B. 湿温的病变既可伤阴又可伤阳

    C. 湿温是外感热病，从表伤者十之八九

    D. 湿热病邪主要稽留于气分

    E. 湿温后期易出现大便下血

40. 干霍乱的主要临床特点有（　　　　）

    A. 突然腹中绞痛   B. 欲吐泻不得   C. 烦躁闷乱

    D. 苔黄燥舌质红绛   E. 脉沉伏

二、名词解释（每小题2.5分，共10分）

1. 伏邪温病

2. 逆传

3. 身热不扬

4. 开达膜原

三、填空题（根据原文或原意填空，每小空1分，共10分）

1. 温病学萌芽阶段是_____时期；成长阶段是_____时期。

2. 益气敛阴法的代表方是_____；回阳固脱法的代表方是_____。

3. 清瘟败毒饮由_____、_____、_____、_____组合而成，具有大清气营血分热毒的功效。

4. 三物香薷饮加_____、_____而成新加香薷饮。

四、简答题（每小题5分，共10分）

1. 温病神志异常的类型及其主病是什么？

2. 对血分证的病机应如何认识？

五、问答题（每小题10分，共20分）

1. 试述湿温病的湿重于热、湿热并重与热重于湿的异同？如何鉴别？

4. 何谓"先安未受邪之地"？

六、病案分析题（共10分）

李某，男，58岁，2009年2月9日首诊

主诉：发热，头痛，呕吐1天，昏迷2小时

病史：据患者家属介绍，2月9日上午，患者自诉身体不适，发热、恶寒，头痛，心烦，口苦，干呕，饮食减少，尿赤，但仍能坚持做家务，未能就医。到晚上9时，出现高热，面色发红，心烦，口干不甚渴饮，突然出现昏迷，下肢皮肤斑疹隐隐，急送医院。

要求：通过辨证分析，做出诊断和治疗（包括：病名、证型、治则、方药）。

参考答案

一、选择题

（一）单选题

1. D　2. B　3. C　4. E　5. C　6. D　7. A　8. B　9. C　10. A　11. D　12. C　13. D
14. D　15. B　16. A　17. D　18. D　19. B　20. E　21. E　22. D　23. E　24. D　25. C
26. C　27. E　28. A　29. D　30. D

（二）配伍选择题

31. B　32. A　33. E　34. C　35. B

（三）多选题

36. AC　37. ABCD　38. BD　39. ABDE　40. ABCE

二、名词解释

1. 伏邪温病指初起病发于里，以里热炽盛为主要表现的温病，如春温、伏暑。
2. 逆传指肺卫之邪内陷心包的病机演变。
3. 身热不扬指身热稽留而热象表现不显著，即自觉热势不盛，而持续难退，初扪体表不觉很热，但扪之稍久则觉灼手。
4. 开达膜原是指以化湿疏利之品，如厚朴、草果、槟榔等，宣开透达膜原枢机，以解伏于膜原的湿热秽浊之邪。

三、填空题

1. 战国至唐　宋金元
2. 生脉散　参附汤
3. 白虎汤　凉膈散　黄连解毒汤　犀角地黄汤
4. 金银花　连翘

四、简答题

1. ①烦躁不安：表现为心中烦乱，并可有身体及手足躁扰，但神志尚清。热扰心神而不宁谓之烦，身为热动而不安谓之躁，由于二者常常兼见，故烦躁并称。热在气分和营分时可出现，尤以热入营血分更为多见，此外，温病后期，肾阴亏虚，心火炽盛时亦可见。②神昏谵语：神昏指神志不清，或意识丧失，谵语指语无伦次或胡言乱语。二者每同时出现，称为昏谵，为热扰心神或邪热闭于心包之征象，可见于气、营、血各阶段，多出现在热结肠腑、营热炽盛、血热扰心、热闭心包。③神志昏蒙：表情淡漠，神呆寡言，意识模糊，呈朦胧状态，神志时清时昧，似醒似寐，时有谵语，甚时可见嗜睡如昏，但呼之能应。多为气分湿热蒸酿痰浊而蒙蔽心包，扰及心神所致。常伴见身热汗出不解、苔黄腻、脉象濡滑而数等症。④昏愦不语：意识完全丧失，昏迷不语，呼之不应，甚至对外界各种刺激全无反应，是神志异常中昏迷程度最深者。多为热闭心包，或邪热夹痰闭阻心包，或为瘀热闭阻心包之象。⑤神志如狂：神志昏乱，躁扰不安，妄为如狂。主要见于下焦蓄血和热入血室，瘀热扰心所致。

2."耗血动血"是叶天士对血分证病机的概括。血液运行于脉中，周流全身，是维持人体生命活动的重要物质基础，它统于心，藏于肝，而又与肾精同源，相互滋生。营为血之浅层，热邪入营不能及时清解，则势必进一步深入引起广泛动血而形成血分证，故热在血分实为营血俱病。其病机主要表现为：热毒炽盛迫血妄行和扰乱心神，前者则导致腔道广泛出血和斑疹密布，后者则引起神志严重错乱；同时由于血热炽盛动血耗血，还可进一步导致血脉瘀滞和阴血耗损的病机变化，其病情则更为复杂。由于精血同源，血分热邪稽留过久，极易耗伤下焦肝肾阴精，所以血分证后期阶段邪热虽然渐解，但常导致真阴欲竭和阴虚风动等病变的发生。

"入血直须凉血散血"则是叶氏提出血分证治则，至今仍有效地指导着临床实践。温病邪入血分病势深重，血热炽盛，不仅营血耗损，扰乱心神，而且伤络动血，造成广泛出血，进而导致热瘀相搏，甚或内闭外脱的严重病变。"凉血散血"即针对这一病机而设，其作用主要在于凉血解毒、活血化瘀。血热得清，瘀血得散则可收止血防脱之效，犀角地黄汤为本证治疗的代表方剂。

五、问答题

1.相同点：此三种类型临床表现均有胸痞、身重、苔腻等湿性黏腻重浊特征的主症。

区别点：湿重于热者，以身热不扬、不渴、苔白腻、脉濡缓为特点；湿热并重者，以发热较甚、渴而不欲饮、溲赤、苔微黄而腻、脉濡数为特点；热重于湿者，以壮热、烦渴、溲短赤、苔黄腻、脉滑数为特点。

鉴别要点是以发热、汗出、口渴、神志、二便及脉舌表现加以判断。身热不扬，有汗不解午后热甚为湿热之特殊热型。热高汗多为热偏盛，热低汗少为湿偏盛。口不渴，或渴不欲饮，或渴喜热饮为湿偏盛；神志昏蒙，谵语躁扰者为热偏盛。大便稀溏，溲短不利者为湿偏盛；大便秘结，浊便短赤者为热偏盛。苔白腻，脉濡缓为湿偏盛；苔黄腻或燥，脉数者为热偏盛。

2."先安未受邪之地"，是指对于未受病邪侵犯的部位、脏腑，先行顾护，防邪深入的治疗措施。它有未至先防，病中防变之意。先安之法，叶氏是指若斑出而热不解者，为邪热消烁胃津，阴津亏耗，不能济火，火旺而热势燎原，即叶氏所谓"胃津亡"

的表现，治宜甘寒之剂清热生津。热盛伤津较重者，可用玉女煎之类方药清气凉营，泄热生津；轻者用梨皮、蔗浆之类甘寒滋养胃津。若患者素体肾水不足，邪热最易乘虚深入下焦，劫烁肾阴而加重病情，临床上多见舌质干绛甚则枯萎，治宜在甘寒之中加入咸寒之品兼补肾阴，使肾阴得以充盈而邪热不易下陷，起到未病先防的作用，以"先安未受邪之地"。

六、病案分析题

辨证分析：①本病发于春季（2月），上午出现不适，发热，恶寒，头痛，呕吐，晚上就高热，昏迷，下肢皮肤斑疹隐隐，说明病情急重，由新感引发伏热。②入院时体检见：高热，体温 39.8℃，面色发红，呼吸粗大急促，神志不清，呼之不应，颈项有抵抗，下肢斑疹显露，舌红绛，苔薄黄，脉数（脉搏 98 次/分）。说明里热炽盛，热毒深入营血分，有闭窍、动风、动血之势。诊断如下：

病名：春温。

证型：热入心包。

治法：清营泄热，清心开窍。

方药：清营汤合安宫牛黄丸化裁。水牛角（先煎）30g，生地黄 15g，玄参 10g，麦冬 15g，丹参 10g，黄连 10g，金银花 10g，连翘 10g，竹叶心 10g。

水煎服，送服安宫牛黄丸 1 丸。